北京联合大学高水平学术著作出版资金资助

亚细胞结构
与神经退行性变

劳凤学　等　编著

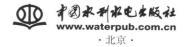

中国水利水电出版社
www.waterpub.com.cn
·北京·

内　容　提　要

　　本书分别从亚细胞结构及其异常病理、神经退行性疾病及发病机制、神经退行性疾病与亚细胞器、疾病治疗机制与靶点四个方面研究神经退行性变与亚细胞结构之间的联系，从不同细胞器互作网络、功能协同的角度，系统综合地解析复杂生命活动的调控机制，进而理解细胞器互作在细胞、器官、个体水平的生理功能和在疾病发生中的作用。

　　本书适合神经生物学、细胞生物学、基础医学、食品科学等相关专业的本科生、研究生、科研及从业人员参考阅读。

图书在版编目（ＣＩＰ）数据

　亚细胞结构与神经退行性变 / 劳凤学等编著. -- 北京 ：中国水利水电出版社，2021.7
　ISBN 978-7-5170-9783-9

　Ⅰ．①亚… Ⅱ．①劳… Ⅲ．①神经系统疾病—研究
Ⅳ．①R741

中国版本图书馆CIP数据核字(2021)第150136号

书　　　名	**亚细胞结构与神经退行性变** YAXIBAO JIEGOU YU SHENJING TUIXINGXINGBIAN
作　　　者	劳凤学　等 编著
出 版 发 行	中国水利水电出版社 （北京市海淀区玉渊潭南路１号Ｄ座　100038） 网址：www.waterpub.com.cn E-mail：sales@waterpub.com.cn 电话：（010）68367658（营销中心）
经　　　售	北京科水图书销售中心（零售） 电话：（010）88383994、63202643、68545874 全国各地新华书店和相关出版物销售网点
排　　　版	中国水利水电出版社微机排版中心
印　　　刷	天津嘉恒印务有限公司
规　　　格	184mm×260mm　16开本　11.5印张　238千字
版　　　次	2021年7月第1版　2021年7月第1次印刷
定　　　价	**88.00元**

前 言
FOREWORD

　　神经退行性疾病是由神经元和（或）其髓鞘的丧失所致，随着时间的推移而恶化，出现功能障碍，其可分为急性神经退行性疾病和慢性神经退行性疾病。前者主要包括脑缺血（CI）、脑损伤（BI）、癫痫；后者包括阿尔茨海默病（AD）、帕金森病（PD）、亨廷顿病（HD）、肌肉萎缩性侧面硬化病（ALS）、不同类型脊髓小脑性共济失调（SCA）、Pick病等。其中慢性神经退行性疾病主要在老年人当中发病，随着病情的加重，逐渐丧失独立生活能力，伴随记忆下降、语言功能障碍及行为能力受限等症状，现已成为威胁老年人身体健康的疾病之一。目前神经退行性疾病的脑病理主要发生两种改变：一种是由细胞凋亡引起的大量神经元丢失；另一种则是神经系统没有明显细胞胞体数量减少。神经细胞会出现结构和功能的进行性退行性变性，意味着研究比细胞结构更细微的结构即在亚细胞水平上研究神经退行性变具有实际意义。

　　大多数生物都是由细胞组成的，其大小、形状因物种差异而不同。光学显微镜下可以分辨不同细胞的形状、大小和数量，也可以观察细胞自身生理活动不同时期的变化、细胞间的相互作用和少数较大的细胞器。电子显微镜的出现则使研究细胞内的超微结构成为可能。细胞器（organelle）是细胞质中具有特定形态结构和功能的微器官，也称为拟器官或亚结构。一般被认为细胞器是散布在细胞质内具有一定形态和功能的微结构或微器官。细胞中的细胞器主要有线粒体、内质网、中心体、叶绿体、高尔基体、核糖体等。它们组成了细胞的基本结构，使细胞能正常地工作和运转。经过科学家们长期的研究探索，真核细胞的生命活动通过各种细胞器的空间区域化和功能特异化，使得不同的细胞活动高效有序地执行生命活动。尽管每种细胞器均有其特异化的功能，但同时它们之间发生相互作用，通过相互协调来完成一系列重要生理功能。细胞器既有精细分工，又能相互协作和密切接触，形成细胞器互作网络，实现快速的物质交换和信息交流，执行不同条件下细胞生命活动的多种生物学过程。

近年来的研究显示，神经退行性疾病往往伴随神经元的损伤，如神经元凋亡、自噬及焦亡，并且这些损伤与多种细胞器的功能失调及其互作网络的功能紊乱密切相关。然而，对细胞器互作的形式、功能和机制目前尚知之甚少。因此，本专著在本课题组已有研究成果的基础上，结合最新研究进展，对细胞器及其互作网络与神经退行性疾病之间的关系进行综合性概述，解析在神经退行性疾病中介导细胞器互作的分子机器及其调节机制，揭示细胞器互作在细胞器稳态等方面的调控作用，从不同细胞器互作网络、功能协同的角度，系统综合地解析复杂生命活动的调控机制，进而理解细胞器互作在细胞、器官、个体水平的生理功能和在疾病发生中的作用。本书由北京联合大学生物活性物质与功能食品北京市重点实验室、北京联合大学功能因子与脑科学研究院研究人员系劳凤学、商迎辉、黄汉昌等编著，由康建胜等知名领域专家审核。

本书分为 4 章，分别从亚细胞结构及其异常病理、神经退行性疾病及发病机制、神经退行性疾病与亚细胞器、疾病治疗机制与靶点等方面研究神经退行性变与亚细胞结构之间的联系。本书对这种联系进行了比较系统的介绍，但目前的研究对部分疾病的发病机制以及亚细胞结构的异常病理研究较少，本书若出现使读者出现疑虑或未详尽描述的不足，望读者给予适当的理解与支持。笔者诚挚感谢魏俊、赵范范、章丽娜、李梦洁、刘芸如对本书出版付出的努力，也感谢所有参与编写人员的帮助，同时希望读者们能提出宝贵的意见，望专家批评指正。

作者

2021 年 7 月

目 录
CONTENTS

第1章

亚细胞结构及其异常病理

亚细胞结构是比细胞结构更细微的结构，主要是细胞内细胞器的形态结构。细胞器（organelle）是细胞质中具有特定形态结构和功能的微器官，也称为拟器官或亚结构。其中质体与液泡在光镜下即可分辨，其他细胞器一般需借助电子显微镜观察。但对于细胞器这一名词的范围，还存在某些不同意见。细胞中的细胞器主要有线粒体、内质网、中心体、叶绿体、高尔基体、核糖体等，它们组成了细胞的基本结构，使细胞能正常地工作、运转。一般根据有无膜结构可分为无膜结构、单层膜结构、双层膜结构。其中无膜结构有核糖体、中心体；双层膜结构有线粒体、细胞核；单层膜结构有内质网、高尔基体、溶酶体/内涵体等。

1.1 细胞核

细胞核（nucleus）是指真核细胞中由双层单位膜包围核物质而形成的多态性结构。它的出现是生物进化历程中的一次飞跃，是真核细胞结构完善的主要标志。目前认为细胞核是细胞内最大的一种细胞器，它储存遗传信息，进行 DNA 复制和 RNA 转录，是细胞生命活动的调控中心。

1.1.1 细胞核的结构与功能

1.1.1.1 细胞核的结构

在细胞生活周期中，细胞核有两个不同时期，即分裂间期和分裂期。分裂期的核不完整，在间期才能看到细胞核的全貌。电镜下的间期细胞核具有精细而复杂的结构，但基本由核膜（nuclear membrane）、染色质（chromatin）、核仁（nucleolus）及

核基质 (nuclear matrix) 4 部分组成。

细胞核的形态、大小、位置和数目因细胞类型不同而异。核的形态与细胞的形态相适应，如在球形和柱形细胞中，核多呈球形和椭圆形；细长平滑肌细胞的核呈杆状；中性粒细胞的核呈分叶状。核的大小在不同生物和不同生理状态下有所不同，幼稚细胞核较大，成熟细胞核最小，高等动物的细胞核直径一般为 5～10μm。1 个细胞通常只有 1 个细胞核，但肝细胞、肾小管细胞和软骨细胞可有双核，破骨细胞的核可达数百个。细胞核的位置一般居于中央，但有的细胞，如脂肪细胞，由于内含物较多，可将核挤于一侧。

核膜又称核被膜 (nuclear envelope)，是整个内膜系统的一部分。核膜的产生是细胞区域化的结果，它使核物质处于一个相对稳定的环境，成为相对独立的系统。在电镜下，核膜包括内、外两层膜，核周间隙 (perinuclear space)，核孔复合体 (nuclear pore complex) 和核纤层 (nuclear lamina)。

核膜由内、外两层单位膜构成，每层膜的厚度约为 7.5nm，将核质与细胞质分开，靠向细胞质的一层为外膜，靠向核质的一层为内膜，两层膜是同心排列的。内、外膜之间有宽 20～40nm 的腔隙，称为核周间隙。核膜上分布有许多核孔，核孔处的内膜与外膜彼此融合，因此整个核膜表面在结构上是连续的，但是它们在生化特性和功能上有差异。外膜与内质网相连，其胞质面附着有核糖体，生化性质和形态结构也颇似粗面内质网，核周间隙也与内质网腔相通，所以可以把外膜与核周间隙视为内质网的特异化区域。内膜上的特异蛋白质则与其核质一侧的核纤层上的蛋白质发生作用。双层膜结构的优点是两层核膜各自特异化，分别与核质或细胞质中的组分发生相互作用，而核周间隙则成为它们中间的缓冲区。

核膜上间隔分布着许多由内、外两层膜局部融合形成的开口，是沟通细胞核与细胞质间物质交流的通道，称为核孔。核孔的直径约 70nm，其数目随细胞种类及生理状态不同而异，通常 1μm² 核膜上有 10～60 个核孔，占核表面积的 5/8。核孔并非单纯的孔洞，而是一个复杂的盘状结构体系，称为核孔复合体。每个复合体由一串大的排列成八角形的蛋白质颗粒 (ag 和 pg) 所组成，中央是含水的通道，允许水溶性物质出入于核与胞质之间。有时，核孔出现了一个大的中央颗粒 (cg)，可能是正在通过的新合成的核糖体或其他颗粒，核孔复合体对大分子物质的运输具有选择性。

目前大家广泛认同的是捕鱼笼式核孔复合体模型。该模型认为核孔复合体的基本结构包括：①胞质环 (cytoplasmic ring)，位于胞质面一侧的环状结构，在胞质环上有 8 条短纤维伸向细胞质；②核质环 (nucleoplamic ring)，位于细胞核基质层，在核质环上有 8 条纤维伸向核内侧，并且在这些纤维的末端形成一个由 8 个颗粒组成的小环，形成了捕鱼笼状的结构，称为核篮 (nuclear basket)；③辐 (spoke)，由核孔边缘伸向核孔中心，呈放射状八重对称分布，将胞质环核质环和中央颗粒连接在一起的结构；④中央颗粒（central granule），位于核孔中央，是棒状或者颗粒状的运输蛋白质。

　　内层核膜靠核质侧有一层由纤层蛋白（V 形中间丝蛋白）组成的纤维状网络结构，称为核纤层，几乎所有的真核细胞都有这一结构。哺乳动物的核纤层蛋白（lamin）包括 lamin A、lamin B1、lamin Ba 和 lamin C 四种。核纤层与核膜、染色质及核孔复合体在结构上有密切关系，它向外与内膜上的镶嵌蛋白相连，起到保持核膜外形及固定核孔位置的作用；向内则与染色质上的特异部位相结合，为染色质提供附着位点。在细胞周期中，核膜的裂解和重建都与核纤层有关。在细胞分裂前期，核纤层蛋白磷酸化后发生解聚，核膜发生裂解，lamin A 和 lamin C 分散到胞质中，lamin B 会与核膜小泡结合，这些核膜小泡是在细胞分裂末期核膜重建的基础。在细胞分裂末期，发生了去磷酸化的核纤层蛋白在细胞核的周围重新聚合，核膜再次形成。

　　染色质是细胞核内能被碱性染料着色的物质，是遗传信息的载体。在间期细胞核中染色质伸展、弥散呈丝网状分布，当细胞进入有丝分裂时则高度折叠、盘曲而凝缩成条状或棒状的特殊形态，称为染色体（chromosome）。因此，染色质与染色体是同一物质周期性相互转化的不同形态表现。根据染色体的相对大小、着丝粒的位置、臂的长短、次缢痕及随体的有无乃至带型等特征，把某种生物体细胞中的全套染色体（显微照片）按同源染色体配对，依次排列起来，就构成了这一个体的核型（karyotype）。正常人有 23 对染色体，分为 A～G7 组。第 1～22 对染色体是男女共有的，称为常染色体（autosome），另一对染色体（X，Y）与性别决定有关，称为性染色体（sex chromosome）。正常核型男性为 46，XY；女性为 46，XX。

　　染色质是由核酸和蛋白质组成的核蛋白复合体，主要成分是 DNA、RNA、组蛋白和非组蛋白。各种生物的染色体数目和形态各不相同，其数目和形态的变化会影响生物体的功能、形态和遗传的性状。细胞有丝分裂中期的染色体具有稳定的形态结构特征，它由 2 条姐妹染色单体在着丝粒处相连而成，包括以下部分：

　　（1）着丝粒和着丝点。着丝粒（centromere）把染色体分成两段（染色体臂）。1 条染色体通常只有 1 个着丝粒。在该处，染色体凹陷成为主缢痕（primary constriction）。在主缢痕处 2 条染色单体的外侧表层部位具有特殊的结构，称为着丝点（kinetochore），是纺锤丝微管的聚合中心之一。

　　（2）次缢痕。次缢痕（secondary constriction）是某些染色体除主缢痕外的另一处凹陷，染色较浅。次缢痕对于鉴别特定染色体有很大价值，该处的染色质具有缔合核仁的功能，因此又称为核仁组织者区（nucleolar organizing region，NOR）。

　　（3）随体。某些染色体的短臂末端呈球形或棒状，这一结构称为随体（satellite）。随体通过次缢痕的染色质丝与染色体臂相连，是识别染色体的重要特征。

　　（4）端粒。端粒（telomere）是染色体末端的特化部位，有极性，具有维持染色体结构稳定性的作用。端粒 DNA 具有特殊的序列，富含高尔基体。端粒缩短是细胞衰老的主要原因之一。端粒是驱动衰老过程及其相关疾病的分子电路的诱因或放大剂。衰老导致基因组不稳定和破坏，包括端粒功能障碍。氧化损伤引起的端粒功能障碍激活 p53 基因，进而抑制 Polycomb group（PcG）蛋白复合体的表达，这样会导致线粒体的生物合成和功能降低，并降低控制氧化防御的基因的表达。同时其产生的 p53 基因介导的 sirtuins1 蛋白（SIRT1）表达抑制与蛋白稳态改变的衰老标志有关。蛋白稳态的丧失会使伴侣蛋白网络活性下降，引起蛋白质折叠。失调的蛋白质折叠发生在多种衰老的神经疾病中，例如阿尔茨海默病和帕金森病，它们分别表现出错误折叠的 β-淀粉样蛋白肽和 α-突触核蛋白（SNCA）。因此，端粒与衰老特征密切相关。

以前认为核基质是不定型的液态物质，称为核液（nuclear sap）。近年来，利用多种生化技术结合电镜观察，发现不定型的核液中实际上存在着一个由纤维蛋白组成的网络结构，充满整个核内空间。目前的核基质概念仅指间期核，除核膜、核孔复合体、核纤层、染色质及核仁以外的由纤维蛋白构成的核内网架结构，显然它不包括核内的可溶性成分。由于核基质的基本形态与细胞质内的细胞骨架相似，且在结构上有一定的结构联系，所以也被称为核骨架（nuclear skeleton）。核骨架由一些直径 3～30nm 粗细不等的蛋白纤维和一些颗粒状结构相互联系构成，主要成分是蛋白质，占 90% 以上。其中包括十多种非组蛋白，分子量为 40～60kD，有相当部分是含硫蛋白。此外还含有少量 DNA 和 RNA，但有人认为 DNA 不应是核骨架的成分，而仅仅是一种功能上的结合；RNA 和蛋白质结合成 RNP 复合物，是保持核骨架三维网络的完整性所必需的。核骨架与细胞骨架的中间丝相联系，起到维持细胞形态结构的作用，也参与核内 DNA 复制、DNA 包装及染色体的构建等一系列核功能活动。

1.1.1.2　细胞核的功能

从细胞核的结构可以看出，细胞核中最重要的结构是染色质，染色质的组成成分是蛋白质分子和 DNA 分子，而 DNA 分子又是主要遗传物质。当遗传物质向后代传递时，必须在核中进行复制。因此，细胞核是遗传物储存和复制的场所。

遗传物质能经复制后传给子代，同时遗传物质还必须将其控制的生物性状特征表现出来，这些遗传物质绝大部分都存在于细胞核中。因此，细胞核又是细胞遗传性和细胞代谢活动的控制中心。

1.1.2　细胞核异常病理变化

1.1.2.1　细胞核与凋亡

细胞核是细胞的控制中心，在细胞的代谢、生长和分化中起着核心作用，是遗传物质的主要存在部位。同时，细胞核也是细胞凋亡的中心细胞器，凋亡细胞的细胞核呈现出典型的核固缩，其中的基因组会发生片段化。

凋亡（apoptosis）即Ⅰ型细胞死亡，是程序性细胞死亡（programmed cell death，PCD）的严格调控形式，可触发细胞自我毁灭而不受任何外部影响。它是生命的重要组成部分，特别是对于必须控制细胞的生长、发育和更新以维持体内平衡的多细胞生物而言。凋亡是胚胎正常发育的关键，典型例子如手指之间的细胞为了分开手指而凋亡。细胞凋亡的一个共同的调控主题是因子从一个细胞室重新分配到另一个细胞室，特别是在细胞质、线粒体和细胞核之间的重新分配。在一些细胞中，肿瘤抑制因子p53基因从细胞核到线粒体的运动可以触发凋亡，而阻断 NF-κB 从细胞质到细胞核的运输会产生凋亡抵抗。细胞凋亡激活后，形态上发生改变，细胞膜出泡，细胞骨架崩塌，细胞质凝结，核固缩，染色体凝集或破碎，细胞膜折叠形成凋亡小体，然后迅速被巨噬细胞或邻近细胞吞噬，最终引起细胞死亡。

在哺乳动物细胞中，caspase 依赖性的细胞凋亡主要通过两条途径引发：由死亡受体起始的外源途径和由线粒体起始的内源途径。死亡受体介导的细胞凋亡起始于死亡配体与受体的结合。死亡配体主要是肿瘤坏死因子（tumor necrosis factor，TNF）家族成员。肿瘤坏死因子是具有多种生物学效应的细胞因子，最初发现存在于注射细菌脂多糖后的小鼠血清中，该蛋白能够使肿瘤组织出血坏死，故此得名。TNF 主要由激活的单核—巨噬细胞分泌，诱导细胞凋亡和诱发炎症反应是其主要的生理效应。死亡配体的生物学功能是通过与细胞表面的受体结合来实现的。人类细胞中迄今发现的死亡受体家族成员至少有 8 种：TNF-R1、Fas（Apo-l，CD95）、DR3（Apo-3，WSL-1，TRAMP）、DR-4（TRAIL-R1）、DR-5（TRAIL-R2）、DR-6、EDA-R（ectodermaldysplasia receptor）和 NGF-R。它们的胞质部分均含有死亡结构域，负责招募凋亡信号通路中的信号分子。Fas 是死亡受体家族中的代表成员。配体与之结合后引起 Fas 的聚合，聚合的 Fas 通过胞质区的死亡结构域招募接头蛋白 FADD 和 caspase-8 酶原，形成死亡诱导信号复合物（death inducing signaling complex，DISC）。caspase-8 酶原在复合物中通过自身切割（同性活化）而被激活，进而切割效应 caspase-3 酶原，产生有活性的 caspase-3，导致细胞凋亡。另外，活化的 caspase-8 还通过切割信号分子 Bid 将凋亡信号传递到线粒体，引发凋亡的内源途径，使凋亡信号进一步扩大。通过以上途径，产生 Fas 配体的杀伤性 T 淋巴细胞可以诱导被病原体感染的靶细胞发生凋亡；而被损伤的细胞可以通过自己产生 Fas 配体和蛋白，导致自身凋亡。

凋亡细胞的形态学特征包括收缩、染色体凝结和 DNA 片段。在这一过程中，许多情况下最终形成凋亡小体，细胞内容物一般不会泄漏，这被认为能使免疫反应的诱发最小化。片段 DNA 可以提示细胞凋亡的存在，其可能发生在后期，并可通过末端脱氧核苷酸转移酶 dUTP 末端标记进行 TUNEL 检测。细胞凋亡的执行可以受外部或内在的信号刺激。在外部途径中，死亡受体通过与细胞外配体结合而被激活；对于内在途径中的刺激，如 DNA 损伤，可以激活 p53 基因和 Bcl－2 家族中促凋亡因子的上调。这两种途径都改变了线粒体内膜的通透性，从而激活 Bcl－2 同源区域 3（Bcl－2 homology region 3，BH3）蛋白，最终导致促凋亡因子从线粒体释放到细胞质中，包括细胞色素 c（Cytochrome C，Cytc）、线粒体蛋白 Smac/DIABLO、丝氨酸蛋白酶 HtrA2/Omi 和凋亡诱导因子 AIFs。这些因子随后以 caspase 依赖或独立的方式促进细胞凋亡的执行。例如，Cytc 的释放可以激活所谓的启动 caspases，如 caspase－9，最终导致凋亡小体的形成，通过这些启动 caspases，如 caspase－3 被启动切割一些必要的蛋白质底物，包括 ADP－核糖聚合酶（ADP－ribose polymerase，PARP）。另外，Smac/DIABLO 和 HtrA2/Omi 从线粒体释放，抑制凋亡抑制蛋白（inhibitors of apoptosis proteins，IAPs）活性，促进凋亡执行。因此，可以通过检测促凋亡基因的表达、裂解 PARP 或 Cytc 水平来检测凋亡的进展。

细胞凋亡的一个早期特征是出现浓缩染色体，这种表型也可以由 GTPase Ran 的核苷酸交换因子 RCC1 的缺失引起。GTPase Ran 对核运输至关重要，因为它以依赖于鸟嘌呤核苷酸结合状态的方式控制核转运受体/货物复合体的组装。RanGTP 的形成由细胞核中的 RCC1 催化，而 RanGTP 水解发生在细胞质中，因此在核膜上形成 RanGTP 的梯度，从而驱动货物通过膜的定向运输。证据表明，组蛋白修饰可以被 RCC1 以非转录方式解释，以调节凋亡过程中 RanGTP 的产生。神经退行性过程中 GAPDH 介导的细胞死亡途径与细胞凋亡有关，由 GAPDH 核转位和氧化应激条件下的过度聚集引起。之前的详细研究表明，GAPDH 的活性位点半胱氨酸（Cys152）在氧化应激诱导的细胞 GAPDH 聚集中起着重要作用。此外，该半胱氨酸残基的氧化修饰引发酶向细胞核的易位，随后导致细胞凋亡。

1.1.2.2　细胞核与自噬

细胞核是细胞内遗传信息的储存、复制和转录的主要场所，其作用是维持基因的完整性，并通过调节基因表现来影响细胞活动。

自噬（autophagy）即 Ⅱ 型细胞死亡，也经常被归类为一种程序性细胞死亡。然而，随着时间的推移，它可以促进细胞存活以及细胞死亡，这取决于环境。自噬是溶酶体吞噬细胞器和其他内容物以清除不必要或功能失调的成分的过程。该关键机制允许细胞物质的系统降解和回收。迄今为止，自噬有巨噬（macroautophagy）、微噬（microautophagy）和伴侣介导的自噬（Chaperone－mediated autophagy，CMA）三种主要类型。巨噬包括形成一个双膜囊泡，即自噬小体，它捕获胞质内容物，然后与溶酶体融合产生自噬溶酶体，在这种结构中，溶酶体酶降解运输底物。在微自噬中，细胞质成分被直接导入溶酶体并降解。伴蛋白介导的自噬的特征是携带五肽 KFERQ 序列的胞质蛋白通过溶酶体膜进行降解。因此，这三种自噬依赖于有功能的溶酶体来消化细胞内的物质。同时，哺乳动物自噬是一种质量控制、代谢和先天免疫过程。正常自噬影响许多细胞类型，包括造血细胞和非造血细胞，并促进模型生物和人类的健康。当自噬受到干扰时，会对具有炎症成分的疾病产生影响，包括感染、自身免疫和癌症、代谢紊乱、神经退行性疾病以及心血管和肝脏疾病。在降解过程中，位于自噬溶酶体外膜的 LC3（light chain 3）被半胱氨酸蛋白酶 Atg4B 移除后回收，位于内膜的 LC3 - Ⅱ 则于包裹的内容物一起被溶酶体降解。因此，自噬作为一种细胞质降解途径，可防止受到包括感染在内的外源性危害，并免受包括分子聚集体和受损细胞器在内的炎症的内源性来源的侵害。

细胞通过自噬作用清除因病理或生理因素导致被破坏损伤或衰老的细胞器，并将其降解为小分子，可重新用于构建新的细胞结构、更新细胞内的酶。例如线粒体、内质网等碎片被滑面内质网膜包裹形成自噬体，被初级溶酶吞噬、消化分解，从而得到清除和再利用。另外细胞在饥饿状态下也可以通过自噬作用消化部分自身物质，以维持细胞生存，避免整个细胞死亡。但是在衰老和病理状态下，细胞也会发生自噬作用来加速细胞的自我消耗，这是一种病理反应。细胞受到非生理因素刺激会造成某种结构代偿性增加，当解除非生理因素刺激，恢复正常生理环境时，增加的结构就变成过剩的结构，这些过剩的结构可以通过溶酶体的自噬作用迅速清除，以恢复细胞结构和功能的平衡。当给予大鼠大剂量苯巴比妥时，其肝细胞内出现滑面内质网代偿性增加，而当停止给药后，过剩的滑面内质网被内膜系统的膜主动包裹为自噬体，再与初级溶酶体融合、消化，过剩的细胞结构通过自噬作用迅速得到清除和降解，实现调节滑面内质网数量和功能动态平衡，同时也促进细胞内物质的循环利用。自噬体与溶酶体融合形成自噬溶酶体，导致这些细胞产物在饥饿时再循环，该过程由自噬相关基因（sutophagy - related gene，ATG）控制。促进存活的信号途径诸如 NF - cB 信号途径和未折叠蛋白质反应，均与死亡受体、内质网应激和 p53 基因介导的凋亡信号途径相关。显然，自噬和凋亡是两个密切相关的病理过程。

细胞核自噬（nucleophagy）研究相对较少。核自噬是一种选择性的自噬，它通过自噬途径选择性地从细胞中清除受损或非必需的核物质。通过与 LC3 的直接相互作用，降解核纤层蛋白 B1（lamin B1），从而形成一种保护免于肿瘤发生和增强细胞衰老的机制。此外，核自噬是促进细胞寿命和确保身体正常功能的关键。

越来越多的证据表明，核自噬可能在诸如退行性疾病、肿瘤发生、营养不良和代谢紊乱、角化症和银屑病等人类疾病中发挥重要作用。然而，尚未确定核自噬的重要性及其与神经元变性的关系。研究表明，核自噬通过延缓细胞早衰，维持细胞核结构以及释放能量和营养物质来预防营养不良和代谢紊乱，减轻角化症和银屑病，从而改善退行性疾病。但核吞噬的激活似乎是一把双刃剑。一些研究表明，层蛋白 B1 的过度表达延缓了细胞的衰老。在核吞噬过程中，适当的噬核可驱动 RAS 诱导的细胞衰老和 DNA 损伤引起的细胞衰老，从而抑制细胞增殖。此外，适当的核自噬可以降低多倍体肿瘤细胞中 DNA 的过量含量。因此，选择性的核自噬可以有效地保护细胞免受肿瘤的发生，并保持细胞和组织的完整性。然而，过度的核自噬会攻击正常细胞并导致不可预见的细胞毒性。

1.1.2.3　细胞核与焦亡

焦亡是一种依赖于胱天蛋白酶（caspase）的炎性细胞死亡机制，其特征是在质膜上形成孔，并伴随着相对较低强度的 DNA 损伤和 ADP‐核糖聚合酶活化。焦亡也是依赖于 caspase‐1 和 gasdermin D（GSDMD），在机制水平上区别于其他形式的细胞死亡，例如依赖于 caspase‐8 的细胞凋亡和依赖于 RIP3 的坏死细胞凋亡。原形式的焦亡由促炎性半胱天冬酶（人的 caspase‐1、caspase‐4、caspase‐5 和小鼠的 caspase‐1 和 caspase‐11）的激活引发。然后通过这些半胱天冬酶切割 GSDMD 来介导末端细胞裂解。

焦亡会导致炎症因子的溢出，包括核蛋白高迁移率族框 1（HMGB1）、S100 蛋白，具有细胞内外 IL‐1β 和 IL‐1α 的功能。这些感应外界危险信号（damage‐associated molecular patterns，DAMP）中的每一种似乎也具有细胞内稳态作用。在静息细胞的细胞核中，HMGB1 调节基因转录通过修饰染色质结构，从而促进其他蛋白质的结合。与 HMGB1 类似，在许多细胞类型中，IL‐1α 主要是核内的，其可以调节转录。在焦亡期间，IL‐1α 被释放到细胞外环境中，在那里它与 IL‐1R1 结合。尽管 IL‐1α 和 IL‐1β 通过共有受体起作用，但 IL‐1α 不需要半胱天冬酶‐1 依赖性蛋白水解，因为它以未切割的形式具有完全免疫活性。在典型的焦亡信号通路中，炎症刺激导致 caspase 的直接激活，caspase‐1 进而切割 54kDa 的名为 GSDMD 的蛋白质，随后消化道 GSDMD 的 N 端片段形成寡聚物，在质膜上形成孔和其他热解事件，导致细胞死亡。在活性氧自由基（ROS）及细胞毒素的作用下，c‐Jun 氨基末端激酶（c‐Jun N‐terminal kinase，JNK）激酶被激活并转移到细胞核内，促进焦亡相关基因的表达，启动焦亡的形成。因此，JNK 在调节细胞焦亡中起着增强作用。

1.1.2.4　细胞核与坏死

细胞坏死（necrosis）是细胞凋亡被抑制时的另一种凋亡方式，在炎症刺激过程中对病原体感染细胞和受损细胞起防御作用。坏死可由多种信号通路触发，包括由死亡受体（death receptor，TNFR）、TLRs、rlr 和 DNA 病毒传感器 DAI 发起的信号通路。受体相互作用蛋白激酶 3（Receptor interacting protein kinase 3，RIP3 或 RIPK3）

及其家族蛋白（RIP1 或 RIPK1）形成一个称为坏死体的大型复合物，这在 TNF 诱导的细胞坏死中是必需的。RIP1/RIP3 坏死体聚集成异二聚体纤维，具有典型的 β-淀粉样蛋白结构特征。在复合物中，RIP3 是凋亡和程序性细胞坏死之间转换的开关分子。磷酸化的 RIP3 与其下游蛋白混合谱系激酶结构域样（mixed lineage kinase domain - like，MLKL）结合并磷酸化，促进 MLKL 寡聚化，最终触发细胞坏死。因此，检测 RIP1 - RIP3 - MLKL 轴的蛋白相互作用或蛋白水平有助于识别坏死的存在。

从形态学上看，坏死细胞与凋亡细胞明显不同，因为坏死细胞迅速膨胀，失去细胞膜完整性，细胞内的内容物泄漏，DNA 断裂也参与了降解过程，释放促炎危险信号。细胞坏死不仅是一个痛苦的死亡，而是发生在非常严格控制的情况下，由分子通路调控。因此，它现在被认为是一种独立于 caspase 的调节细胞死亡（regulated cell death，RCD）。

坏死死亡途径也作为一种活性 PCD 出现。在过去，坏死细胞死亡被认为是一个没有遗传决定因素的事件，因为它不是程序化的。然而，TNF 诱导坏死的发现表明，情况并非如此。确实，特定死亡受体或 toll 样受体的激活导致了坏死的开始。死亡受体如 TNF - α 受体 1 的激活导致一系列蛋白的募集，包括细胞凋亡抑制剂 1 和 2（c - IAP1/2）和 RIP1 形成蛋白复合物 1。随后，RIP1 被转位到细胞质中，并在坏死体中与 RIP3 相互作用，这预示着坏死的开始。我们对不受控制和受控制的坏死的理解仍然有限。最近，有人提出，不受控制的坏死是一个被动的过程，不能被阻碍，可以存在于缺血性脑损伤的情况下。当脑坏死是局灶性缺血性损伤的结果时，病理发展迅速，在 24h 内形成病变边界。每个病变由缺血核心和缺血半暗带组成。通常的看法是，一些神经元，尤其是核心的神经元，在缺血后会立即发生失控的坏死，这是由其他可以被阻止的受调控的神经元细胞死亡形式所致的。严重的缺血剥夺了神经元的氧气和葡萄糖供应。结果，神经元经历 ATP 耗竭和 Na^+/K^+ 激活的 ATP 酶抑制。随后，非突触的谷氨酸释放增加，从而导致兴奋性毒性。在这条病理生理学路径的下游，过量的 Ca^{2+} 流入神经元，通过执行神经元细胞死亡，改变线粒体膜的渗透性和钙蛋白酶的激活。在不同的神经退行性疾病中也发现了兴奋性毒性和 Ca^{2+} 流入，认为这些疾病中神经元的死亡是有规律的。因此，不受控制的神经元死亡和受控制的神经元死亡之间的差异可能仅仅在于细胞死亡启动子之间的差异，这取决于启动子是否能被控制。例如，在坏死的情况下，起始点是坏死体，而在缺血的情况下，起始点是 ATP 耗尽。

B 细胞淋巴瘤 2（B cell lymphoma 2，Bcl - 2）/腺病毒 E1B 19 - kDa 相互作用蛋白 3（BNIP3）是死亡诱导线粒体蛋白的独特家族的成员，其具有单个 Bcl - 2 同源性 3（BH3）结构域。这是一个细胞坏死的因素。在正常条件下，BNIP3 在各种细胞类型的低水平，在那里它主要定位于胞质基质表达。然而，BNIP3 表达在缺氧条件下增加并且从细胞溶质转移到线粒体，其中它引起线粒体功能障碍并随后诱导细胞死亡。此外，凋亡诱导因子（AIF）是 caspase 非依赖性细胞死亡的关键因素，锚定在线粒体内膜的外表面。响应于凋亡刺激，AIF 释放到胞质溶胶中，并转移到细胞核，在那里它诱导染色质凝聚和大规模 DNA 片段化。

线粒体动力相关蛋白（Dynamin - related protein 1，Drp1）是一种关键的线粒体裂变蛋白，在细胞损伤后触发程序性坏死。然而，关于 Drp1 在压缩诱导的髓核细胞程序性坏死中的作用的信息有限。研究发现压缩导致 Drp1 的上调和线粒体易位。siRNA 抑制 Drp1 或线粒体分裂抑制剂 1（mdivi - 1）可有效预防压迫处理的髓核细胞的程序性坏死。此外，Drp1 促进 p53 基因的线粒体易位和压迫处理的髓核细胞中凋亡诱导因子（AIF）的核转位。通过 pifithrin - μ（PFT - μ）抑制 p53 基因线粒体易位和 siRNA 沉默 AIF 表达显著减轻压迫诱导的 NP 细胞程序性坏死。数据表明 Drp1 通过促进 p53 基因的线粒体易位和 AIF 的核转位来介导压迫诱导的髓核细胞程序性坏死。

1.1.2.5　细胞核与衰老和老化

细胞衰老是调节从胚胎发育到衰老的不同病理生理过程的重要过程。在此过程中，受损的旧细胞（而不是死亡）持续存在，并导致组织衰老，最终影响生物体的生存。这些细胞不可逆地退出细胞周期，但仍能存活。一方面，旧细胞的复制停滞是有益的，因为它可以防止可能导致恶性肿瘤形成的受损细胞的增殖；另一方面，它会耗尽分裂细胞的池并导致组织退化和与年龄有关的病理。衰老细胞还分泌高水平的炎症细胞因子、免疫调节剂、生长因子和蛋白酶，因此会影响周围的组织微环境，从而导致组织的慢性炎症。这种现象被称为衰老相关的分泌表型（senescence associated secretory phenotype，SASP），是由于蛋白质表达和衰老细胞分泌概况的广泛变化而发展的。衰老是神经退行性疾病的主要危险因素，但是生理健康老化和病理性衰老的机制，以及这些机制如何将生理性转化成病理性，尚不完全清楚。近年来的报道表明，核质转运的改变可能是健康和病理性衰老的标志。

核质转运的改变被认为是衰老和神经变性期间丧失体内平衡和神经毒性的主要机制。氧化应激的年龄依赖性增加，蛋白质稳态的扰动，蛋白质聚集体的积累，以及神经元作为体内非分裂的长寿细胞的独特性，是老化期间观察到的不正确的核质转运的主要原因。

细胞质和细胞核之间的蛋白质和大分子的运输主要受核孔复合物（nuclear pore complex，NPC）跨越核膜的大蛋白复合物的控制。NPC 和核膜的功能远远超出了对贩运大分子的简单调节，并且已经涉及其他无关的细胞过程，包括细胞周期进程、基因表达的调节以及染色体和细胞骨架成分的锚定位点。没有有丝分裂的转换，NPC 成分在暴露于老化衍生的毒性代谢物后会被氧化；这导致 NPC 功能的进行性恶化，以及随后细胞溶质蛋白质泄漏到神经元的核区室中。一项分析大鼠年轻和年老大脑蛋白质组差异的研究报告了蛋白质的细胞质核定位改变。在这项研究中，作者在对年轻和年老的大鼠脑裂解物进行光谱分析之前，在不同的亚细胞组分（其中包括细胞核、核后膜和细胞质组分）中分离匀浆。作者发现，大脑中的七种蛋白质在年轻和年老的大脑之间具有相反的亚细胞分布（即，一个区室中的丰度增加，而另一个区域中的丰度减少）。由于这种变化不能通过翻译输出的变化来解释，因此作者将这些数据解释为指示随着大脑衰老而发生的亚细胞定位的真实变化。差异重新分布的蛋白质包括蛋白质和 RNA 修饰酶，参与翻译的蛋白质和核转运因子。来自衰老大脑的细胞的细胞质丰度增加，意味着核转运活性的潜在改变。根据先前描述的 NPC 的年龄依赖性恶化，这些数据表明与脑老化相关的蛋白质和 RNA 转运机器的修改。核 LAMINA 和氧化应激 NPC 的正确功能也严格依赖于核层的完整性，核膜的内层表面的纤维状蛋白质结构对维持核稳定性，组织染色质和结合 NPC 很重要。核层的改变与过早衰老和疾病密切相关。

细胞周期中 G1 期、S 期和 G2 期合称为细胞分裂间期，后面 M 期是有丝分裂期。哺乳动物正常细胞 S 期通常是 8～30h，也可延长到 60h；G2 期约为 22.2h；M 期为 0.51h；G1 期变化最大，数小时到数天不等。细胞周期时间随年龄增加而延长，研究表明 55 天龄小鼠肠上皮细胞周期为 10.1h，300 天龄时为 14.1h，1050 天龄时增至 15.7h。在衰老过程中不是每个时期的时间都在增加。G2 期和 M 期变化不大，而 G1 期和 S 期的时间随年龄增加而增加。这与体外培养二倍体细胞衰老过程相一致，与年龄有关的细胞周期变化，可归纳为以下方面：①G1 期和 S 期随年龄增长而延长；②衰老个体细胞增殖率下降；③衰老个体细胞更换时间延长；④增殖细胞群体在衰老个体比年轻个体具有更大异质性。由于细胞周期延长和增殖率下降，不能有足够数量细胞及时更换丢失的细胞，说明不是所有死去的细胞都被置换，也就意味着剩下那些细胞增加了较大的负担，而这种逐渐加重的负担又加速了细胞功能的耗竭，而新细胞生成又因衰老而减慢。因此，衰老过程容易发生器官功能减退甚至紊乱，与疾病发生相关。

1.2　内质网

内质网（endoplasmic reticulum，ER）遍布于整个胞质中，它是连接核膜和胞膜的主要组成，为细胞核和胞膜之间的物质运输、信号传递提供基础。内质网是真核细胞里最大的细胞器，弥散分布在整个胞质区域，在细胞蛋白和脂质的合成、钙信号调控等过程中发挥了重要的作用。

1.2.1　内质网的结构与功能

1.2.1.1　内质网的结构

内质网是真核细胞内由一系列管状结构和片状结构组成，并相互连通闭合的膜性细胞器。片状内质网主要定位在细胞核周的区域，向内与外核膜相连；而管状内质网则通常连接形成网络结构，遍及整个胞质。作为细胞内膜系统中最核心的组分，内质网以囊泡运输的方式参与蛋白质分泌和脂质转运，通过钙通道蛋白和钙离子泵调控细胞钙离子稳态。同样的，内质网也可以通过与多种细胞器建立直接的膜接触位点，进行蛋白、脂质和钙离子的转运，并将这些局部的细胞器互作联系成为细胞器动态互作网络，将细胞内不同细胞器内部的区室化功能区域关联成为一个整体，保证了细胞内各项生理活动协调稳定地进行。而内质网的形态结构对于其关联细胞器互作网络至关重要。

1.2.1.2　内质网的功能

内质网膜系统是细胞加工蛋白质、脂质及储存钙离子的主要场所，是分泌途径的第一步。内质网形态的维持受到多种蛋白的调控。对于大多数分泌和跨膜蛋白来说，其新翻译的未经折叠的蛋白经过富有 Ca^{2+} 与折叠酶环境的内质网进行初步的加工形成稳定的三级结构，且蛋白质在内质网腔中只有被正确地构象与修饰，才能转运至高尔基体内进一步加工。而错误折叠的蛋白质在内质网中则被相应的蛋白解体酶降解。Ca^{2+} 参与细胞内许多重要生理过程，如转录因子的激活、细胞质增殖与凋亡、蛋白质的修饰等。Ca^{2+} 的储存和信号传导是内质网的重要功能之一。Ca^{2+} 在体内的浓度受到非常严密的调控时，机体才能处于较稳定的状态；当 Ca^{2+} 浓度紊乱，机体则会发生很多不利反应。细胞内外 Ca^{2+} 浓度梯度差异是 Ca^{2+} 作为胞内第二信使的前提和重要条件。而这种情况主要是由内质网 Ca^{2+} – ATP 酶泵（sarco – endoplasmic reticulum Ca^{2+} – ATPase，SERCAs）产生的。内质网还在脂质生物合成中起核心作用并产生磷脂、胆固醇、三酰甘油和神经酰胺等。胆固醇合成的限速酶在内质网膜上。当胆固醇水平下降时，内质网中的固醇调节元件结合蛋白（sterol regulatory element binding proteins，SREBPs）被激活，从而上调胆固醇表达，硬脂酰辅酶 A 脱氢酶（stearoy – CoA de-saturase，SCD）催化饱和游离脂肪酸（freefatty acids，FFA）去饱和。丝氨酸棕榈酰转移酶，即从头合成神经酰胺的限速酶，也位于内质网膜上。

1.2.2　内质网异常病理变化

内质网是真核细胞内蛋白质折叠组装、Ca^{2+} 动态平衡的重要场所。其形状为囊球状或管状。上有核糖体附着的内质网称为粗面内质网，无核糖体附着的内质网为光滑内质网。内质网具有多种功能，参与脂类、蛋白质、固醇等物质合成。遗传或环境等因素导致的内质网内稳态失衡将引起内质网应激（Endoplasmic reticulum stress，ERS），激活一系列应激反应如未折叠蛋白反应（Unfolded protein reaction，UPR）。UPR 和早期的 ERS 是一种自身代偿过程，对细胞起着调节与保护作用，而持续、强烈的 ERS 可诱导细胞凋亡，从而对机体或组织造成损伤，引起各种疾病。

内质网是真核细胞内重要的细胞器，是新生蛋白合成和钙储存的重要场所，同时也参与脂质代谢和类固醇代谢等多个过程。有文献报道，缺血再灌注损伤、氧化应激、钙的紊乱和失衡及蛋白糖基化的抑制均可导致内质网内稳态失衡引起 ERS。ERS 激活的 UPR 通过一系列信号转导途径可提高蛋白质的正确折叠的能力、抑制大多数蛋白质转录、加速蛋白质降解、引起 ERS 相关基因的转录、增加细胞存活的可能性以及加强内质网的自我修复能力。但当应激过强或持续时间过长而不足以恢复内质网稳态时，UPR 可激活细胞内凋亡信号诱导细胞凋亡。

1.2.2.1 ERS 的通路

哺乳动物细胞发生 ERS 时，UPR 激活其典型的 3 条信号通路，这些信号通路根据其在内质网膜上的蛋白质传感器不同分为蛋白激酶样内质网激酶、1 型内质网转膜蛋白激酶 IRE1 以及活化转录因子 ATF6。ERS 启动的凋亡通路如图 1－1 所示。在正常生理状态下，这 3 种跨膜受体蛋白与内质网分子伴侣葡萄糖调节蛋白 78（Glucose regulatory protein 78，GRP78/BiP，也称为 BiP）结合形成无活性复合物，阻止下游信号通路的激活。当内质网中积累大量未折叠或错误折叠的蛋白质引发 ERS 时，内质网稳态感受器 GRP78/BiP 与 PERK、IRE1 及 ATF6 解离，转而与未折叠蛋白结合，激活 UPR 信号级联反应，这个过程有助于维持内质网内稳态。

活化的 PERK 发生二聚化和自身磷酸化并使真核翻译起始因子 eIF2α 磷酸化，磷酸化的 eIF2α 使蛋白质合成受阻，减轻内质网的蛋白质合成负荷。但持续的 ERS 可激活 PERK 的下游靶分子 ATF4 而绕过 eIF2α 依赖的蛋白质翻译障碍。

ATF6 是编码胞质内亮氨酸拉链（bZIP）转录因子的蛋白质。ERS 时，ATF6 与 GRP78 分离，进入高尔基体内裂解释放 bZIP，成为有活性的形式。随后 ATF6 进入细胞核内，与定位 UPR 靶基因启动子区的内质网应激反应元件（ERSEs）和未折叠蛋白反应元件（UPREs）结合，促进分子伴侣 GRP78、GRP94、蛋白质二硫键异构酶、CHOP 和转录因子 XBP1 的表达。

活化的 IRE1 促进 XBP-1mRNA 的剪切得到活化的 sX-BP1，进而刺激内质网分子伴侣增强蛋白正确折叠能力，促进错误折叠蛋白从内质网转至细胞质而参与内质网相关降解（ERAD），减轻内质网的负荷。此外，sXBP1 也可诱导热休克蛋白和 P58

（IPK）的表达，以增强蛋白质的正确折叠能力。P58（IPK）能结合并抑制 PERK，从而解除对蛋白质翻译的抑制作用。但如果 ERS 持续存在，P58（IPK）对 PERK 的抑制作用而引起蛋白质翻译抑制的解除将促进凋亡发生。ERS 启动的凋亡通路如图 1-1所示。

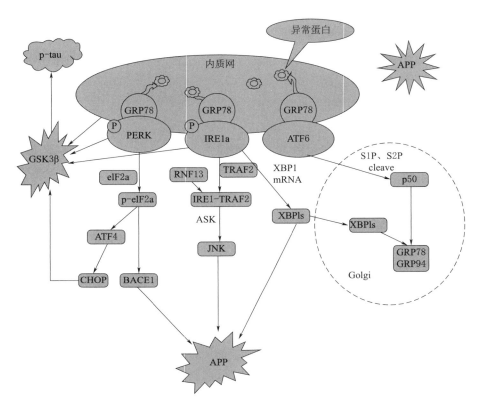

图 1-1　ERS 启动的凋亡通路

1.2.2.2　ERS 与凋亡

　　当 ER 内负荷超过正常应激水平，一些参与正常应激但不会致凋亡的分子将会大量表达，并导致细胞凋亡。在 ERS 相关的凋亡中，CHOP /GADD153 将抑制抗凋亡 Bcl-2 基因的表达与活化，并增加凋亡基因的表达。ERS 时，活化 IRE1 可以募集细胞内的肿瘤坏死因子受体相关因子（TNF Receptor Associated Factor 2，TRAF2），TRAF2 可募集并激活细胞凋亡信号调节激酶（ASK1），也可以通过激活 c-Jun 氨基末端激酶 JNK 促进细胞凋亡。TRAF2 能激活细胞质中 pro-caspase-12，caspase-12 能激活导致凋亡的 caspase-9。另外，PERK 和 ATF6 的活化最终激活 CHOP，下调抗凋亡蛋白 Bcl-2 的表达，减少细胞内谷胱甘肽水平，促进活性氧中间体（reactive oxygen intermediates，ROIs）的产生，从而导致神经细胞凋亡。

1.2.2.3　ERS 与自噬

有关致死性自噬文献报告认为，内质网应激是神经酰胺/二氢神经酰胺产生的上游调节信号，导致随后 Ca²⁺ 的释放和线粒体功能异常。有趣的是，增加神经酰胺可以诱导 Beclin1 依赖的自噬性细胞死亡，该过程由 JNK 介导。而添加短链的神经酰胺可以导致自噬蛋白 Beclin1 与 Bcl-2 的解离，而诱导细胞自噬。神经酰胺 CD95 信号途径介导的细胞凋亡是通过 caspase-8 激活实现的；但是，Atg5 基因敲除可以增加细胞凋亡，表明自噬是一种凋亡保护性机制。在游离胆固醇过载导致的平滑肌细胞凋亡过程中，细胞自噬则被认为是主要的细胞自身保护性反应。

适度诱导内质网应激，也已在动物模型上证实对心肌缺血性损伤具有一定的保护作用。自噬信号途径的激活也有助于减轻氧自由基导致的心肌细胞损伤。细胞对各种应激的一种共同的反应是产生 ROS。内质网局部产生的氧自由基可以激活 Ras 依赖的激活过程而活化自噬信号途径。而严重缺氧状态下，ATF4 可以直接与 cAMP 反应元件结合，导致 LC3-Ⅲ 表达上调，进而诱导内质网应激与 ATF4 依赖的细胞自噬。

C-2 神经酰胺下调营养转运蛋白的表达，导致营养应激，诱导细胞自噬和非凋亡性细胞死亡，而在培养细胞上清内添加丙酮酸甲酯则可抑制该过程。缺乏自噬调节的关键蛋白（Atg5）的小鼠成纤维细胞系，对神经酰胺诱导的细胞死亡敏感性增加。而增加长链的神经酰胺，抑制细胞增殖诱导内质网应激样反应，提示自噬是未折叠蛋白质反应的一个保护性因素。自噬的诱导是对神经酰胺诱导应激的保护性反应。而过表达黑色素瘤分化相关基因（mda-7）/IL-24 诱导内质网应激反应可以触发神经酰胺、Ca²⁺ 及 ROS 的产生，促进胶质瘤细胞的自噬和细胞死亡。

内质网膜上几个不同的信号蛋白复合体控制着与 Ca²⁺ 稳态、自噬、内质网形态发生，以及蛋白质折叠的应激反应。内质网对应激的反应取决于 UPR 与降解途径，如自噬过程之间的关系。慢性或难以逆转的内质网应激则导致细胞凋亡。其中，Bcl-2家族在触发线粒体 Cytc 的释放及凋亡体组装过程中具有关键性作用；同样的，其在调控内质网应激导致的细胞生死抉择过程中也具有同样的作用。

错误折叠或未折叠的蛋白质通过泛素-蛋白酶体系统降解，或启动自噬过程而降解。观察 AD 患者中枢神经元发现，UPR 的激活并未导致蛋白酶体活性的增加或定位的变化，即脑内神经元的内质网应激并未增加蛋白酶体的降解。相反，UPR 的激活增加了细胞自噬。因此，脑内神经元内质网应激可能是未折叠蛋白质的主要降解途径。UPR 的目的在于重建内质网内环境的稳态。但是当应激持续时，内质网应激也可以将 UPR 的细胞保护功能转向促进细胞死亡。对细胞应激适应性细胞反应之一就是细胞自噬。而家族性 ALS 患者的神经元表现为显著的内质网应激和广泛的自噬现象，临床与动物模型上的发现一致，提示内质网介导的自噬过程参与了该病的发病过程。

1.2.2.4　ERS 与焦亡

最新研究表明 ERS 介导镉（Cd）诱导的 NLRP3 激活和 HK-2 细胞的焦亡。研究中假设镉诱导的 NLRP3 炎性体激活是由 HK-2 细胞中的 ERS 介导的。首先在用镉处理 12h 或 48h 的 HK-2 细胞中检测到 ERS 标记基因的表达。符合之前的慢性镉治疗结果，发现镉处理在 48h 后将 ATF6、PERK 和 IRE-1α 以及其下游 XBP-1s 的靶蛋白水平上调 2～3 倍，相比之下，用镉处理 12h 也诱导了 PERK 和 IRE-1α 分支标记的 mRNA 水平剂量依赖性上调，但几乎不影响 ATF6 分支相关标记的表达。因此，这些结果表明 ERS 的所有三个分支在镉处理的 HK-2 细胞中被激活。发现还表明，在镉诱导 HK-2 细胞中 ERS 活化与 NLRP3 炎性和焦亡相关。

ERS 的抑制可以阻止镉诱导的 NLRP3 炎性体的激活，并且可能阻止 HK-2 细胞中的焦亡。4-PBA 预处理显著减轻了镉诱导的 LDH 释放增加和 PI 阳性细胞百分比。总之，发现表明 ERS 介导镉诱导的 HK-2 细胞中 NLRP3 炎性体依赖性细胞焦亡的激活。

XBP-1 敲低消除了镉诱导的 XBP-1s 蛋白水平的增加。XBP-1 沉默也基本上中止 NLRP3 的镉诱导的上调，caspase-1、GSDMD 和 ASCmRNA 表达，这与 LDH 减小释放相关。总之，这些结果表明，在 HK-2 细胞中镉诱导的 NLRP3 炎性体依赖性细胞焦亡需要激活 IRE-1α/XBP-1s 分支。

1.2.2.5　内质网与衰老和老化

在衰老过程中，内质网常减少，并可肿胀成空泡状。粗面内质网常有核蛋白颗粒丢失，内质网膜电子密度加深，膜变厚，这种变化分散在细胞某些区域，即所谓内质网"致密化"。同时，在没有内源或外源刺激的情况下，衰老组织表现慢性应激状态，指出衰老本身就是持续应激过程，包括内质网蛋白质在内的细胞 DNA 和蛋白质等生物大分子随增龄氧化损伤增加，一方面细胞内损伤蛋白积累，另一方面由于内质网分子伴侣损伤也增多，内质网蛋白加工和质控功能下降，处理错误和未折叠蛋白的能力下降，必将导致损伤和未折叠蛋白堆积，引发 ERS。此外，衰老过程中内质网排列较紊乱。在衰老脑垂体前叶促性腺皮质激素分泌细胞，内质网有明显小池空隙。神经细胞的粗面内质网随着年龄增加会失去典型结构。

1.3　线粒体

线粒体（mitochondria）是光镜下可以观察到存在于细胞质中的细胞器之一。

1894 年，德国生物学家 Altman 首先在动物细胞内发现杆状、颗粒状结构，称它为生命小体（bioblast），并认为这些颗粒在细胞内是自主生存的，对细胞的遗传和代谢产生影响。1897 年，Benda 将这些结构命名为线粒体。1900 年，Michaelis 用詹纳斯绿（Janus green）进行活体染色，证明了线粒体是细胞氧化还原反应的场所。除哺乳动物成熟红细胞以外，线粒体普遍存在于所有的真核细胞中，它是细胞进行生物氧化和能量转换的主要场所。细胞生命活动所需能量主要是由线粒体提供的，因此，线粒体被喻为细胞的"动力工厂"。随着电镜技术及分子生物学新技术的发展，线粒体形态和功能的研究得到进一步的结合，研究人员对线粒体有了更为全面的认识。此外，线粒体与细胞内氧化自由基的产生、细胞死亡、信号转导以及与人类疾病发生的密切关系，已成为目前线粒体研究的重要内容。

　　线粒体不仅有复杂的结构和生化功能，也是一种非常敏感、形态异变的细胞器。线粒体常随细胞内、外环境因素的变化而发生形态、结构和功能的异常。因此，线粒体常作为组织病变或损伤时的标志，已成为细胞病理学检查疾病的重要指标之一。

　　细胞损伤时最常见的改变为线粒体肿大。如老年小鼠的神经肌肉连接突触中可观察到线粒体数量减少，细胞中线粒体体积增大。膨大的线粒体中有时可见到清晰的峰，有时线粒体内容物网状化呈多囊体。有学者认为线粒体是细胞内自由基的重要"源泉"，它们是决定细胞衰老的"生物钟"。例如：缺血性损伤导致线粒体内室浓缩、外室扩大、体积增加、凝集、肿胀；微生物毒素、各种毒物等的入侵，导致线粒体肿胀、破裂；氧化应激作用下，膜转运孔道开放造成线粒体基质内的高渗透压，使线粒体内外 H^+ 梯度消失，呼吸链脱偶联，能量产生中断；坏血病患者细胞中有时可见2～3 个线粒体融合成的大线粒体；克山病患者心肌线粒体膨胀，嵴稀少、嵴不完整；大鼠肝纤维化模型中肝细胞线粒体肿胀变形，结构模糊，嵴稀少、扭曲；肝硬化时线粒体密度下降。线粒体嵴是能量代谢的明显指征，在急性细胞损伤时（大多为中毒或缺氧），线粒体的嵴被破坏；慢性亚致死性细胞损伤或营养缺乏时，线粒体的蛋白合成受阻，以致线粒体几乎不能再形成新的嵴。肿瘤细胞常表现为线粒体及线粒体内嵴的数量减少，在代谢上表现为呼吸能力减弱，糖的无氧酵解增加。

1.3.1　线粒体结构与功能

1.3.1.1　线粒体的结构

　　早期的科学家借助光学显微镜观察到的线粒体正如命名时的取意，呈颗粒或短线状。但在许多动、植物的特定细胞或细胞周期的时相中，其大小随细胞生理状态的改变而改变。比如，人成纤维细胞中的线粒体可长达 $40\mu m$。线粒体是细胞质内较大的细胞器，直径为 $0.3\sim1.0\mu m$，长 $1.5\sim3\mu m$，其大小随细胞生理状态的改变而改变。个别还可见到巨大的线粒体，如骨骼肌细胞中，有时可出现长度为 $8\sim10\mu m$ 的巨大线粒体。细胞类型和生理状态的不同，渗透压、pH 和温度的改变，都可以引起线粒体大小的变化。线粒体的数目因细胞的种类而差异很大。线粒体的数目多少与细胞的生理功能有关。新陈代谢旺盛的细胞，线粒体的数目就较多，反之线粒体的数目就较少。线粒体在细胞内的分布，也因细胞形态和类型的不同而有差别。但线粒体在细胞中分布是有一定规律性的，常分布于细胞生理功能旺盛的区域和需要能量较多的部位。如蛋白质合成活跃的细胞，线粒体被包围在粗面内质网中；精子细胞的线粒体集中于鞭毛区。

线粒体超微结构：在电镜下观察，线粒体是由 2 层单位膜围成的膜相结构，主要由外膜、内膜、膜间腔和基质组成。线粒体内含有多种酶，参加三羧酸循环的酶多数存在于线粒体基质中。

外膜（outer membrane）是线粒体最外层所包绕的一层单位膜，厚 $5\sim7nm$，光滑平整。在组成上，外膜的 1/2 为脂类，1/2 为蛋白质。外膜的蛋白质包括多种转运蛋白，它们形成较大的水相通道跨越脂质双层，使外膜出现直径 $2\sim3nm$ 的小孔，允许通过分子量在 10000 以下的物质，包括一些小分子多肽。

内膜（inner membrane）比外膜稍薄，平均厚 $4.5nm$，也是一层单位膜。内膜将线粒体的内部空间分成两部分，其中由内膜直接包围的空间称为内腔，含有基质，也称为基质腔（matrix space）；内膜与外膜之间的空间称为外腔，或称膜间腔（inter-membrane space）。内膜上有大量向内腔突起的折叠（infolding），形成峰（cristae）。峰与峰之间的内腔部分称为峰间腔（intercristae space），而由峰向内腔突进造成的外腔向内伸入的部分称为峰内腔（intracristae space）。内膜通透性很小，分子量大于 150 的物质便不能通过。但内膜有高度的选择通透性，膜上的转运蛋白控制内外腔的物质交换，以保证活性物质的代谢。

利用电镜技术可以观察到在线粒体的内、外膜上存在着一些内膜与外膜相互接触的部位，在这些部位，膜间隙变狭窄，称为内外膜转位接触点（translocation contact site）。

线粒体内腔充满了电子密度较低的可溶性蛋白质和脂肪等成分，称为基质（matrix）。线粒体中与催化三羧酸循环、脂肪酸氧化、氨基酸分解、蛋白质合成等有关的酶都在基质中。此外，基质还含有线粒体独特的双链环状 DNA、核糖体，这些构成了线粒体相对独立的遗传信息复制、转录和翻译系统。因此，线粒体是人体细胞除细胞核以外唯一含有 DNA 的细胞器，每个线粒体中可有 1 个或多个 DNA 拷贝。

1.3.1.2 线粒体的功能

线粒体的主要功能是对糖、脂肪和蛋白质等各种能源物质进行氧化磷酸化，合成ATP。动物细胞中95％ATP是在线粒体内产生的，因此，线粒体称为细胞供能中心。线粒体的主要功能是通过氧化磷酸化过程以ATP形式不断地给细胞提供各种生命活动所必需的能量支持。此外，线粒体是细胞呼吸场所和能量供应的基地。各种营养物质在生物体内经氧化分解，并释放能量储存于ATP的过程，称为生物氧化（biological oxidation）或细胞氧化（cellular oxidation）。由于在细胞氧化过程中要消耗 O_2，生成 CO_2 和 H_2O，所以又称为细胞呼吸（cellular respiration）。细胞氧化的基本过程可分为糖酵解、乙酰辅酶A生成、三羧酸循环、电子传递偶联氧化磷酸化四个阶段。线粒体在细胞内的基本功能主要包括以下方面：

（1）能量转化。线粒体是真核生物进行氧化代谢的部位，是糖类、脂肪和氨基酸最终氧化并释放能量的场所。线粒体最终氧化的共同途径是三羧酸循环与氧化磷酸化，分别对应有氧呼吸的第二、第三阶段。

（2）三羧酸循环。乙酰辅酶A（acetyl-CoA）是三羧酸循环（也称为"柠檬酸循环"或"Krebs循环"）的初级底物。参与该循环的酶除位于线粒体内膜的琥珀酸脱氢酶外，其余都游离于线粒体基质中。

（3）氧化磷酸化是物质在体内氧化释放的能量供给ADP与无机磷合成ATP的偶联反应，主要在线粒体中进行。

（4）钙离子储存可以和内质网、细胞外基质等结构协同作用，控制细胞中 Ca^{2+} 浓度的动态平衡，并成为细胞中 Ca^{2+} 的缓冲区。

此外，线粒体还在神经细胞的凋亡、细胞周期、细胞增殖调控等过程中发挥一定作用。

1.3.2 线粒体异常病理变化

1.3.2.1 线粒体与凋亡

线粒体途径引起的凋亡主要是线粒体上游信号分子作用于线粒体膜，Bcl-2蛋白家族活化形成蛋白通道，线粒体PT孔（permeability transition pore，PTP）开放，凋亡活性物质（如Cytc、Smac等）释放引起下游caspase家族蛋白活化并作用于相应底物引起细胞凋亡。Cytc释放是线粒体介导的细胞凋亡中的关键环节，其可通过caspase依赖和非caspase依赖两种途径诱导细胞凋亡。

在细胞凋亡的内源途径中，线粒体处于中心地位。当细胞受到内部凋亡信号（如不可修复的 DNA 损伤) 或外部的凋亡信号 (如紫外线、y 射线、药物、一氧化氮、活性氧等) 刺激时, 胞内线粒体的外膜通透性会发生改变, 向细胞质中释放出凋亡相关因子, 引发细胞凋亡。线粒体释放到胞质中的凋亡因子有多种, 其中最主要的是 Cytc。1996 年, 美国埃默里大学王晓东博士领导的研究小组发现, 在 HeLa 细胞提取物中加入 dATP 能够诱发 caspase-3 活化以及外源细胞核 DNA 断裂等典型的凋亡特征。他们将 HeLa 细胞提取物经过柱层析后分为流出组分和吸附组分两种, 并发现这两种组分只有合并起来才能诱导凋亡。他们进而对吸附组分进行了分级纯化, 最终发现相对分子质量为 1.5×10^4 的蛋白是凋亡的必需因子。出乎大家的预料, 序列测定的结果表明这一蛋白是线粒体电子传递链的组分 Cytc。紧接着, 他们从流出组分中分离克隆到了另外两个凋亡的必需因子: 凋亡蛋白酶激活因子 (apoptosisprotease activating factor, Apaf) -1 和 caspase-9, 从而建立了细胞凋亡内源途径的模型。Cytc 是线粒体电子传递链的成员之一, 平时在细胞的呼吸作用中担当电子传递的角色。细胞接受凋亡信号刺激, 如发生不可修复的 DNA 损伤时, Cytc 从线粒体中释放到细胞质中, 与另一个凋亡因子 Apaf-1 结合, 诱导细胞发生凋亡。Apaf-1 是线虫凋亡分子 Ced4 在哺乳动物细胞中的同源蛋白, 相对分子质量为 1.3×10^5, N 端含有 caspases 募集结构域 (CARD)。它与 Cytc 结合后发生自身聚合, 形成一个很大的复合物, 称为凋亡复合体 (apoptosome), 相对分子质量为 $7 \times 10^5 \sim 1.4 \times 10^6$。之后, Apaf-1 通过 CARD 结构域招募细胞质中的 caspase-9 酶原, caspase-9 酶原在凋亡复合体中发生自身切割而活化, 活化的 caspase-9 再进一步切割并激活 caspase-3 和 caspase-7 酶原, 引发细胞凋亡。

细胞凋亡的内源途径中, Cytc 的释放是关键, 源于线粒体外膜通透性的改变。线粒体外膜的通透性主要受到 Bcl-2 蛋白家族的调控。Bcl-2 是线虫凋亡分子 Cas9 在哺乳细胞中的同源物, 家族成员大多定位在线粒体外膜上, 或受信号刺激后转移到线粒体外膜上。所有成员均含有一个或者多个 BH (Bcl-2 homology) 结构域, 依次命名为 BH1、BH2、BH3 和 BH4。按照结构和功能, 可将 Bcl-2 家族成员分为 3 个亚族: ①Bcl-2 亚家族, 包括 Bel-2、Bel-X1、Bcl-w、Mcl-1 等, 大多具有 4 个 BH 结构域 BH1~4, 对细胞凋亡起抑制作用; ②Bax 亚家族, 包括 Bax、Bak、Bok, 它们具有 3 个 BH 结构域 BH1~3, 作用与 Bel-2 亚家族的作用相反, 可促进细胞凋亡 ③BH3 亚家族, 包括 Bad、Bid、Bik、Puma、Noxa 等, 它们仅有 BH3 结构域, 能够充当细胞内凋亡信号的 "感受器", 作用也是促进细胞凋亡。关于 Bel-2 家族调控线粒体外膜通透性, 可能机制是细胞接受凋亡信号后促凋亡因子 Bax 和 Bak 发生寡聚化, 从细胞质中转移到线粒体外膜上, 并与膜上的电压依赖性阴离子通道 (voltage-dependent anion channel, VDAC) 相互作用, 使通道开放到足以使线粒体内的凋亡因子如 Cytc 等释放到细胞质中, 引发细胞凋亡。实验证明, 如果细胞中 Bax 和 Bak 基因均被突变，细胞能够抵抗大多数凋亡诱导因素的刺激，说明两者是凋亡信号途径中关键的正调控因子。而抑凋亡因子 Bcl-2 和 Bcl-X 能够与 Bax/Bak 形成异二聚体，通过抑制 Bax 和 Bak 的寡聚化来抑制线粒体膜通道的开启。

除了线粒体，caspase 的级联激活反应还可能起始于细胞核以及高尔基体、溶酶体、内质网等细胞器。

非 caspase 依赖途径：当 Cytc 释放至胞质后，其上游的载体电子超载，电子可从呼吸链中逃逸，从而使超氧阴离子（O_2^-）持续产生并转变为 H_2O_2 和其他活性氧分子。前述内容已经提到，活性氧分子可诱导细胞发生凋亡。此外，cyt-c 释放可导致线粒体功能障碍而诱发细胞凋亡；或诱导线粒体释放 AIF 等分子，参与激活 caspase，直接引起染色质浓缩及 DNA 的断裂。

1.3.2.2 线粒体与自噬

线粒体的正常工作及其动态平衡是细胞中非常重要的生命过程，线粒体不断生成，老化的线粒体不断降解是维持生命平衡的保证。细胞自噬系统即参与其中，是清除损伤线粒体的重要系统。在非特异性的细胞自噬过程中，线粒体可以被自噬体清除，但是线粒体自噬的含义是细胞特异性并选择性地降解线粒体的自噬过程。最早关于线粒体自噬的报道是在 1962 年，清晰的电镜证据显示完整的线粒体和各种降解阶段的线粒体被吞噬在一些小体中，而这些小体即自噬溶酶体。在这些自噬体中虽然还有其他的一些细胞器，但几乎每个溶酶体中都含有一个线粒体。虽然线粒体的衰变过程和融合到溶酶体的完整过程还不是很清楚，但是可以得到的结论是线粒体能通过溶酶体降解。在随后的几年里，越来越多的证据开始提示细胞清除线粒体的过程是特异性和选择性的，而且线粒体作为自噬的选择性目标细胞器的分子机制在哺乳动物细胞中不断被研究者解析，因而人们对线粒体自噬的功能和意义也有了更多的认识。

1-Methyl-4-Phenylpyridinium（MPPt）是一个线粒体毒素，它介导了 1-methyl-4-phenyl-1，2，3，6-tetra-hydropyridine（MPTP）的毒性。在体内，MPTP 能引起帕金森病症状。Zhu 等人将 MPP$^+$ 加到成神经瘤细胞中培养后，它能引起大量的自噬泡。这个活性伴随着两种线粒体蛋白（丙酮酸脱氢酶 E2 和 p110C 蛋白）的丢失，这两个蛋白的丢失能被 MEK/ERK 信号通路的抑制剂阻止，伴随着 ERK2 在线粒体上的定位。免疫组化检测显示，这个抑制剂也能阻止 LC3-Ⅲ 的产生，空泡数和逆转 50% 线粒体丢失，ERK 在激活自噬中是线粒体损伤下游的信号。自噬在初期多巴胺能神经元中也能被活化，保持该神经元的其他功能，这些功能与自噬和细胞死亡中氧化和线粒体的损伤相关。

1.3.2.3 线粒体与焦亡

破坏的线粒体膜电位和 ROS 产生通常与巨噬细胞的焦亡有关。目前尚不清楚这些形式的线粒体功能障碍如何与炎性体激活和 GSDMD 裂解相关，这是焦亡过程的两个中心步骤。由 N 末端结构域组成的 GSDMD 的活性形式可以组装以在细胞膜中形成孔。这些毛孔导致膜塌陷，可能导致细胞死亡，但同时导致炎症介质的释放，包括 IL-1β 和 IL-18。与细胞凋亡相比，死亡细胞的细胞含量被密封在凋亡小体中，这种形式的细胞死亡是炎症性的，IL-1 家族的高度炎性细胞因子和细胞危险信号（损伤相关分子模式-DAMP）是释放。除 GSDMD 外，gasder min 家族的其他成员参与了细胞焦亡。GSDME（DFNA5）通过 caspase-3 切割可以在化学疗法中诱导某些癌细胞的焦磷酸化，这一过程被称为非经典性焦磷酸过多症。GSDMB 在感染性休克中高度表达，可能有助于 GSDMD 加工。

最近，研究表明 caspase-8 也能切割 GSDMD，导致 caspase-8 介导的 GSDMD 依赖性细胞死亡，以应对细胞凋亡的外在诱因。这种形式的焦亡是通过抑制促存活信号诱导的，主要是通过药物或细菌靶向 TAK1 激酶。这些实例说明存在不同形式的细胞凋亡导致细胞死亡，并且它们与凋亡和坏死性途径相互连接。

有研究发现，Nlrp3 炎性体激活引起线粒体膜电位崩溃和 ROS 产生。消除 ROS 减轻了 GSDMD 的切割，表明 GSDMD 切割发生在 ROS 释放的下游。与该结果一致，H_2O_2 治疗增强了 caspase-1 对 GSDMD 的切割。实际上，GSDMD 的四个氨基酸残基在巨噬细胞中的氧化应激下被氧化。当氧化修饰被这些氨基酸残基突变阻断时，炎症性 caspase-1 对 GSDMD 切割的效率显著降低。这些结果表明，GSDMD 氧化是线粒体 ROS 促进 Nlrp3 炎性小体依赖的焦性细胞死亡的全新机制。

1.3.2.4　线粒体与坏死

有研究表明草酸钙、尿酸单钠或焦磷酸钙二水合物晶体以及二氧化硅微粒会引发细胞坏死，涉及肽基异构酶 F（Peptidyl isomerase F，PPIF）依赖性线粒体通透性转换。该过程涉及晶体吞噬作用、溶酶体组织蛋白酶渗漏和活性氧物质的释放增加。患有急性草酸病的小鼠在远端肾小管上皮细胞内显示出草酸钙晶体，其与线粒体通透性转变特征的线粒体变化相关。缺乏 PPIF 或混合谱系激酶结构域样（Mixed lineage kinase domain-like，MLKL）或给予线粒体通透性转换抑制剂的小鼠显示减弱的草酸盐诱导的 AKI。PPIF 和 MLK1 的双重遗传缺失或药物抑制坏死性凋亡是部分多余的，意味着这两种调节性坏死在急性草酸病中的作用相互关联。类似地，线粒体通透性的转变抑制了原代人肾小管上皮细胞中晶体诱导的细胞死亡。

1.3.2.5　线粒体与衰老和老化

研究表明，随着年龄增长，参与能量代谢的线粒体 5 种酶复合物活性进行性下降。琥珀酸-Cytc 还原酶、细胞色素氧化酶活性均随年龄增长呈显著性下降。由于与能量代谢相关的线粒体酶类活性呈普遍的增龄性下降，使线粒体对丙酮酸、a-磷酸甘油等能量底物氧化能力下降。线粒体膜，特别是内膜的增龄性改变，引起物质跨膜转运发生障碍，导致各种进入线粒体产能的能量底物显著减少这也是衰老细胞 ATP 产生减少的原因之一。引起细胞能量不足的关键性因素是线粒体能量产生不足，在很大程度上限制了衰老机体的工作能力，这是人在紧张或剧烈脑力、体力活动中常感"力不从心"的线粒体机制。在神经退行性疾病中，由于血脑屏障受到限制，在老年 AD 和 PD 脑的黑质中的色素沉着的神经元中鉴定出存在线粒体 DNA 缺失。此外，随着年龄的增长，线粒体形态和功能同时恶化，导致有缺陷的线粒体的积累。

正常生理情况下在线粒体电子传递系统及线粒体内膜上的酶促反应可产生一定量的活性氧包括 $O_2 \cdot$、（·OH）、H_2O_2，而线粒体内自由基清除系统，特别是 Mn 超氧化物歧化酶和还原型谷胱甘肽可将其及时清除，防止线粒体遭受自由基攻击而发生损伤。随着年龄增加，这种正常的氧化-抗氧化之间的平衡被破坏，线粒体抗氧化功能减弱，活性氧生成增多，使线粒体遭受自由基损伤，正常能量代谢受到干扰。研究发现，衰老心肌线粒体电子传递系统成分及活性均下降，ADP（二磷酸腺苷）/ATP 交换率降低，三羧酸循环的关键酶活性减弱，这些变化直接或间接与线粒体氧化损伤有关。同时，线粒体是细胞核外唯一存有遗传物质 DNA 的细胞器。据报道每天线粒体可产生 10^7 个 $O_2 \cdot$，绝大多数被 Mn 超氧化物歧化酶所歧化清除，但同时也产生较多 H_2O_2 积蓄在线粒体中，并与超氧化物起反应生成毒性更强的羟自由基（·OH），进而启动脂质过氧化反应造成线粒体损伤，包括线粒体基因组 DNA，使细胞能量代谢发生紊乱。实验证明，OH^- 攻击 DNA 产物 8-羟脱氧鸟苷在大鼠肝细胞线粒体中的浓度比细胞核中的浓度高 8 倍。提示 DNA 受到自由基攻击概率较高。线粒体是细胞"动力站"。在细胞衰老初期，线粒体仅表现为数目减少，在功能上储备力量降低。研究表明，在同样的缺氧环境下，衰老细胞中线粒体较早出现线粒体肿胀、线粒体峰和基质减少，最终变为空泡。氧化磷酸化过程发生紊乱，最终整个线粒体崩解破裂，使细胞出现能量供应不足，功能低下。老年人 B 淋巴细胞内线粒体膨胀有时失去峰，以髓样板层结构代之。神经元和肌细胞中线粒体瓦解，是机体衰老变化的重要方面。

1.4　高尔基体

1898 年，意大利组织学家 Camillo Golgi 通过银染法在神经细胞中观察到一种网状结构，将其称为内网器。后来在几乎所有真核细胞中均见到这种结构，便以发现者之名称为高尔基器（Golgi apparatus）或被称为高尔基复合体（Golgi complex，GC）。

1.4.1　高尔基体的结构与功能

1.4.1.1　高尔基体的结构

高尔基体是由一层单位膜包围而成的复杂的囊泡系统，由小泡（vesicle）、扁平囊（saccule）和大泡（vacuole）3 种基本形态组成。小泡直径为 $40\sim80nm$，膜厚约 $6nm$，数量较多，覆有外衣或无外衣，散布于扁平囊周围，常见于形成面。一般认为，小泡由高尔基体附近的粗面内质网（rough endoplasmic reticulum，RER）芽生而来，载有 RER 所合成的蛋白质成分，运输到扁平囊中，并使扁平囊的膜结构和内容物不断得到补充。扁平囊是高尔基体结构中最富特征性的一种成分。电子显微镜所观察到的高尔基体最富有特征性的结构是由一些（通常是 $4\sim8$ 个）排列较为整齐的扁平囊堆叠在一起，构成了高尔基体的主体结构。扁平囊多呈弓形，也有的呈半球形或球形，均由光滑的膜围绕而成，膜表面无核糖体颗粒附着。高尔基体是一个有极性的细胞器，从凸面到凹面依次为顺面网状结构（cis Golgi network）、中间膜囊（medial Golgi stack）、反面囊（trans Golgi saccule）和反面网状结构（trans Golgi network，TGN），它们在蛋白质的加工和修饰上各有分工。在有极性的细胞中，顺面（形成面）通常朝向细胞的底部，反面（分泌面）朝向细胞的表面。顺面的囊膜较薄（约 $6nm$），近似内质网膜；反面的囊膜较厚（约 $8nm$），近似细胞膜。因此，从发生和分化的角度来看，无论在形态和功能方面，高尔基体囊泡均可视为内质网膜与细胞膜的中间分化阶段。大泡直径为 $0.1\sim0.5\mu m$，膜厚约 $8nm$，数量少于小泡，多见于扁平囊的分泌面，可与之相连，也称分泌泡。分泌泡一般由扁平囊的末端或分泌面局部呈小球状膨大而形成，带着扁平囊所含有的分泌物质离去，在其中的分泌物继续浓缩，在一些分泌细胞中，可构成分泌颗粒。大泡的形成不仅带走了分泌物，而且也使扁平囊不断被消耗利用。由此可知，高尔基体是一种动态的结构。一方面来自 RER 的小泡不断并入高尔基体的扁平囊；另一方面大泡又不断地从扁平囊的反面脱落，使扁平囊得以不断更新。

1.4.1.2　高尔基体的功能

（1）参与细胞的分泌功能。高尔基体将内质网合成的蛋白质进行分选和运输。内质网和高尔基体间存在主动运输过程，内质网核糖体上合成的蛋白质通过小泡转运到高尔基体内侧面，小泡与高尔基体内侧网络融合之后，蛋白质进入高尔基体腔，然后经过中间潴泡的出芽形成分泌小泡，逐步向高尔基体外转运，并伴随着各种蛋白质的进一步加工。加工方式主要有糖基化、蛋白原的水解等。其中，O-连接的寡糖糖基化几乎发生在高尔基体上，N－连接的寡糖糖基化则在内质网完成。在高尔基体外侧网络中要进行蛋白质的分选，然后形成不同的分泌小泡运送到不同的目的地。其分选机理主要是信号序列和受体之间的相互作用。

（2）参与膜的转化。高尔基体在厚度和化学组成上都介于内质网和细胞质膜之间。高尔基体膜在形成面近似于内质网膜，在成熟面则近似于细胞质膜，介于两者之间的潴泡膜则呈逐渐过渡的形态。高尔基体既可将内质网膜转化为细胞质膜，又可将细胞质膜转化为内质网膜。

（3）参与细胞壁的合成。高尔基体可以进行蛋白聚糖的合成。动物细胞外基质的透明质酸、植物细胞壁中的多糖如半纤维素、果胶等就是在高尔基体中合成的。

1.4.2 高尔基体异常病理变化

高尔基体中的蛋白质加工及运输功能与多种细胞内的信号通路是密切相关的。高尔基复合体由一些扁平囊状膜紧密排列而成。有些扁平囊末端扩大成大小不等的泡状或囊状。高尔基复合体的主要功能是将细胞合成的蛋白质进行加工和包装，待形成有活性的蛋白质复合体再输送到细胞外。在高尔基复合体中，高尔基体运输结构的组装和脂质排序由特定的磷酸肌醇激酶和磷酸酶控制和调节。高尔基体内部的运输机构也受激酶调节，分别属于几个功能不同的家族。磷酸肌醇脂质是高尔基体功能重要的监管机构。磷脂酰肌醇的可逆磷酸化产生了 7 种不同的磷酸肌醇，这些分子作为信号传感器几乎存在于在所有细胞膜中，其重要的作用是控制膜通透。磷酸肌醇的另一个重要性质是可以严格地监管空间分布。最近的研究发现这些脂质池集中在个体细胞膜上，包括高尔基体膜，磷酸肌醇经常和小 Ras 类型的 GTP 酶合作，并且在 Arf 和 Rab 家庭中，磷酸肌醇和 GTP 酶之间相互作用是高尔基体的功能必不可少的。但调节高尔基磷酸肌醇与其他信号通路的脂质激酶和磷酸酶仍然不太清楚。磷酸肌醇信号通路主要是控制细胞外信号，高尔基体应激也可以通过信号通路由其他分泌细胞或器官来调节，增强分泌蛋白质的生物合成和加工，在内质网中诱发信号通路的活动，调节高尔基体内部运输和整体分泌能力。

高尔基体是一个动态的结构，不断与其他细胞器进行蛋白质和脂质的交流。高尔基体中对不同运输路线精确的监管是保持细胞器蛋白在体内平衡的关键。例如，高尔基体的分类和运输功能必须正确配合整体分泌通路的活动。此外，当分裂细胞合适的分配主要在于高尔基复合体的裂解时，高尔基体的结构和形态的变化都是严格控制的，在有丝分裂期间尤为重要。因此，可以认为不同的信号因子定位在高尔基体，并且控制着它的功能和形状。

1.4.2.1　高尔基体与凋亡

蛋白激酶 C（Protein kinase C，PKC）和蛋白激酶 D（Protein kinase D，PKD）亚型定位于高尔基复合体，取决于高尔基体中的甘油二酯（Diacylglycerol，DAG），这是 PKC C1b 领域所公认的。PKD1 和 PKD2 特定地结合到 DAG，并且被招募到高尔基体。磷脂酶 D（Phospholipase D，PLD）通过 arf1 被激活，并在高尔基体产生酸性磷酸酶，进而被磷脂酸磷酸水解酶分解为 DAG。然而，在高尔基体中，DAG 也是鞘磷脂生物合成的产物。鞘磷脂合成酶从磷脂酰胆碱神经酰胺中转移神经胆碱，进而生成 DAG。通过鞘磷脂合酶 SMS1 和 SMS2 诱导高尔基体 DAG，这表明下调 SMS1 和 SMS2 将减少 PKD 在高尔基体的定位。

神经酰胺诱导跨区域的细胞凋亡，并使 PKC - δ 和 PKC - θ 在高尔基复合体活化。相比之下，PKC - η 是唯一重新去驱动的调节网络，从而控制在 TGN 运输载体组代。该机制涉及高尔基体的一个异源三聚体 GTP 结合蛋白的激活，通过亚基 β、γ，从而导致 DAG 的上调。DAG 和 β、γ 亚基的增加，触发招募 PKD，随后 PKC - η 在 TGN 中激活 PKD。PKC - η 或 PKD 选择性的激活，导致高尔基体碎裂，可能是因为它引起不正常或增强裂变事件，噻氨酯哒唑诱导的高尔基体碎片也与定位于高尔基体 PKD 的选择性激活相关。

PI4Ⅲkβ 是 PKD 的另一个靶点，可以被 PKD1 和 PKD2 磷酸化，形成稳定的 PI4kⅢβ 的活化形式，PI4kⅢβ 的活化可能有助于 PKD 依赖途径载体的形成。PKD 激活 PI4kⅢβ，与磷脂酰肌醇-4-磷酸（phosphatidylinositol 4 - phosphate，PI4P）依赖与高尔基体的神经酰胺转运蛋白（CERT）的相互作用相关。CERT 先结合 VAP 蛋白，从内质网转运到高尔基体 PI4P，导致神经酰胺媒介物也从内质网转移到了高尔基体。在高尔基体中，PKD 磷酸化 CERT，从而降低其对 PI4P 的亲和力，触发它的释放，增加它从高尔基体到内质网的转移。在内质网，CERT 结合 VAP - A，并且被蛋白磷酸酶 2c - ε 去磷酸化（pp2c - ε），反过来又导致 CERT 的释放，并从内质网再分配到高尔基体。因此，PKD 密切参与神经酰胺转运到高尔基体，并在该机制中具有多级调节的功能。

1.4.2.2　高尔基体与自噬

研究表明，在哺乳动物细胞中，内质网是自噬体成核的位点。此外，内吞系统有助于吞噬细胞的形成和扩张以及自噬体的成熟。值得注意的是，Atg9 是存在于内体区室和高尔基体中唯一已知的跨膜自噬蛋白，被两者描述为自噬体膜来源。来自高尔基复合体的含 Atg9 的囊泡的裂变涉及内皮素 Bif - 1，其在外壳蛋白 Ⅰ（Phospholipase D，COPI）介导的从反式高尔基体网络到内质网的逆向运输中起囊泡形成中的关键作用。有研究表明 CAPNS1（是一种由 CAPNS1 基因编码的蛋白质）对从高尔基体运输带有 Atg9/Bif-1 的囊泡的需求，以及 Atg9 与自噬必需激酶 Vps34 的相互作用的需求。含有 Bif-1/Atg9 的囊泡与从 ER 出芽的 LC3 体融合，可以使膜弯曲并形成成熟的双膜自噬体。众所周知，钙蛋白酶介导的加工可赋予其底物新的功能。Bif-1 的 N 末端区域鉴定了钙蛋白酶切割位点。钙蛋白酶介导的 Bif-1 N 末端加工可能会去除在高尔基体中保留外向囊泡的锚定。因此，这种切割可能有助于从高尔基体中裂解含有 Atg9 的管状元件，并随后与来自内质网的 LC3 囊泡融合。

　　钙蛋白酶以严格的方式调节蛋白水解加工许多特异性底物，因此在活细胞内发挥多效功能。例如，它们调节黏附细胞中的黏附复合物动力学，在细胞黏附和运动中发挥正面和负面作用。类似地，钙蛋白酶可以正向调节自噬，并阻止自噬。自噬也参与细胞运动的调节。钙蛋白酶与内质网和高尔基体相关，两者都被提出作为自噬体成核的位点。许多环境刺激导致内质网应激，并因此诱导自噬并触发钙蛋白酶激活。特别是，sarco/内质网 Ca^{2+} ATP 酶（SERCA）由于 ATP 的减少所抑制，随后从内质网释放钙与钙蛋白酶激活和引起自噬。相反，微摩尔浓度的毒胡萝卜素抑制细胞内钙的升高。因此，$3\mu M$ 水平的毒胡萝卜素通过阻断自噬体与内吞系统融合而导致成熟自噬体的积累。跨膜蛋白 Atg9 存在于反式高尔基体网络和晚期内体中，并且在自噬诱导时，它以 ULK1 依赖性方式重新分布到外周细胞质中，其与 LC3 共定位。此外，Bax 相互作用因子 1（Bif-1/Endophilin B1）促进 Atg9 阳性高尔基体膜的裂变及其向自噬体形成位点的运输。Bif-1 的特征在于 Bin Amphiphysin Rvs（N-BAR）结构域，其是双脂质层结合和弯曲所必需的，以及 C 末端 Src-同源 3（SH3）结构域，其允许与富含脯氨酸的相互作用。例如 Bif-1 蛋白质与 UVRAG（紫外线辐射抗性相关基因）蛋白的结合介导 Beclin1 向噬菌体的募集，并因此激活自噬。

　　总之，高尔基体应激是通过多个细胞内信号通路实现的，磷酸肌醇是重要调节器。高尔基体 PI4P 的生长依赖调节是重要的新机制，作用于同步分泌和细胞增殖。高尔基体应激也受多种蛋白激酶通路的控制，它们调节高尔基体的运输及其形态，可能参与脑卒中、脊髓损伤及神经变性疾病等发病机制，从而为临床研究其治疗方法提供理论基础，但高尔基体中的不同途径是如何激活以及它们如何控制分泌，这些都还有待于进一步了解。

1.4.2.3　高尔基体与焦亡

　　神经酰胺-1-磷酸（Ceramide-1-phosphate，C1P）是一种生物活性鞘脂，可调节促炎性类花生酸的产生。C1P 是否也调节自噬和炎性体组装/激活尚不清楚。一种从反式磷酸化位点转运 C1P 的蛋白质——高尔基体靶向膜蛋白（CPTP）调节自噬和炎性体激活。在人类上皮细胞中，CPTP 的敲低（但不是 GLTP［糖脂转移蛋白］）或

C1P 结合位点突变体的表达，刺激自噬体增加 8～10 倍，并改变内源性 LC3 - Ⅱ 和 SQSTM1/p62 蛋白的表达水平。CPTP 耗竭诱导的自噬升高是自噬体形成的早期标志物（高尔基体衍生的 Atg9A -囊泡，WIPI1），需要关键的吞噬细胞集合和延伸因子（Atg5，Atg7，ULK1），并抑制 MTOR 磷酸化及其下游靶标 RPS6KB1/p70S6K。野生型 CPTP 过表达对饥饿诱导的自噬具有保护作用。在 THP - 1 巨噬细胞样监测细胞中，CPTP 敲低不仅诱导自噬，而且还诱导 CASP1/caspase - 1 水平升高，并且通过 NLRP3（但不是 NLRC4）基于炎症小体的机制强烈增加 IL1B /IL - 1β 和 IL18 释放，同时仅中度增加细胞焦亡。由 CPTP 耗尽刺激的炎性体组装和活化是自噬依赖性的。通过外源 C1P 处理（而不是 CPTP 抑制）升高细胞内的 C1P 也诱导自噬和 IL1B 释放。

C1P 可以刺激细胞增殖，促进细胞迁移，调节吞噬作用和炎症。目前还不清楚改变细胞内水平和/或 C1P 的分布是否会对细胞凋亡、自噬，或焦亡有调控作用。后者是与先天免疫的监视和防御过程相关的程序性细胞死亡的炎性形式。在焦亡细胞中，炎性体组装/活化导致促炎细胞因子的产生和释放，以及通过间充质和细胞诱导黏附分子表达其他细胞质信号。

CPTP 下调还通过增加有助于吞噬细胞聚集的 Atg9 囊泡来影响自噬。值得注意的是，CPTP1 诱导的高尔基体分散/片段化和 Atg9 囊泡增加相关的时间通常与自噬水平升高一致。在饥饿诱导的自噬过程中也会发生 Atg9 囊泡增加。Atg9 囊泡为形成的吞噬细胞膜提供高尔基衍生的脂质和蛋白质。鉴于反式高尔基体中 CPTP 消耗诱导的 C1P 升高，似乎 C1P 可能在抑泡剂起始和成熟过程中在 Atg9 囊泡形成和/或与其他新生膜（例如，omegasomes）融合中发挥作用。实际上，低水平的 C1P 会增加 Ca^{2+} 的速率介导的膜融合和由 Ca^{2+} 依赖性 CERK 产生的 C1P 促进中性粒细胞中吞噬溶酶体的形成。短时间通过高浓度 Ca^{2+} 动员剂毒胡萝卜素处理细胞处于急性 ERS 状态，ER 释放的 Ca^{2+} 不依赖 mTOR 可激活 PKC 诱导自噬。通过 BAPTA - AM 螯合 Ca^{2+} 抑制 GFP - LC3 斑点形成，表明自噬体形成是 Ca^{2+} 依赖性的。

1.4.2.4 高尔基体与坏死

Rab6 通常位于高尔基复合体的膜上（顺式和反式），参与各种运输步骤。有研究表明 Rab6 在巨噬细胞的高尔基复合体中，特别是 TGN 在细胞因子运输和分泌中具有关键作用。在巨噬细胞 RAW 264.7 细胞系中观察到的瞬时表达的 Rab6a - GFP 显示出核周高尔基复合体的典型标记和细胞质中更多的弥散染色。LPS 激活巨噬细胞、启动细胞因子、趋化因子和其他分泌蛋白的合成。LPS 活化的巨噬细胞的免疫染色通常显示在高尔基复合体合成新的反式的 TNF。TNF 和其他细胞因子通过巨噬细胞中的组成型分泌途径涉及高尔基复合体的翻译后修饰和运输。

　　Rab6a 和 Rab6a′（T27N）的 GDP 锁定突变体明显减少或扰乱了细胞表面 TNF 的积累及其短期释放，而新合成的 TNF 仍然存在于高尔基复合体中。这表明可能需要活性 Rab6a 和/或 Rab6a′用于在高尔基体和细胞表面之间运输 TNF。实际上，已经证明 Rab6（T27N）抑制其他细胞中的顺行高尔基体运输，包括高尔基体内和高尔基体后运输步骤。

　　用 siRNA 或 shRNA 从细胞中消耗 Rab6 蛋白，显然包括丧失 Rab6a 和 Rab6a′同种型，对高尔基体结构产生显著影响，导致先前通过断层扫描显示的高尔基体带一起运行。这表明 Rab6 在维持巨噬细胞中的高尔基体堆叠和带状结构中起作用，类似于其他细胞。虽然巨噬细胞反映了之前看到的脑池内的变化，但是 HeLa 细胞中 Rab6 消耗导致的囊泡积聚在这里并不明显。这可能意味着在活细胞成像中看到的动态小管比囊泡更多，是巨噬细胞中高尔基体相关转运的主要载体类型。尽管如此，由于巨噬细胞能够生长并对 LPS 等激活剂起反应，因此高尔基体的这些结构变化对细胞存活没有致命的不利影响。值得注意的是，每个 Rab6 - GDP 突变体的过度表达都没有引起类似的高尔基体结构变化，可能是因为 Rab6 的潜在内源形式仍然维持高尔基体结构，或由于其他 Rab6 同种型的功能性存在。

　　在 Rab6 耗尽后，TNF 的分泌减少。在一段时间内，显然 Rab6 耗竭严重减少了 TNF 的初始释放，然后分泌水平在稍后的时间有所恢复。这种恢复可能是由于 LPS 诱导的 Rab6 表达在此通过蛋白质印迹鉴定（因为 siRNA 不是完全可穿透的）或通过一些其他补偿作用。然而，似乎由 Rab6 耗竭引起的高尔基脑池畸形本身并不能阻止像 TNF 这样的膜结合货物的转运。最近审了 Rab6 在调控膜运输和维持高尔基体组织中的作用，支持由 Rab6 效应蛋白操作的高尔基体维持的作用，这对正确的高尔基体膜内和膜后膜运输至关重要。Rab6 消耗和显性阴性突变体过表达的结果显示 TNF 的细胞表面递送的扰动和减少，与顺行转运中记录的先前 Rab6 作用一致。尽管在高尔基体水平上明显抑制了 TNF 运输，并且在操纵 Rab6 下后高尔基体运输受到影响，但我们没有尝试在这些实验中绘制 TNF 的高尔基体内转运。高尔基体后转运不会引起高尔基体中 TNF 的显著积累，如外源性货物所见，这可能是因为内源性 TNF 的合成受到运输阻滞的调节。

　　尽管体内再循环决定将 TNF 和一些其他细胞因子递送至细胞表面以释放，TGN 衍生的载体已成为区分调节的位点由多个贩运蛋白家族贩运的 TNF，包括 SNARE、golgins 和 PI3Kδ。在 TGN，将跨膜 TNF 分选并加载到用 golgin p230 标记的管状载体中，以转运至再循环内体。p230 是反式高尔夫球之一，它在贩运和高尔基维持中都有作用。在本书中，证据表明 Rab6 和 p230 均可调节 TNF 运输，也可调节高尔基体维持在 TGN 携带者水平。LPS 一起增强了 Rab6 和 p230 标记，并且在活细胞中显示 TGN 衍生的载体通常在相同的小管上同时具有 p230 和 Rab6，尽管仅在部分重叠的结构域上。虽然 p230 已经很好地确定了这些肾小管的募集，但 p230 在载体上的确切作用尚不清楚。Rab6 也是众所周知的高尔基体小管的组成部分，它将货物运输到回收内涵体或运送到细胞表面的载体上，在那里它具有多种作用，包括：①来自高尔基体通过其效应物——肌球蛋白Ⅱ；②裂变一个载体群；③在载体的对接和融合中从高尔基体运输货物出口的囊泡/小管裂变在细胞表面。

在巨噬细胞中，发现 Rab6 组成性地结合从 TGN 出现的许多载体小管，与其在多种类型的载体上用于高尔基体后转运的关联一致。p230 位于更特异的肾小管上，包括运输 TNF，其中显示也有 Rab6 作为肾小管成分。Rab6 通常远端位于肾小管上，这与其在肾小管上的广泛分布一致，因为它在 TGN 退出中具有必要的机械作用。在此基础上，我们预测 Rab6 也是其他可溶性细胞因子的 TGN 退出所必需的，如 IL-6 和 IL-10，其使用额外的载体用于 TNF 转运。此外，Rab6 可能具有巨噬细胞后高尔基体转运的一般和必要作用，并且在这种情况下，其活性将影响巨噬细胞免疫功能所需的许多动态运输途径。我们对 Rab6 定位和活体巨噬细胞中 TGN 小管行为的观察结果与早期在 HeLa 细胞中的研究一致，显示 Rab6 持续参与了这些携带者。

Rab6 的消耗引起 p230 的显著细胞溶质重新分布，似乎降低了 p230 的结合，但没有降低 golgin-97 与高尔基体膜的结合。这伴随着 TNF 转运的损害，因此是解释这种运输缺陷的可能机制。这也可能暗示 Rab6 选择性地直接将 p230 募集到小管膜中。p230 和 golgin-97 定位于 TGN 但位于不同的膜结构域，通过其 GRIP 结构域与 Arl1 相互作用并在 siRNA Arl1 细胞中显著重新分布。此外，在 BFA 处理的时间过程中比较 Rab6 和 p230 的膜附着，其清楚地显示 p230 的不一致和连续移位，随后是 Rab6。因此可以得出结论，p230 对 TGN 的 Arl1 依赖性结合（其形成协调 TNF 转运的小管所需）很可能是稳定的而不是由 Rab6 引发的。相反，Rab6 不需要募集其他反式 GCC185，突出了 Rab6 在调节/稳定巨噬细胞中 TNF 分泌的 p230 募集中的某种特定作用。相关的是已经绘制了 GRIP 结构域蛋白的 Rab 结合位点，并且果蝇 p230 的 Rab 结合不包括 Rab6。因此，Rab6 对 p230 的影响可能通过 Rab6 效应因子间接介导。结果表明 p230 稳定化依赖于 Rab6a 和 Rab6a'，而仅一种或其他同种型的无活性突变体足以抑制 TNF 向质膜的递送。未来每种同种型的选择性 siRNA 敲低将补充显性阴性突变体的结果，并用于确认 Rab6a 和 Rab6a'在该作用中的必要性。

总之，已经证明 Rab6 在维持激活的巨噬细胞中的高尔基体形态和分泌性运输中具有重要作用。Rab6 的特定功能通过其对细胞表面有效递送 TNF 和在 LPS 活化的巨噬细胞中分泌的要求来证明。

1.4.2.5　高尔基体与衰老和老化

在衰老过程中，高尔基复合体出现肿胀、空泡变性，甚至膜结构断裂崩解。在神经细胞内表现更为突出，破碎成网，且改变它在核周位置。心肌细胞表现为高尔基复合体增多，高尔基复合体的变化导致细胞功能下降，特别是分泌功能下降。

1.5 溶酶体

所有动物细胞中（除成熟的红细胞外）均具有溶酶体。目前为止，在原核细胞中还没有发现溶酶体的存在。溶酶体的膜厚度约 6nm，但溶酶体膜可以抵抗内腔中丰富的水解酶，而不被消化。大量的溶酶体膜抗性研究结果表明，溶酶体膜中有两种非常重要、含量丰富的跨膜整合蛋白，是高度糖基化蛋白，这两种蛋白质被命名为 lqpA 和 lqpB。正是 lqpA 和 lqpB 的高度糖基化防止了溶酶体膜被自身的水解酶消化而发生自溶。溶酶体膜中存在一种特殊的转运蛋白，这种蛋白能将溶酶体消化后的水解产物运出溶酶体，以供细胞利用或排出细胞外。大量研究资料证实，溶酶体内含有 60 余种酸性水解酶。

1.5.1 溶酶体的结构与功能

1.5.1.1 溶酶体的结构

溶酶体是由一层单位膜围成的圆形或椭圆形小体。大小不一，直径为 $0.25\sim 0.8\mu m$，分布在胞质溶胶中。溶酶可分为核酸酶、蛋白酶、糖苷酶、磷酸酶、脂酶、硫酸脂酶 6 大类。这些酶可在酸性环境下将蛋白质降解为肽或氨基酸，将糖蛋白或糖脂的糖降解成单糖，将核苷酸降解为核苷和磷酸，将脂类降解为游离脂肪酸。研究表明，酸性磷酸酶和三偏磷酸酶（trimetapph‐osphatase，TMPase）为溶酶体的标志酶。

由于溶酶体在形态上的多样性和异质性，在细胞中发现各种不同类型的溶酶体。根据溶酶体处于完成其生理功能的不同阶段，大致可将溶酶体分为 3 种类型，即初级溶酶体、次级溶酶体和残余体。

1. 初级溶酶体

初级溶酶体（primary lysosome）是指由高尔基复合体以出芽形成的，内含多种水解酶，但不含作用底物的小体。从溶酶体形成上讲，就是由前溶酶体转变成的成熟的溶酶体。从功能上分析，应视为尚未发挥作用的溶酶体，又称为非活动性溶酶体（inactive lysosome）。电镜下观察此阶段的溶酶体的基质均匀致密，但在不同类型细胞中其数量差异很大。一般情况下中性粒细胞、巨噬细胞、肝细胞等细胞中初级溶酶体较丰富。

2. 次级溶酶体

次级溶酶体（secondary lysosome）是指由初级溶酶体与含底物的小泡融合而成的，含有活动性的水解酶和消化代谢产物的溶酶体，又称为活动性溶酶体（active lysosome）。次级溶酶体的形态结构变化相当复杂，这是由于其底物的来源、性质及消化分解时间和过程不同，因此，根据底物是内源物质还是外源物质，将次级溶酶体又分成自噬性溶酶体（autophagic lysosome）和异噬性溶酶体（heterophago lysosome）两类。

（1）自噬性溶酶体的底物来源于细胞内的内源性物质，包括自噬分泌颗粒或带有溶酶体靶信号的蛋白质等。自噬体是由细胞内的内质网膜包裹一些衰老的细胞器、细胞器碎片而形成的小体。初级溶酶体与自噬体融合后形成的次级溶酶体，称为自噬溶酶体。由于某种因素导致细胞质内某种分泌颗粒堆积，该种分泌颗粒与初级溶酶体融合而形成的次级溶酶体，称为分泌溶酶体（crino lysosome）。分泌溶酶体形成，使细胞质中过盛的分泌颗粒得到消化分解，维持了该种分泌颗粒产量在细胞内的动态平衡。另外，细胞内存在一些带有溶酶体靶信号（如 KFERQ、lys - phe - Glu - Ary - Gln）的蛋白质也可以输入溶酶体中进行降解。

（2）异噬性溶酶体是特殊的细胞，如脊椎动物的巨噬细胞和中性粒细胞中初级溶酶体与吞噬体（phagosome）融合形成的。底物来源于细胞外的外源性物质，如细菌、异物或含铁蛋白等的大分子物质，通过细胞膜吞噬作用摄入细胞内，形成吞噬体。

3. 残余体

次级溶酶体消化分解后期，由于水解酶活动性降低，导致一些底物不能被完全分解而残留在溶酶体内，这种含残余底物的溶酶体称为残余体（residual body）。常见的残余体有脂褐素、髓样物体、含铁小体等。这些残余体可通过细胞的胞吐作用排出细胞外，有些则长期残留在细胞内。

1.5.1.2　溶酶体的功能

溶酶体堪称细胞的"消化器"，就是指具有参与细胞内的各种消化活动的功能，另外，溶酶体还具有自溶作用、参与机体免疫反应及激素分泌调控作用。

1. 溶酶体参与细胞内的各种消化活动

根据溶酶体作用底物来源不同，可将其消化功能分为异噬作用、自噬作用和胞外消化作用。

（1）异噬作用。异噬作用（beterophagy）是指溶酶体对细胞外源物质的消化作用。当细胞膜摄入外源性物质形成的吞噬体或吞饮体与初级溶酶体融合后，即形成异噬溶酶体，并激活水解酶，进而消化水解外源性物质为可溶性小分子物质，通过溶酶体膜上转运蛋白分泌到细胞质中被利用。消化过程中未消化的残余体有些通过胞吐排到细胞外，有些则残留在细胞内，如脂褐素或含铁小体等。细胞的异噬作用在消化分解外源性物质获取营养物质的同时，又可通过分解病原体或异物而保护细胞免受损伤，起到防御作用。这是细胞摄取和利用外源物质和构成防御屏障的重要方式。

（2）自噬作用。溶酶体自噬作用中还包括两种特殊的作用，即溶噬和粒溶。溶噬作用（lysosomophagy）是指溶酶体融合溶酶体的现象，通过溶噬可以降解过剩的溶酶体，调节溶酶体的数量以维持相对稳定。粒溶作用（granulysis）是指初级溶酶体吞噬细胞内的分泌颗粒进行消化的过程。在分泌细胞中，溶酶体可以与一部分过剩的分泌颗粒融合，然后将这些分泌颗粒降解，这种现象又称为分泌自噬（crinophagy）。例如将哺乳期的雌鼠与幼子分离，中断该鼠哺乳时，则发现乳腺细胞内初级溶酶体融合乳汁颗粒功能活跃，又通过粒溶作用一方面降解分泌颗粒物质而重新利用，另一方面调节堆积的分泌颗粒，达到分泌活动的动态平衡目的。

（3）胞外消化作用。溶酶体将内含的水解酶释放到细胞外，消化细胞外物质的过程称为胞外消化。例如破骨细胞能将溶酶体酶释放到细胞外，降解骨基质，参与骨组织的吸收和改建。精子受精过程中，溶酶体也起着重要作用，可以认为精子顶体的本质是溶酶体，受精中顶体可将溶酶释放到细胞外，消化卵泡外周的卵泡细胞，便于精子进入卵细胞达到受精目的。

2. 自溶作用

溶酶体的自溶作用（autocytolysis）是指细胞内的溶酶体膜破裂，内含的水解酶释放到细胞质中，引起细胞本身被消化的现象。自溶作用在动物胚胎发育中具有重要作用，这主要体现在组织器官的分化、变态和退化。例如蛙类在个体发育变态中，由蝌蚪发育为青蛙的过程，蝌蚪尾部的消失正是巨噬细胞自溶作用的结果。另外在一些非生理因素作用下，如缺氧或氧含量过多、X 射线和紫外线、白喉毒素、多种抗生素、肝素、乙醇、胆碱能药物、维生素 A 过多、维生素 E 缺乏等，可以引起溶酶体膜稳定性降低，失去了原有屏障作用，使水解酶溢出而导致细胞溶解或组织溶解。最典型的例子是动物死亡后，机体的细胞失去氧的供应，溶酶体膜迅速丧失了屏障作用而使内含的各种水解酶渗出，导致细胞被消化，再加上细菌作用，机体很快发生腐败。

3. 参与免疫过程

巨噬细胞具有对抗原识别、吞噬、降解、加工和递呈给抗原特异性淋巴细胞的作用，参与了激活免疫应答过程的最早的感应阶段。当机体受到病原体、异物等具有抗原性的物质攻击时，将激活巨噬细胞趋化移动、相互接触，通过巨噬细胞内吞捕捉这些抗原物质而形成吞噬体，再与细胞内的初级溶酶融合成吞噬溶酶体，经过溶酶消化分解，其中绝大多数（约 90％）抗原物质被降解为可被利用的小分子物质，从而完成机体防御功能。仅有少部分抗原（约 10％）不能被分解，而在细胞内有可能再加工成比原抗原性强的抗原复合物，这些抗原复合物被转运至细胞膜表面，递呈给抗原特异性淋巴细胞，从而激活 T 淋巴细胞活化、增殖、分化，出现活跃免疫应答现象。这些免疫复合物又可被其他的 T 淋巴细胞或 B 细胞识别，分别引起细胞免疫或体液免疫。

机体免疫应答的生物学意义在于，通过体液免疫中抗原—抗体结合形成免疫复合物或细胞免疫中产生细胞毒素等因素协同作用，杀伤绝大部分的病原体，保护机体免受抗原异物的侵袭，这是机体的重要防御机制。但是在某种情况下，免疫应答也对机体造成损伤，引起超敏反应或其他免疫性疾病。例如，免疫复合物可能促进吞噬细胞吞噬反流释放溶酶体酶，其中中性蛋白酶可破坏血管的弹性蛋白而致脉管炎；破坏肾小球微血管的基膜引起肾小球肾炎；破坏肺的结缔组织导致肺气肿；破坏软骨组织导致关节炎。

4. 对激素分泌的调节作用

针对大鼠脑下垂体催乳素分泌的抑制实验表明，当脑下垂体的催乳素细胞分泌催乳素受到抑制，则细胞内催乳素堆积，此时初级溶酶体便与含有此激素的分泌颗粒融合，通过粒溶作用消化降解过多的催乳素。大量的研究发现所有分泌蛋白质或肽类的细胞中都存在粒溶现象。同时还发现当分泌细胞中分泌功能受抑制时，粒溶作用和自噬作用都明显增强。例如睾丸间质细胞和肾上腺皮质细胞的分泌功能被抑制时，不单纯是粒溶现象活跃，而且自噬作用也明显加强，可以发现细胞内大量的内质网（主要是滑面内质网）、高尔基复合体或线粒体包裹含有类固醇激素的分泌颗粒形成自噬体，通过自噬作用降解这些"产物"，以此方式快速清除过多的分泌物质以及"生产工厂"，从而有效调节了激素的分泌量。

1.5.2　溶酶体异常病理变化

1.5.2.1　溶酶体与凋亡

凋亡抑制蛋白（IAP）的特征在于存在一种或多种杆状病毒 IAP 重复序列（BIR）。XIAP、cIAP1 和 cIAP2 的 BIR 结构域与半胱天冬酶（凋亡的关键效应蛋白酶）结合，XIAP 已被证明是 caspase - 9 和 caspase - 3 的有效抑制剂。然而，cIAP1 和 cIAP2 最初通过 XIAP 与 TNF - R2、TRAF1 和 TRAF2 的关联来鉴定，尽管 XIAP 可能与半胱天冬酶 7 和 9 结合。XIAP 不能直接抑制 XIAP 的蛋白水解活性。因此有人提出 XIAP 可能通过影响 TNF 受体超家族引发的信号通路间接调节细胞凋亡。XI-

AP 通过结合并抑制半胱天冬酶来防止细胞凋亡，并且这种抑制可以通过 IAP 拮抗剂如 Smac/DIABLO 来缓解。因此，IAP 拮抗剂化合物（IAC）被设计用于抑制 XIAP 杀死肿瘤细胞。由于 XIAP 抑制线粒体后半胱天冬酶，因此 caspase - 8 抑制剂不应阻止 IAC 的杀伤。相反，由 IAC 引起的细胞凋亡被 caspase - 8 抑制剂 crmA 阻断，并且 IAP 拮抗剂通过抑制 cIAP1 激活 NF - κB 信号传导。在敏感的肿瘤细胞系中，IAP 拮抗剂诱导 NF - κB 刺激的 TNFα 的产生，其以自分泌方式杀死细胞。NF - κB 的抑制减少了 TNFα 的产生，阻断了 NF - κB 活化或 TNFα 使肿瘤细胞在 IAC 诱导的细胞凋亡中存活。

1.5.2.2　溶酶体与自噬

溶酶体降解与自噬过程密切相关，细胞内自消化机制协调消除在衰老过程中积累的不需要或受损的物质（如大分子、细胞器）。因此，溶酶体不仅是末端降解区室，而且还在信号水平上与自噬过程相关。例如，它们代表控制雷帕霉素复合物 1（mTORC1）激酶的哺乳动物靶标的活性分子中枢，mTORC1 激酶在细胞自噬的负调节中起主要作用。此外，它们与转录因子 EB（TFEB）相关，后者调节溶酶体生物发生和自噬激活。除了它们在自噬中的中心意义外，溶酶体似乎通过不同模式生物体中显示的各种其他信号促进寿命控制。例如，从溶酶体到细胞核的活性脂质分子的部署导致基因表达的改变，其可以调节蠕虫的寿命。凋亡抑制剂蛋白质充当 E3 泛素连接酶以调节来自多种模式识别受体（包括 NOD2）以及 TNF 受体超家族成员的 NF - κB 信号传导。有研究表明 cIAP2 和 XIAP 均促进自噬体与溶酶体融合，并且它们的丢失或抑制导致自噬体和溶酶体的积累以及线粒体自噬和食物缺陷的缺陷。

生物体的存活取决于其在新生物的产生与旧的和潜在有害的蛋白质和细胞结构的降解之间保持平衡的能力。这种平衡很大程度上取决于细胞的分解代谢能力，其主要通过两个不同的过程来执行。一方面，在细胞质水平起作用的泛素/蛋白酶体降解途径主要靶向细胞溶质蛋白，内质网蛋白在逆向转运至胞质溶胶后，以及在线粒体外膜上暴露的泛素化线粒体蛋白。另一方面，自噬机制降解多种细胞溶质底物，范围从单一蛋白质到整个细胞器，其被递送至溶酶体用于水解拆解。

1.5.2.3　溶酶体与焦亡

在溶酶体膜透化（Lysosomal membrane permeabilization，LMP）的情况下，内/溶酶体区室的功能受到影响，并且腔内容物以不同程度释放到细胞溶质中。LMP 可能是渗透或溶解在内/溶酶体腔内积聚的化合物的直接膜分解活性的结果。除了几种合成化合物，例如二肽甲酯和溶酶体清洁剂，可以引起 LMP 的内源性试剂还包括 ROS 和脂质代谢物，例如鞘氨醇和磷脂酸。根据细胞类型和剂量，LMP 可以启动溶酶体细胞凋亡途径，焦亡或坏死。LMP 还可以扩增在内吞区室外发起的细胞死亡信号传导，并通过自噬阻碍细胞恢复。然而，除了天冬氨酸组织蛋白酶 D 和半胱氨酸组织蛋白酶对 Bid 的蛋白水解活化之外，我们对将 LMP 与细胞死亡信号传导联系起来的机制知之甚少。

通过控制 IL - 1β、IL - 18 和 DAMP 的细胞外释放，焦亡在感染的消退中对炎症和抗微生物反应做出重要贡献。此外，焦亡细胞释放微米大小的颗粒，这些颗粒富含炎性体适配器 ASC，因此被命名为"ASC 斑点"。这些细胞外 ASC 斑点由专业吞噬细胞和邻近细胞吞噬后会进一步扩增炎症反应。因此，通过促进 ASC 斑点，IL - 1β、IL - 18 和 DAMP 的释放，焦亡越来越被认为是炎性体促成炎症和宿主防御反应的主要效应机制。

1.5.2.4　溶酶体与老化

溶酶体是细胞的主要分解代谢细胞器，并且在很多细胞过程中起关键作用，包括对营养物可用性和组成的响应、应激性、程序性细胞死亡、质膜修复、发育和细胞分化。溶酶体呈囊状或泡状，由单层膜包围，大小、形态各异，内含多种降解酶，分别降解核酸、蛋白质、脂肪、糖类，对物质起分解作用。其主要作用是参与清除外源性有害物质和自身衰老细胞器和细胞。溶酶体因含丰富的各种水解酶而被称为细胞的"消化系统"。有时外来物未能完全吸收，或不能及时排出，则积蓄在细胞内，称为残余小体。溶酶体除消化摄入物外，还包围细胞内损伤或衰老的细胞器，并将其隔离、消化并消除，这种含有细胞器的小泡称为自噬泡。在衰老细胞中酶的活力下降，因此常见残余小体增多。根据对细胞和生物体生命和死亡的这种多效性，溶酶体功能障碍与许多与年龄相关的病理如帕金森病和阿尔茨海默病以及寿命的下降有关。而靶向溶酶体的这种功能正在成为促进长寿的手段。在衰老细胞中自噬泡数目增多。脂褐素堆积是在分裂后细胞衰老中比较普遍的现象。在骨骼肌、心肌神经细胞中尤为突出，其含量随年龄增长而增加，但增长速率因细胞不同而异。研究表明，人小脑 Purkinje 细胞内脂褐素的增长速度为海马回锥体细胞的 1/10。脂褐素沉着与年龄密切相关。人心肌细胞在 10 岁前没有或仅有极少脂褐素，以后不论有无心脏病变或有无心力衰竭，每 10 年以心脏总容积 0.3% 的速率递增。有关脂褐素的来源说法不一，有报道将脂褐素分为三种类型，即空泡小体、均质体和板层小体，并推测脂褐素形成与高尔基复合体、线粒体和溶酶体等有关。

越来越多的证据表明细胞的寿命部分取决于溶酶体功能。这意味着通常涉及溶酶体但尚未与衰老明确相关的过程也可能直接或间接地调节寿命。溶酶体胞吐作用，例如，溶酶体与细胞表面对接，与质膜融合并将其内容物释放到细胞外空间，在膜修复中具有重要作用，并且可能有助于细胞衰老后的细胞内再生。同时，溶酶体胞吐作用参与分泌过程，可能与组织和生物体水平的衰老相关，细胞间信号相互作用或有助于缓解细胞内应激状态，可能与通过外泌体的选择性分泌相配合。有趣的是，溶酶体胞吐作用受到 Ca^{2+} 和 TFEB 的调节，两者在衰老过程中都具有调节功能。另一种与衰老相关的信号可能是溶酶体内的 pH 值，它会影响酵母中溶酶体的降解和储存功能。事实上，储存的氨基酸和金属如铁和钙可以在几个层面上显著影响衰老。

1.6　中心体

在细胞有丝分裂过程中，由细胞的 DNA 复制而产生的 2 组染色体平均地分配到 2 个子细胞中，而有丝分裂纺锤体是完成这一过程所必需的，中心体与纺锤体的形成有着密不可分的关系。研究人员根据观察指出，有丝分裂纺锤体是由分别位于纺锤体两极的 2 个点状体伸展出来的。他们把这 2 个点状体命名为极体或中心体。细胞不分裂时，可以在细胞中观察到单个中心体。若细胞继续分裂，中心体一分为二并相互分离。每个中心体成为 1 个中心，由这 2 个中心发射出的微管组成纺锤体。中心体的分离在有丝分裂周期中只发生 1 次，可保证把染色体平均分配到 2 个子细胞中。到 20 世纪初，研究人员已经描述了许多物种的中心体。但是在光学显微镜下，各类细胞的这种细胞器的外观不尽相同，使它有了一系列不同的名称，即中心小体、分裂中心、中心体、有丝分裂中心以及中心球体等。

1.6.1　中心体的结构与功能

1.6.1.1　中心体的结构

动物细胞里中心体的核心部分是以特定的几何形状排列的被描述为中心粒的微管。每个中心粒都是由 9 根柱状体组成的圆柱形束，每一个柱状体都由整体融合在一起的三联体微管组成，每个中心体都有 2 个相互垂直的并被一团无定形的物质所包围的中心粒。中心体是一个高度动态变化的结构。

估计组成中心体的蛋白有 100 多种，目前为止研究最深入的是 γ-微管蛋白。在哺乳动物细胞中，显微注射抗体实验证实了 γ-微管蛋白是微管成核的必需因子。γ-微管蛋白与胞质中的 8 种蛋白形成环状复合体，称为 γ-TuRC（γ-tubulin ring complex），构成了微管组装的平台。δ-和 ε-微管蛋白 2 种多肽是基因 UNB 与 BLD2 的产物，通过基因 UNB 和 BLD2 的突变体证明这 2 种多肽在 9 组三联体微管组成中心粒的过程中发挥着作用，基因 UNB 突变后微管缺少最外面的一束，基因 BLD2 突变后 9 组三联体微管无法形成中心粒。centrin 是一种钙离子结合蛋白，最初是从绿藻中鉴定出来的，是普遍存在于中心体和有丝分裂纺锤体极体上的蛋白成分。它含有 4 个保守 helix –loop – helix 结构域，每个结构域均可结合 1 个 Ca^{2+}。该蛋白特异定位于中心粒腔内及中心粒周围物质中，提供了中心体的识别标志。位于中心粒的内腔及它们相互连接的微管中，人类的细胞中至少含有 3 类 centrin 蛋白的异构重组体，其中 centrin – 2 的磷酸化是中心粒分离所必需的。通过 RNA 干扰的方法抑制 centrin – 2 在 HeLa 细胞中的表达，发现在细胞有丝分裂的过程中，中心粒不会发生分离，但有丝分裂会继续进行。C –Napl 是一种新近发现的中心体蛋白，也是介导中心粒——中心粒聚集的动力结构的关键成分，免疫荧光染色发现 C – Nap1 存在于间期细胞的中心体，但在有丝分裂期中心体中未发现该蛋白，通过显微注射抗该蛋白的抗体可导致中心体的裂解。

1.6.1.2　中心体的功能

在真核细胞中，中心体是重要的微管组织中心，决定着细胞微管的极性、数目及分布。中心体通过它对细胞骨架的作用而操纵着细胞的形状、极性和运动以及细胞内物质的运输。它在细胞分裂过程中起着确定有丝分裂纺锤体的关键功能，纺锤体是一种把染色体分配给子细胞的细胞器。具体来说，在间期通过排列指导膜泡运输和细胞器定位；并与中间纤维和肌动蛋白纤维的相互作用影响细胞的形态、分裂极的形成及细胞运动；在分裂期微管负责形成有丝分裂器——两极纺锤体。两极纺锤体是 1 个双极结构，由位于两极的中心体发出的微管结构以及与之相连并排列于纺锤体中部的染色体组成。随着细胞分裂的进行，染色体在纺锤体微管的引导下向两极移动，将复制后的染色体分配到 2 个子细胞中去。在有丝分裂期只存在 2 个中心体是确保姐妹染色质均等分离到 2 个子细胞的关键。绝大多数动物细胞需要中心体指导形成两极纺锤体和决定胞质分裂过程中收缩环的位置；只有一些高等植物及特化的动物细胞（尤其是动物雌配子细胞）在没有中心体的情况下能形成纺锤体。可见，中心体发挥着极其重要的作用，如果中心体发生异常，将会导致细胞不能分裂或异常分裂。

1.6.2　中心体异常病理变化

1.6.2.1　中心体与凋亡

细胞分裂期间，纺锤体组装确保复制的基因组通过染色体分离同等地分配到子细胞中。在动物中，中心体和纺锤体组装检查点（spindle assembly checkpoint，SAC）有效且准确地调节有丝分裂纺锤体组装。中心体是纺锤体的主要微管（microtubule，MT）组织中心。尽管纺锤体组装可以在它们不存在的情况下发生，但效率低，并且染色体分离的准确性通常受到损害。SAC 会限制细胞分裂后期的开始，直到所有着丝点附着于 MT。中心体和 SAC 基因的突变可引起人类疾病，包括原发性小头畸形、小头畸形原始侏儒症等。这些基因突变导致疾病的机制是该领域的关键问题。早期在黑腹果蝇幼虫翅片上皮细胞中的研究表明，中心体丢失（sas‐4 突变体）导致纺锤体组装减慢，染色体错误分离和细胞死亡。相反，幼虫苍蝇脑中的中心体丢失不会增加细胞死亡或引起小头畸形，而是导致脑肿瘤。此外，虽然非整倍性/多倍体在成虫盘中引发细胞凋亡，有丝分裂调节因子（如 Polo 激酶、Asp、Separase、Grip91 和 Sticky）的突变导致高度非整倍体和多倍体幼虫脑细胞继续分裂。这表明这两种组织进化出不同的机制以确保有丝分裂保真度或对有丝分裂错误做出反应。在翼形成盘中，SAC 部分地补偿了中心体损失；中心体和 SAC（mad2 sas‐4 双突变体）耗尽的椎间盘遭受大量细胞死亡，导致成像椎间盘完全丧失。脑和翼片细胞对中心体丢失的反应明显不同，研究发现 mad2 sas‐4 双突变体脑明显更小且高度杂乱，表现出细胞凋亡增加和染色体错误分离，同时中心体和 SAC 的丢失导致小脑尺寸变小。在没有中心体和 SAC 的情况下，脑细胞〔包括神经干细胞（neural stem cell，NSC）〕在有丝分裂中经历大量错误，导致细胞死亡增加，这会减少神经祖细胞库并严重破坏大脑发育。

1.6.2.2　中心体与自噬

在哺乳动物细胞中通过氨基酸饥饿诱导自噬的几分钟内，在整个细胞质中形成多个自噬体。在它们形成期间，自噬体隔离细胞质材料并将其递送至溶酶体以进行降解。这些细胞器如何如此迅速地形成以及它们的形成如何被急性调节是自噬领域中的主要问题。此外，有效自噬需要将 Atg8（在酵母中）和 Atg8 家族成员（在哺乳动物细胞中）募集到自噬体中。最近，人们发现了中心体和中心粒子卫星通过将 Atg8 家族成员 GABARAP 递送到形成的自噬体膜即吞噬细胞来调节自噬体的形成。从中心体运输 GABARAP 在饥饿诱导的自噬体生物发生过程中发生，但中心体蛋白如何调节 GABARAP 定位是未知的。研究表明，中心粒卫星蛋白 PCM1 调节 GABARAP 向周围中心材料的募集。除了驻留在中心粒周围的物质，GABARAP 标志着 PCM1 阳性中心粒卫星的亚型。GABARAP 通过典型的 LIR 基序直接与 PCM1 结合。PCM1 的缺失通过蛋白酶体降解导致 GABARAP 的不稳定，但不导致 LC3B（另一个 Atg8 家族成员）的不稳定。GABARAP 不稳定性通过中心粒卫星 E3 连接酶 Mib1 介导，通过其底物结合区与 GABARAP 相互作用并促进 G48ARAP 的 K48 连接泛素化。GABARAP 的泛素化发生在 N 末端，与自噬体形成期间 Atg8 家族特异性功能相关的结构域，该结构域是 LC3 家族中不存在的残基。此外，PCM1‐GABARAP 阳性中心粒卫星与形成自噬体共定位。PCM1 增强 GABARAP/WIPI2/p62 阳性自噬体形成和通量，但对 LC3B 阳性自噬体形成没有显著影响。

1.7　核糖体

细胞质内除含有膜性细胞器外，还含有非膜性细胞器。一般认为核糖体（ribosome）是细胞中普遍存在的非膜性细胞器，但是，严格地说，它是由 rRNA 和蛋白质共同组成的复合体。核糖体是细胞内蛋白质合成的场所，分布于细胞质基质中或附着在 RER 膜上。

1.7.1　核糖体的结构与功能

1.7.1.1　核糖体的结构

电镜下核糖体为直径 15～25nm 的致密小颗粒，存在于细胞质中。除哺乳动物的成熟红细胞外，各型细胞均有，单个或成群存在。此外，核仁和核质中也能见到类似颗粒，线粒体基质中也含少量核糖体。

对核糖体的三维形态研究表明，核糖体呈不规则颗粒状，由大、小亚基以特定的形式聚合而成。核糖体的大、小亚基间可因环境条件及生理状态的改变发生聚合和解聚。核糖体的大、小亚基分别在核仁中形成，通过核孔释放到细胞质中。当进行蛋白质合成时，大、小亚基必须结合在一起，成为完整的核糖体才能发挥作用，而且常常是多个核糖体结合在一条 mRNA 分子上，形成多聚核糖体（polyribosome），同时进行连续转录。当合成结束时，大、小亚基随即分离。在活细胞中，核糖体的亚基、核糖体的单体及多聚核糖体处于一个不断解聚和组合的动态平衡之中。

核糖体是由 rRNA 和蛋白质构成的核糖核蛋白颗粒（Ribonucleoprotein particles，RNP），其中 rRNA 约占 60%，核糖体蛋白约占 40%。核糖体的化学组成在原核细胞和真核细胞中不完全相同。

1. rRNA 的结构

核糖体的每个亚基都含有特定的 rRNA，这些单链 rRNA 分子在核糖体蛋白之间折叠成一种固定的结构。以大肠埃希菌核糖体小亚基的 16S rRNA 为例，它含 1542 个核苷酸，分子内部自身的碱基配对形成许多短双链区。配对区呈杆状，并以链内氢键形成螺旋状；而一些无法配对的区域则呈环状或泡状，与配对区相间排列。在此基础上，rRNA 进一步折叠成复杂的三维结构，组成核糖体的骨架。

2. 核糖体的装配

rRNA 骨架决定了核糖体蛋白的位置。核糖体含有数十种蛋白质，每种蛋白质一般只有一份，它们通过与 rRNA 的互相识别自动装配在骨架上，构成一个严格有序的超分子结构。每个核糖体上的多种蛋白质在核糖体上的位置都是特定的，这些特定位置主要取决于和 rRNA 的特异识别及结合，也与该蛋白质在核糖体中所起的作用相关联。目前已经测定了 30S 亚基的全部蛋白质和 50S 亚基的大部分蛋白质在核糖体上的位置。

3. 核糖体的重要活性部位应用

免疫电镜技术已确定了核糖体上的如下功能部位：

（1）mRNA 结合位点。该位点位于小亚基上，能与 mRNA 分子的起始密码子前一段富含嘌呤的序列结合，并使其保持单链构象。

（2）A 部位和 P 部位。A 部位（A site）也称氨酰基部位（aminoacyl site）或受位，主要位于大亚基上，是接受氨酰基- tRNA 的部位。P 部位（P site）又称肽酰基部位（peptidyl site）或供位，主要位于小亚基上，是肽酰基- tRNA 移交肽链后，tRNA 释放的部位。

（3）肽基转移酶部位。肽基转移酶（peptidyl transferase）也称肽合成酶，简称 T 因子，位于大亚基上，其作用是在肽链合成过程中催化氨基酸与氨基酸之间形成肽链。

（4）GTP 酶部位（GTPase site）。GTP 酶也称转位酶，简称 G 因子，能分解 GTP 分子，并将肽酰基- tRNA 由 A 位移到 P 位。

（5）E 部位。即新生多肽链的出口位（exit site，E site），它是大亚基上由长约 30 个氨基酸组成的孔道，能容纳生长中的肽链。

1.7.1.2　核糖体的功能

核糖体是所有细胞中不可或缺的细胞器，在生物体中负责细胞内蛋白质的生物合成过程，其生物学功能主要是将 mRNA 翻译成蛋白质，同时进行遗传密码的传递，在细胞中充当蛋白质的翻译工厂。神经系统的发育是通过复杂的基因表达程序进行的，这些基因表达程序在转录和翻译水平上都受到调节。此外，质量控制机制，如 TP 53 介导的凋亡或神经元活动刺激的存活，确保成功的神经发生和形成功能回路。在核仁中，核糖体的产生是蛋白质合成所必需的。此外，它还参与染色质组织，通过核糖体应激反应调节 TP 53 通路。为了保持基因组的完整性，需要对其进行严格的调控。一些核糖体组分和反式作用的核糖体生物发生因子的突变导致神经发育综合征，表现为小头畸形、孤独症、智力缺陷和/或进行性神经变性。此外，核糖体生物发生还受到干扰神经发育的外源因素的干扰，包括酒精或寨卡病毒。核糖体发生失调在各种神经发育综合征的发病机制中起着重要作用。失调可能导致发育中神经系统细胞病变，包括神经祖细胞增殖不足和/或丢失、未成熟神经元凋亡、神经元形态改变和神经变性。

1.7.2 核糖体异常病理变化

核糖体生物合成是一种重要的细胞过程。在体内，核糖体合成潜在的分子机制仍然没有完全理解。在真核生物中构建核糖体是一个非常复杂的过程。在核仁中转录后，前 rRNA 经历一系列切割和修饰，同时在分级加入核糖体蛋白后组装成核糖体前颗粒。

1.7.2.1 核糖体与凋亡

Notchless（NLE）在核糖体生物合成的重要作用。NLE 缺乏会导致细胞凋亡、细胞周期停滞等。在肠道疾病的研究中，p53 基因对肠道核糖体应激有独立反应，包括祖细胞凋亡和 ISCs 消失。在人癌细胞系中，已经报道了将核糖体生物发生缺陷与细胞周期停滞相关联的 p53 基因非依赖性机制。RPL11 到 MDM2 结合显示抑制其 E2F1 -稳定活性，从而阻碍细胞周期进展。因此，RPL11 与 MDM2 连续增加与核糖体生物发生功能障碍的结合可能会干扰 MDM2 的其他 p53 基因非依赖性功能，例如抑制细胞凋亡。由于核糖体含量降低和翻译速率降低，缺陷的核糖体生物合成可能赋予 NLE 缺陷的 ISC /祖细胞具有细胞增殖缺陷。实际上，最近显示人肺成纤维细胞中 RPL5 或 RPL11 水平降低会降低其翻译能力并阻碍其增殖。核糖体 DNA 转录和核糖体生物发生的调节直接影响果蝇胚芽干细胞的自我更新特性。核糖体的合成在癌细胞中增加，并且核糖体生物发生的失调与发展癌症的风险增加相关。在人结肠直肠癌中，许多核糖体蛋白的水平增加和特定 RP 的表达模式与肿瘤分化、进展或转移状态相关联。此外，在种系突变 RPS20 基因最近被证实会导致遗传性非息肉性大肠癌倾向。最后，在溃疡性结肠炎患者中，最近提出 IL -6 介导的核糖体生物发生的刺激和随后的 p53 基因水平降低作为有利于研究慢性炎症的结肠黏膜中癌症进展的机制。

1.7.2.2 核糖体与自噬

RACK1（活化 C 激酶 1 的受体）是一种支架蛋白，可以结合数百种其他蛋白质。RACK1 最初被鉴定为与 PKC 相互作用的信号传导分子，可促进细胞生长、运动和分化。因为它缺少催化结构域，RACK1 激活 PKC 的分子和各种其他信号蛋白整合。RACK1 与不同细胞区室中的各种蛋白质之间的相互作用在许多生理过程中起关键作用，例如细胞运动性、细胞存活和死亡、增殖、免疫信号传导、肿瘤发生和神经元功能。RACK1 是核糖体 40S 亚基的组成部分，作为翻译机制的信号平台，并调节翻译起始的后期步骤。

活性 ULK1 复合物诱导Ⅲ类磷脂酰肌醇（PtdIns）3 -激酶复合物（Beclin1 复合

物）并介导囊泡成核的初始阶段，导致自噬体形成。同时形成 Beclin1 基因在正常情况下与 Bcl－2 或 Bcl－xL 的复合物抑制经典自噬。通过 JNK1 介导的 Bcl－2 或 Bcl－xL 磷酸化破坏相互作用，然后进行自噬诱导。由于 Beclin1 基因复杂，双泛素样缀合系统中，Atg5 的－ATG12 系统和 LC3 共轭体系成核后，引起自噬体的延伸。典型自噬的最后一步是通过自噬体和溶酶体之间的融合形成自噬溶酶体几个其他自体吞噬机制，其现在被称为非经典自噬。非经典自噬的一个例子是与 Beclin1 基因无关的自噬，其是不需要由 Beclin1 基因复合物介导的经典成核步骤。然而，非经典自噬的分子机制尚不清楚。研究表明 RACK1 耗竭刺激了由于 LC3 和 Bcl－xL 翻译的诱导而导致的非经典自噬。

核糖体 RACK1 耗竭促进依赖于 LC3 的非经典自噬，但不同于经典自噬，其需要 Ulk1，缀合的 Atg5/12，Atg7 和 Beclin1。RACK1 敲低也增加了 Bcl－xL 蛋白质的水平，随后通过在 Bcl－xL 的 Beclin1 基因相互作用显著增加，表明经典自噬的抑制。最近已知亚砷酸盐诱导自噬，三氧化二砷诱导非经典自噬。此外，已经发现 LC3 相关的非经典自噬通过激活抗原呈递和控制干扰素产生来促进免疫应答，表明非经典自噬可能在对细胞外刺激的反应中起关键作用。RACK1 耗竭诱导的非经典自噬也可能在生理环境中发挥作用。由核糖体组分改变引起的核糖体异质性调节特定 mRNA 的选择性翻译。核糖体 RACK1 有助于特异 mRNAs 的翻译选择性，并参与病毒感染应激后的 IRES 依赖性翻译。

1.7.2.3 核糖体与老化

在应激条件下，细胞依赖于高度保守的机制网络来保护蛋白质组免受损害。细胞在面对随时间累积的内在细胞和环境损害时维持蛋白质稳态的能力是寿命的主要决定因素。广泛的蛋白质稳定网络在许多层面上发挥作用以维持健康的蛋白质组，但对于单个蛋白质，生命始于核糖体。

核糖体的任务是从氨基酸构建蛋白质的关键过程。这项工作需要来自所有 RNA 聚合酶和 200 多种辅助蛋白的转录物才能将机器组合在一起。总之，典型的蛋白合成消耗的能量存储在 ATP 中。考虑到每个细胞可能有超过十亿个蛋白质分子，因此，进化已经产生了许多调节蛋白质合成过程的机制。翻译是影响细胞蛋白质稳定能力的第一个也是最直接的过程；一贯地，它的调节影响多种模式生物的寿命。由于技术的进步，在很大程度上新研究揭示了几十年来激烈研究的转化调控层次。

目前研究发现的翻译调控影响细胞蛋白质稳态的方法，可能最终影响衰老过程。在过去的十年中，研究人员已经确定转化机制的突变或消耗可以影响进化的不同生物的寿命。在酵母、蠕虫和苍蝇中，许多突变的或耗尽的核糖体蛋白或翻译因子可以显著延长寿命。但这些因素确实有局限性，例如，干预必须在发育后进行，以赋予对生命的有益影响。虽然这些因子的确切功能是相当多样的，但它们的突变或消耗似乎通常导致全面减少的翻译和特定 mRNA 的翻译改变。虽然改变翻译机制的干预所引起的寿命延长机制尚未完全理解，但其中常见的两种结果，即整体翻译减少和特定 mRNA 翻译增强，是与进化保守的应激反应途径共有的特征。研究人员假设这些过程中的任何一个或两者的组合可能是延长寿命的主要决定因素。

改变翻译的干预措施可以通过操纵细胞来激活转化为耐受应激的机制来缓解衰老的慢性压力，从而延长寿命。实际上，应激反应途径通常与调节蛋白质稳态和衰老的途径交织在一起，研究人员已经非常成功地利用激活这些途径的有益效果来积极影响寿命。

1.8　细胞外基质

细胞外基质（extracellular matrix，ECM）是由细胞合成并分泌到细胞外、分布在细胞表面或细胞之间的以多糖和蛋白为主的大分子物质，它们构成复杂而精密有序的网架结构。细胞外基质由细胞分泌但不属于任何细胞，是细胞各种生命活动的环境，两者相互依存，紧密联系，构成各种组织与器官。细胞外基质对细胞起支持、保护、营养作用，并通过信号转导系统参与细胞的形态、代谢、识别、黏着、迁移、增殖和分化等基本生命活动过程。细胞外基质的结构和功能异常与许多病理过程有关，如组织器官纤维化、肿瘤恶变、浸润以及组织创伤修复等。对细胞外基质的研究已成为细胞生物学领域的研究热点和前沿。

1.8.1　细胞外基质的结构与功能

1.8.1.1　细胞外基质的结构

构成细胞外基质的大分子种类繁多，可大致归纳为胶原、氨基聚糖与蛋白聚糖、纤连蛋白和层黏连蛋白、弹性蛋白 4 大类。

在细胞外基质中氨基聚糖与蛋白聚糖形成胶状物，其他基质成分被包埋其中；胶原和弹性蛋白赋予细胞外基质一定的强度和韧性；纤连蛋白和层黏连蛋白促使细胞同基质结合。以胶原和蛋白聚糖为基本骨架在细胞表面形成纤维网状复合物，这种复合物通过纤连蛋白或层黏连蛋白以及其他的连接分子直接与细胞表面受体连接或附着。由于受体多数是膜整合蛋白，并与细胞内的骨架蛋白相连，所以细胞外基质通过膜整合蛋白将细胞外与细胞内连成了一个整体。细胞外基质的含量与组织类型相关，如上皮组织、肌肉组织、脑与脊髓中含量较少，而结缔组织中含量最大。细胞外基质的组分以及组装形式由其所产生的细胞决定，并与组织的特殊功能相适应，如角膜的细胞外基质为透明柔软的片层，肌腱则为坚韧的绳索状。

1.8.1.2 细胞外基质的功能

细胞外基质的成分种类很多。各种成分之间在结构上具有显著的异质性，一种细胞外基质成分在结构上含有较多的不同结构的功能区。即使是同一种细胞外基质成分，在不同组织中结构也具有非均一性的特点。不同的细胞外基质成分结合组成不同的组织结构。因此，细胞外基质结构上的各种异质性决定细胞外基质在功能上的多样性。细胞外基质的种类繁多，结构复杂，不仅具有物理学功能及免疫学功能，并且具有重要的生物学功能。细胞外基质作为细胞外有机大分子物质，不仅具有连接、支持和固定组织细胞的作用，而且通过其分子间不同的精细巧妙缠结交织构成各种各样的精美三维立体结构，形成各种不同组织器官的形态，并决定其物理性状和功能。它不仅构成各种细胞赖以生存的微环境，维持组织内环境的稳定，而且通过不同的细胞外基质分子间、细胞外基质与细胞、细胞外基质与细胞因子间的相互作用及由细胞外基质所介导的细胞间的相互作用，参与调节控制细胞的多种生命活动。细胞外基质的生物学功能在人类胚胎发育与衰老的生命过程中具有重要的地位，在创伤愈合过程中也占有引人注目的地位。然而，细胞外基质中的一些分子结构及相当多的细胞外基质分子的功能还不明了，还不清楚许多细胞外基质分子在创伤愈合过程的表达规律及其作用，并且对细胞外基质与一些难愈性创伤愈合的关系的认识还不深入。因此，广泛深入地研究正常创伤愈合及难愈性创伤愈合过程中细胞外基质成分的消长规律，探索难愈性创伤愈合过程中细胞外基质的消长与难愈的关系、与调控细胞外基质生成的细胞因子和降解细胞外基质成分的 MMPs 的消长的关系，将进一步丰富和深化对难愈性创面发病机制的认识，并为难愈性创面愈合的治疗提供理论依据。

1.8.2 细胞外基质异常病理变化

1.8.2.1 细胞外基质与凋亡

细胞外基质是细胞赖以生存的因子。当表皮细胞和内皮细胞等细胞与细胞外基质成分分离或这些细胞上与细胞外基质结合的整合素受体缺陷或被封闭时，或者这些细胞在无血清的培养体系中均会导致这些细胞的凋亡。人们认为，细胞表面的整合素受体和蛋白多糖成分与某些细胞外基质结合后，细胞才获得生存的信号，避免凋亡的发生。不同的细胞所赖以生存的细胞外基质成分不同。血管内皮细胞在 LN 含量低时死亡，在含有较高浓度的 LN 或在含有低浓度的 VN 和 FN 环境中存活。培养的人内皮细胞在含有 VN 或 FN 的培养液中能维持活性，但 CHO 细胞仅在含有 FN 的培养液中存活，在仅含 VN 的培养液中则发生凋亡。Ⅳ 型胶原能增加角膜成纤维细胞的存活率，阻止整合素 β1 亚基所引起的细胞凋亡。单独应用 FN、VN、Ⅳ 型胶原或 Ⅰ 型胶原可以不同程度地阻止人脐静脉内皮细胞的凋亡，但使用具有抗黏附作用的 YTIXVI-AL 八肽后，随抗黏附肽浓度增加，上述细胞外基质成分与人脐静脉细胞的结合率下降，细胞凋亡发生增加。现已知通过细胞外基质调节凋亡的整合素受体主要有 a1Bi、a1s、aβ1、细胞外基质成分与相应的整合素受体结合后，使 FAK 激活，细胞内 Bcl-2 的表达增加，从而阻止凋亡的发生。

1.8.2.2 细胞外基质与自噬

细胞外基质诱发的自噬调节提供了积极的信号传导作用，即变构和独立于主要的营养条件。基质多种代表性成分如核心蛋白聚糖、胶原蛋白 Ⅵ、层黏连蛋白 α2、内皮抑制素等都可以调节自噬信号传导途径。重要的是，一个新的原理表明基质成分可以通过与特定受体的相互作用差异调节自噬诱导和抑制。因为细胞外基质的分子组成和结构在各种生理和病理条件下动态重塑，基质调节的自噬是维持适当的组织稳态和疾病预防的关键，例如癌症进展和肌肉营养不良。

FoxO3 和 Peg3 可以在自噬基因的近端启动子处物理组装和协同作用，以通过自噬刺激诱导。FoxO3 和 Peg3 可以直接靶向这些特殊的基质元件，例如核心蛋白聚糖和胶原蛋白 Ⅵ，用于转录激活，从而产生持续的自噬信号传导。此外，配体与同源受体的结合可以刺激 FoxO3 和 Peg3 的进一步表达，从而构成正的前馈环。此外，最近的一项研究已经确定由 H4K16 的 hMOF 组蛋白乙酰转移酶介导的染色质转换决定了自噬信号传导的结果。因此，基质衍生的信号可能直接在自噬是否诱发细胞死亡的决定中起到开关作用。

在凋亡过程中诱导出的自噬是一种减缓细胞外基质分解的存活策略。研究证实，细胞外基质分解诱导多种非致瘤性内皮细胞系和其他人原代内皮细胞系凋亡。当通过表达 Bcl-2 而阻断凋亡后，基质分解细胞明显存在自噬现象。凋亡是通过杀死脱离基膜的细胞而维持组织平衡的一种重要机制。实验结果提示，与抗凋亡机制相同，诱导凋亡也有益于细胞在细胞外基质分解过程中存活。

1.8.2.3 细胞外基质与焦亡

经典的焦亡通路的主要功能是防御感染。病原体和病原体衍生的毒素通过细胞溶质模式识别受体（pattern recognition receptor，PRR）感知。含有 Pyrin 结构域（PYD）的 Nod 样受体（NLR）家族和 AIM2 成员是细胞溶质 PRR 中研究得最彻底的成员。激活后，含有 PYD 的 NLR 蛋白和 AIM2 在细胞中形成多聚体高分子量复合物，含有衔接蛋白凋亡相关的含有 CARD（ASC）的斑点样蛋白。这些由 JürgTschopp 命名为"炎性体"的复合物是用于激活半胱天冬酶-1 的支架。ASC 由 PYD 和 CARD 域组成。PYD 结构域可与来自 NLR 或 AIM2 的同源寡聚体相互作用，并且 CARD 与 caspase-1 形成同源寡聚体相互作用。除了通过释放的细胞因子募集效应细胞之外，由 pyroptotic 程序诱导的一种效应机制是在小的膜封闭结构中从受影响的细胞中排出入侵的细菌病原体。这些孔诱导的细胞内陷阱可以通过巨噬细胞和中性粒细胞诱导吞噬物质的细胞吞噬作用。

目前，五种 PRR 被描述为诱导细胞凋亡的传感器蛋白，包括 AIM2、NAIP/NL-RC4 寡聚体、NLRP3、Pyrin（TRIM20）和 NLRP1，感知多种结构不同的 PAMP。AIM2 与细胞质中的双链 DNA 反应，NAIP/NLRC4 感知细菌Ⅲ型分泌装置蛋白和鞭毛蛋白，NLRP3 被不同类型的膜损伤激活，Pyrin 被细菌修饰激活宿主蛋白和 NL-RP1 感知炭疽致死毒素和弓形虫。所有这些途径都诱导 caspase-1 活化，最终加工 GSDMD。通过激活 caspase-11/4/5 触发了激活焦亡的替代途径。这种非规范的炎性体由细胞溶质脂多糖（lipopolysaccharide，LPS）激活。小鼠中的 caspase-11 和人中的 caspase-4 和 caspase-5 与 LPS 结合，导致这些半胱天冬酶的活化。虽然 caspase-11/4/5 可以切割和激活人类骨髓细胞中的 GSDM 以诱导细胞凋亡，但通过该途径感知细胞溶质 LPS 时 IL-1β 的产生依赖于 NLRP3 的激活，需要 GSDMD 切割来诱导 NLRP3 的活化。NLRP3 激活的机制知之甚少；然而，GSDMD 和 GSDME 都靶向线粒体膜并刺激 ROS 的释放，这可以触发 NLRP3 活化。

1.8.2.4 细胞外基质与衰老和老化

衰老期间胶原沉积和交联增加，但由于基质金属蛋白酶（matrix metalloproteinase，MMP）的表达增加，细胞外基质降解能力也增加。在随着衰老而升高的 MMP 中，除了影响细胞外基质成分的蛋白水解活性外，MMP 还通过调节细胞因子调控衰老过程中的细胞信号传导、趋化因子、生长因子、激素和血管生成因子的表达和活性。

晚期糖基化终产物（advanced glycation end products，AGEs）通过蛋白质和糖残基之间的非酶促反应产生，并且可以共价结合其他 AGE 以在多种细胞外基质组分（包括胶原蛋白、层黏连蛋白和弹性蛋白）之间形成蛋白质—蛋白质交联。

1.9 亚细胞结构功能的整体性

细胞核内存在染色体，染色体是由 DNA 和蛋白质组成的，在 DNA 上具有特定的遗传效应，称作基因。在真核生物细胞周期的 S 期，染色质的完全复制不仅需要基因组 DNA 的复制，也需要把复制好的 DNA 组装成染色质。真核细胞中基因转录的模板是染色质而不是裸露的 DNA，其中的染色质呈疏松或紧密结合。转录起始伴随着染色质上某一基因调节序列内部或周围的结构改变。复制后的 DNA 首先要与核小体结合组装成染色质，该染色质是一个动态、可塑的蛋白质与核酸组成的复合体。当一个调控蛋白结合到染色质 DNA 的特定位点上时，染色质容易引发二级结构的改变。结合到 DNA 上的基因调控蛋白能对距离较远的区域产生影响，有利于在该基因附近的 TATA 盒序列上进行前起始复合体的组装，从而作为转录因子与其他调控因子结合的"靶点"，使染色质上某一特定区域从转录非活化状态转变为活化状态。首先 SW15 激活因子与位于基因上游 1200～1400bp 处的增强子结合并与 SW1/SWF 染色质重构物相互作用时，基因转录开始被激活；该重构物使染色质解凝聚，以暴露组蛋白尾巴；含有 GCN5 的组蛋白乙酰酶复合体与 SW15 结合，继续使染色质解凝聚，当 SW15 离开 DNA，SBF 与近基因启动子段的位点结合，随后 RNA 聚合酶与基础转录因子共同组装成转录起始复合物，转录开始。真核细胞转录生成的 RNA 是初级转录物，经过不同方式的转录后加工才能具有生物活性。结构基因的转录产物称为 pre - mRNA，分子量是细胞质中成熟 mRNA 的 4～5 倍，不具生物功能活性，需要经过戴帽、加尾、剪接等加工过程才能成为成熟 mRNA。

mRNA 形成后通过核孔到达核糖体的小亚基和大亚基之间。核糖体合成蛋白质的过程分为氨基酸活化、翻译起始、肽链延长、肽链合成终止 4 个阶段。在蛋白质合成的起始阶段，核糖体大、小亚基，mRNA 和具有启动作用的甲酰甲硫氨酰 - tRNA（fMet - tRNA）形成起始复合物。在起始因子 3（initiation factor - 3，IF - 3）的介导下，核糖体 30S 小亚基与 mRNA 结合，在起始因子 2（initiation factor - 2，IF - 2）的介导下，活化的 fMet - tRNA 与 mRNA 的 AUG 互补结合，形成 30S 前起始复合物；在 GTP 和 Mg^{2+} 参与下，50S 亚基与 30S 前起始复合物结合，IF - 2 与 IF - 3 相继脱落，形成 70S 起始复合物。按照 mRNA 上密码子序列，各种氨酰 - tRNA 依次结合到核糖体上，肽链从 N 端向 C 端逐渐延长。随着核糖体向 mRNA - 3′端移动，肽链逐渐延长。当相关释放因子识别到终止密码子并与之结合，肽链与 tRNA 分离，tRNA 脱落，大、小亚基与 mRNA 分离。合成中的多肽链通过转运体通道，穿膜进入内质网腔继续合成、延长，直至多肽链合成完成。

合成结束后，核糖体大、小亚基解聚并从内质网解离，多肽链完全进入内质网腔，转运体通道关闭。糙面内质网腔内的结合蛋白、蛋白二硫键异构酶、钙连蛋白和钙网蛋白能够识别折叠错误的多肽和尚未组装的蛋白质亚单位并与之结合，促使其重新折叠、组装，从而帮助新生肽链正确折叠。糙面内质网合成的蛋白质加工、修饰（折叠、糖基化）后，糙面内质网膜将其包裹成小泡，以出芽的方式离开糙面内质网运输到内膜系统的其他细胞器或细胞外。不同于糙面内质网，光面内质网功能复杂，不同类型细胞的光面内质网化学成分和酶的种类差异较大。

在细胞分泌过程中，高尔基体对来源于内质网的蛋白质进行加工修饰，并对各种蛋白进行分拣，是细胞内大分子物质运输的"交通枢纽"。蛋白质糖基化是高尔基体最重要的加工修饰方式，N-糖基化始于内质网，完成于高尔基体。来自内质网的N-连接糖基化修饰的糖蛋白，在高尔基体各膜囊转运过程中，进行有序的加工和修饰，如切除多余的甘露糖、加上不同的糖基等，最终形成成熟的糖蛋白。O-糖基化主要在高尔基体中进行。除糖基化以外，多数在糙面内质网合成的无活性的前体蛋白（如肽类激素、神经肽、水解酶等）必须通过高尔基体的水解作用，才能成为有活性的蛋白或多肽。从内质网运送到高尔基体的蛋白质多种多样，在高尔基体加工修饰后，必须通过分拣才能送到细胞的各个部位。

高尔基体依据蛋白质上的分拣信号进行分拣，有些蛋白质送到高尔基体时就带有分拣信号，而多数蛋白质的分拣信号是在高尔基体形成的相应受体结合，不同蛋白质分装成不同的运输小泡，这些运输小泡通过 3 种途径将小泡内蛋白质运输到相应位置。

（1）来自糙面内质网的溶酶体酶蛋白在高尔基体形成 M-6-P 标记，经 M-6-P 受体的分拣浓缩后转运到溶酶体。

（2）没有分拣信号的细胞蛋白表面，在高尔基体包装成运输小泡，运输小泡连续不断地运送到细胞表面与质膜融合，运输小泡的膜加入到质膜中，与此同时，运输小泡的分泌蛋白质释放到细胞外，为细胞外基质提供糖蛋白、蛋白聚糖和其他蛋白质。

（3）肽类激素、神经肽与消化酶等分泌蛋白质，按其分拣信号形成不同的分泌小泡，暂存于细胞质中；当受到信号外信号刺激时，分泌小泡与质膜融合，通过胞吐作用将内容物分泌到细胞外。高尔基体含有识别分拣信号的受体，通过分拣信号与目前已知的分拣信号能够指挥蛋白质输入到细胞核、线粒体、过氧化物酶体、内质网，从细胞核输出，回输到内质网。在顺面高尔基网，在磷酸转移酶及 N-乙酰葡萄糖胺-磷酸糖苷酶催化下，酶蛋白的甘露糖残疾磷酸化为 M-6-P，反面高尔基体网膜上具有 M-6-P 受体蛋白，能识别溶酶体酶蛋白上的标记并与之结合，两者的结合会触发反面高尔基网局部出芽和网膜外胞质面网格蛋白组装，形成有被小泡，并从反面高尔基网膜上断离，并脱去网格蛋白，形成无被小泡，其与晚期内体融合，形成内体溶酶体。在酸性环境下，M-6-P 受体以出芽的方式形成运输小泡返回到高尔基网循环再利用。各种细胞器之间发生相互作用，通过相互协调来完成一系列重要生理功能，以保证细胞的生命活动高效有序地进行，如图 1-2 所示。

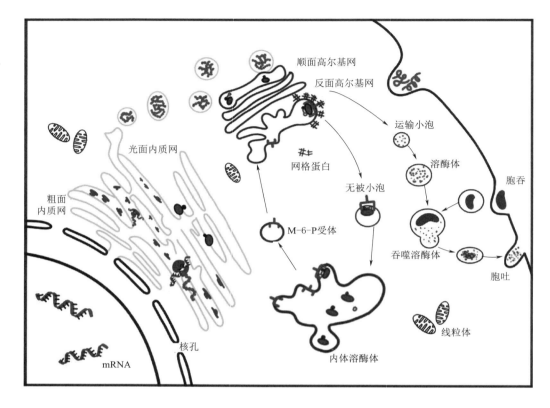

图 1-2 生物体内亚细胞结构的相互作用

第2章

神经退行性疾病及发病机制

神经退行性疾病是一组不可治愈的异质性疾病，其特征是中枢神经系统（Central nervous system，CNS）功能和结构的渐进性退化，选择性地丧失生理或解剖相关的神经系统，分为急性神经退行性疾病和慢性神经退行性疾病。前者主要包括脑缺血（cerebral ischemia，CI）、脑损伤（brain injury，BI）和癫痫（epilepsy）等；后者是指与衰老和错误折叠蛋白聚集相关的疾病，典型例子是阿尔茨海默病（Alzheimer's disease，AD）、帕金森病（Parkinson's disease，PD）、亨廷顿病（Huntington's Disease，HD）和肌肉萎缩性侧面硬化病（amyotrophic lateral sclerosis，ALS）。神经退行性变是神经细胞逐渐死亡和脑组织丧失的总称。由于神经元对能量的高需求，它们特别容易受到功能失调的线粒体的伤害而死亡。

2.1 急性神经退行性疾病及发病机制

2.1.1 脑缺血及发病机制

脑缺血（cerebral ischemia，CI）是脑的短暂性血液供应不足并出现症状，又称为短暂性脑缺血发作，是一种常见的急性脑血管病。它常出现在休克、心脏骤停等全身性疾病病理过程中，也出现在脑肿瘤、脑血管病等神经疾病的病理过程中，脑缺血可导致缺乏足够的氧气和葡萄糖输送以支持细胞动态平衡。早期可有活动不灵或肢体麻木无力、舌麻、唇麻、暂时的讲话不灵或吐字不清、头晕或头痛、原因不明的跌跤或短暂的意识丧失，或个性和智力的突然变化以及全身明显乏力，肢体软弱无力等症状。

2.1.1.1 脑缺血致病基因

Notch3 基因位于常染色体 19 号染色体上，由 33 个外显子构成，它编码一个由 2321 个氨基酸构成的跨膜受体蛋白。它的突变是大脑常染色体显性遗传性动脉病的病因，伴有皮层下梗塞和白质脑病，这是一种遗传性血管病，可导致中风和痴呆。致病性突变可在 Notch3 受体（N3ECD）的胞外域内的表皮生长因子（reactive oxygen intermediates，EGF）重复序列中去除或插入半胱氨酸残基。血管平滑肌细胞（vascular smooth muscle cell，VSMC）是成年人 Notch3 表达的主要部位。在白质脑病患者中，VSMC 变性并且 N3ECD 沉积在脉管系统中。但是，尚不清楚 VSMC 变性和 N3ECD 积累的潜在机制。Notch3 基因可以充当膜结合配体 Jagged1、Jagged2 和 Delta1 的受体，以调节细胞命运。通过释放的缺口细胞内结构域（Napped intracellular domain，NICD）进行配体激活后，Notch3 基因与 RBPJ/RBPSUH 形成转录激活物复合物，并激活分裂基因座增强子的基因，影响细胞分化、增殖和凋亡程序。

2.1.1.2 氧自由基

在脑缺血时，ATP 水平和氧供应量下降，从而引起羟自由基、过氧化物等氧自由基产生过度，并且超氧化物歧化物在清除自由基时的动态平衡状态受到破坏，内皮细胞膜遭到破坏。此外，ATP 水平和氧供应量下降会攻击膜结构、破坏 DNA 与细胞器的功能，产生生物能，转运离子，增加血脑屏障通透性以及损伤角质细胞与神经细胞。因此损伤氧自由基可导致神经细胞在脑缺血后损伤。

2.1.1.3 钙离子

Ca^{2+} 超载及相关有害代谢反应最终会导致神经细胞死亡。细胞内 Ca^{2+} 超载的原因多样。胞内 Ca^{2+} 浓度升高可激活磷脂酶、三磷酸酯醇等物质，使细胞内储存的 Ca^{2+} 释放，导致 Ca^{2+} 超载。在蛋白激酶 C 等作用下，NO、内皮素和 EAA 物质释放增加，造成受体依赖性钙通道打开，致使大量 Ca^{2+} 内流。此外，自由基使细胞膜发生脂质过氧化反应，细胞膜通透性发生改变和离子运转，引起 Ca^{2+} 内流，使神经细胞内 Ca^{2+} 浓度异常升高。ATP 合成减少，Nat K^+ - ATP 酶功能降低而不能维持正常的离子梯度，大量 Na^+ 内流和 K^+ 外流，细胞膜电位下降产生去极化，导致电压依赖性钙通道开放，大量 Ca^{2+} 内流。多巴胺、5 -羟色胺和乙酰胆碱等水平升高，使 Ca^{2+} 内流和胞内 Ca^{2+} 的释放。Ca^{2+} 内流进一步干扰了线粒体的氧化磷酸化过程，且大量激活钙依赖性酶类，如磷脂酶、核酸酶及蛋白酶，发生自由基形成、能量耗竭等一系列生化反应，最终导致细胞死亡。

2.1.1.4 一氧化氮和一氧化氮合成酶

有研究发现，NO 作为生物体内重要的效应分子与信使分子，具有神经毒性和脑保护双重作用，即低浓度 NO 通过激活鸟苷酸环化酶使环鸟苷酸（cyclic guanosine monophosphate，cGMP）水平升高，扩张血管，抑制血小板聚集、白细胞-内皮细胞的聚集和黏附，阻断 N-甲基-D-天冬氨酸（N-methyl-D-aspartic acid，NMDA）受体，减弱它介导的神经毒性作用，起保护作用。高浓度 NO 与超氧自由基作用形成过氧亚硝酸盐或氧化产生亚硝酸阴离子，加强脂质过氧化，ATP 酶活性降低，细胞蛋白质损伤，且能使各种含铁硫的酶失活，从而阻断 DNA 复制及靶细胞内能量合成和能量衰竭，也可通过抑制线粒体呼吸功能实现其毒性作用而加重缺血脑组织的损害。

2.1.1.5 兴奋性氨基酸

兴奋性氨基酸是广泛存在于哺乳动物中枢神经系统的正常兴奋性神经递质，是中枢神经系统传递兴奋性信息的物质，同时又是神经毒素，以谷氨酸（glutamate，Glu）和天冬氨酸（aspartic acid，Asp）为代表。脑缺血使物质转化（尤其是氧和葡萄糖）发生障碍，使维持离子梯度所必需的能量衰竭和生成障碍。因为能量缺乏，膜电位消失，细胞外液中谷氨酸异常增高导致神经元、血管内皮细胞和神经胶质细胞持续去极化，并有谷氨酸从突触前神经末梢释放。胶质细胞和神经元对神经递质的再摄取一般均需耗能，神经末梢释放的谷氨酸发生转运和再摄取障碍，导致细胞间隙 EAA 异常堆积，产生神经毒性作用。正常状态下，星形胶质细胞内含有谷氨酸降解酶和谷氨酰胺合成酶，它们可在细胞内将具有神经毒性的谷氨酸转变成无毒性的谷氨酰胺，当星形胶质细胞功能异常，即解毒功能降低时，会使细胞外大量堆积谷氨酸，致使谷氨酸-谷氨酰胺循环紊乱，导致神经元处于过度兴奋的状态，最终诱发癫痫。EAA 毒性可以直接导致急性细胞死亡，也可通过其他途径导致细胞凋亡。

2.1.1.6 炎症细胞因子

细胞因子是由多种细胞产生的，最初在免疫系统内被发现，是一种具有广泛调节细胞功能作用的多肽分子。脑缺血后炎症级联反应是一种缺血区内各种细胞相互作用的动态过程，会造成脑缺血后第二次损伤。在脑缺血后，由于缺氧及自由基增加等因素均可通过诱导相关转录因子合成，淋巴细胞、内皮细胞、多形核白细胞和巨噬细胞、小胶质细胞以及星形胶质细胞等一些具有免疫活性的细胞均能产生细胞因子，如 TNF-a、血小板活化因子（platelet activating factor，PAF）、白细胞介素（interleukin，IL）系列、转变生长因子（transforming growth factor，TGF）-β1 等，细胞因子对白细胞又有趋化作用，诱导内皮细胞表达细胞间黏附分子（intercellular adhesion molecules，ICAM）-1、P-选择素等，白细胞通过其毒性产物、巨噬细胞作用和免疫反应加重缺血性损伤。细胞内第二信使系统的激活、氧自由基的增加和缺氧本身均可通过诱导转录因子的合成触发大量前炎症介质的基因表达。这样，受损的脑细胞产生大量炎症介质，诱导细胞间黏附分子 ICAM-1 的表达，导致白细胞浸润到局部缺血脑组织。

2.1.1.7　凋亡调控基因

细胞凋亡是由体内外某种信号触发细胞内预存的死亡程序而导致的细胞 DNA 早期降解为特征的主动性自杀过程。缺血性脑损伤所致的细胞凋亡可分为信号传递阶段、中央调控阶段和结构改变阶段 3 个阶段。细胞凋亡在形态学和生化特征上表现为细胞皱缩，细胞核染色质浓缩，DNA 片断化，而细胞的膜结构和细胞器仍完整。脑缺血后，神经元生存的内外环境均发生变化，多种因素如过量的谷氨酸受体的激活、氧自由基释放和细胞内 Ca^{2+} 超载等，最终通过凋亡相关基因的激活与调控、启动细胞死亡信号转导通路导致细胞凋亡过程。

2.1.1.8　梗死灶周边半暗带

去极化脑缺血发生后，在致死区和正常区之间存在缺血半暗带，即无灌注的中心（坏死区）和正常组织间的移行区，是不完全梗死，该区组织结构存在，但有选择性的神经元损伤。围绕脑梗死中心的缺血性脑组织，这部分脑组织电活动中止，但保持正常的离子平衡和结构上的完整。半暗带区是兴奋性细胞毒性、梗死周围去极化、炎症反应、细胞凋亡起作用的地方，使该区迅速发展成梗塞灶。缺血中心区的细胞只去极化而不再发生复极，而半暗带的细胞是可以复极的，但如果细胞外的金属离子和 EAA 水平升高，这些细胞也将不会再发生复极。随着去极化细胞数量的增大，梗死灶范围也在不断扩大。而半暗带区的细胞以能量消耗为代价可复极，如果细胞外的 K^+ 和谷氨酸增加，这些细胞也只去极化，随着去极化细胞数量的增大，梗塞灶范围也在不断扩大。

2.1.1.9　能量耗竭、酸中毒

在诸多损伤因素中，脑细胞能量耗竭可能是首发环节。脑缺血最先影响的是缺血脑组织的供血、供氧，如持续缺氧，脑血管自主调节功能破坏，造成动脉边缘带的缺血性损害等。另外，脑缺氧可使线粒体结构异常，线粒体呼吸受到影响，线粒体的能量代谢由有氧代谢转为无氧代谢，最终产生大量乳酸，导致脑组织酸中毒。也就是说，缺血、缺氧等对脑氧合状态及线粒体功能影响迅速严重，可导致脑能量耗竭。

2.1.1.10 细胞凋亡

细胞凋亡也参与缺血性细胞损害，作为脑缺血后迟发性神经元死亡的重要形式，与神经细胞坏死同时并存，在缺血、缺氧性脑损伤中具有重要的病理生理意义。遗传学研究表明，人美丽线虫凋亡基因 ced－3、ced－9 和 ced－4 参与细胞凋亡的调节。ced－3 激活可促进凋亡，而 ced－9 激活则抑制凋亡，ced－4 调节前两者。动物细胞内，IL－1β 转化酶蛋白酶家族与 ced－3 的基因产物高度同源，活化该家族蛋白可促进细胞凋亡。半胱氨酸蛋白酶抑制剂不仅可缩小局灶缺血组织死亡的面积，也可减轻神经功能损害，其在缺血后几小时注射可发挥明显效果。

2.1.2 脑损伤及发病机制

脑损伤（brain injury，BI）是指暴力作用于头部造成脑组织器质性损伤，可以是从胚胎开始至发病前各个方面的因素对脑的损害。脑损伤常是由脑室周围白质软化、脑出血和脑部其他组织出血等疾病构成。脑损伤可以是器质性的、功能性的或代谢性的疾病；可以是局灶性的，也可以是广泛性的；可以是静止性的，也可以是活动性的。根据伤后脑组织与外界相同与否分为开放性脑损伤及闭合性脑损伤。开放性脑损伤多由锐器或火器直接造成，均伴有头皮裂伤、颅骨骨折、硬脑膜破裂和脑脊液漏；闭合性脑损伤为头部受到钝性物体或间接暴力所致，往往头皮、颅骨完整。根据暴力作用于头部时是否立即发生脑损伤，脑损伤分为原发性脑损伤和继发性脑损伤。原发性脑损伤指暴力作用于头部后立即发生的脑损伤，主要有脑震荡、脑挫伤和/或挫裂伤、弥漫型轴索损伤等。继发性脑损伤是在原发颅脑损伤的基础上，病情因继发病变而恶化，加重脑组织的损伤，多指受伤一定时间后出现的脑受损病变，主要有脑水肿和颅内血肿。脑损伤常常引致多种多样的功能障碍，如运动障碍、脑神经功能障碍、认知障碍、性格障碍、行为情绪障碍、言语吞咽障碍、社会技能障碍等；而且其康复时间多数漫长，给家庭和社会造成沉重的负担。

2.1.2.1 脑损伤致病基因与亚细胞器

1. γ-烯醇酶（enolase，ENO2）

γ-烯醇酶（ENO2）在 CNS 神经元上具有神经营养和神经保护特性。以钙依赖性方式与培养的新皮层神经元结合并促进细胞存活。

2. 蛋白质 S100－B

S100－B 能够弱结合钙，与锌结合，每个单体上的两个离子都有不同的亲和力，但结合位点非常紧密。K$^+$ 的生理浓度拮抗两个二价阳离子的结合，特别是影响高亲和力的钙结合位点。通过释放激酶内的抑制分子，相互作用并启动 STK38 的激活。心肌梗死后与 AGER 的相互作用可能通过激活 ERK1/2 和 p53/TP53 信号传导在细胞凋亡中发挥作用。S100 - B 可以协助 ATAD3A 细胞质加工，防止聚集并促进线粒体定位。通过与其他蛋白质（例如含 TPR 的蛋白质）相互作用并调节其活性，可能介导许多生理过程中钙依赖性的调节。

2.1.2.2　脑组织的能量代谢障碍

缺氧发生以后，机体发生潜水反射，使得全身出现代偿性血流重新分配，即心、脑、肾上腺血流增加，而肺、肾、胃肠道及皮肤的血流均减少。脑组织糖原储备含量极少，糖酵解产生的能量仅可以维持正常大脑活动 5min。大脑缺氧以后，代谢产生的乳酸、酮体就会成为脑组织的主要能量来源。动脉血氧分压（PaO_2）小于 50mmHg 时，脑内的乳酸含量逐渐增加，使得乳酸/丙酮酸比值上升，致使脑细胞出现严重的能量供给障碍，影响细胞代谢。然而，在 PaO_2 小于 35mmHg 时，磷酸肌酸会较正常值下降约 20%，脑细胞的能量代谢及通透性发生改变，导致细胞内外离子转运机制障碍，发生脑细胞毒性水肿，进而引起脑损伤。

2.1.2.3　脑缺血-再灌注后的自由基及钙超载

氧自由基参与生物大分子反应，进而破坏细胞结构和功能。生理状态下机体产生的低浓度氧自由基能够被体内的自由基清除剂如超氧化物歧化酶、谷胱甘肽还原酶、维生素 E 及过氧化氢酶等清除，保持生成与清除的动态平衡，对机体无害。在缺血-再灌注时，超氧阴离子、羟基自由基、单腺态氧和过氧化氢等不同种类的氧自由基生成过多，超过了机体清除能力，直接损伤脂质、细胞内蛋白质和遗传物质，对大脑造成损伤。此外，缺血-再灌注损伤能够进一步激活磷脂酶 C、D，催化花生四烯酸代谢反应，生成血栓素、前列腺素、白三烯等，导致中性粒细胞、血小板堆积，改变脑血流而加重缺血-再灌注损伤。在缺血-再灌注过程中，细胞内 NO 合成酶被激活，机体内 NO 型自由基合成相应增加，也会加重脑组织的损伤。大剂量的 NO 抑制剂能够抑制内皮细胞表达 NO，进而通过降低脑血流而加重脑损伤。生理状态下，细胞主要通过细胞膜上的钙泵维持 Ca^{2+} 在细胞内外的浓度差。缺氧缺血发生后，Ca^{2+} 动态平衡系统被破坏，Ca^{2+} 分布紊乱，尤其在细胞质中最为严重，即钙超载，进而继发细胞功能紊乱。Na^+ - Ca^{2+} 交换异常、N -甲基-D-天冬氨酸受体被激活、细胞膜损伤、肌浆网膜损伤及线粒体膜损伤等多种机制均可以导致细胞内钙超载。细胞内钙超载能够促进自由基生成，破坏细胞膜及生物器膜，降解三磷腺苷，激活钙蛋白酶和核酸内切酶，最终通过对细胞骨架、染色体的损伤而造成脑组织损伤。

2.1.2.4　兴奋性氨基酸的毒性作用

谷氨酸是中枢神经系统中最重要的兴奋性神经递质，在大脑缺血时通过其兴奋毒性作用造成一系列严重的病理损害。大脑缺血缺氧时，谷氨酸爆发性释放，EAA 受体过度激活，可作用于细胞膜上的 NMDA 受体（N-methyl-D-aspartic acid receptor，NMDAR）和非 NMDA 受体使突触后神经元过度兴奋、变性和坏死。谷氨酸作用于 AMPA 及 KA 受体可致钠离子、氯离子内流，使神经元肿胀，作用于 NMDAR 可致 Ca^{2+} 内流，激活一系列的酶，如蛋白激酶 C、蛋白酶、蛋白磷酸酯酶及 NO 合成酶，使蛋白分解、自由基生成及脂质超氧化。使神经元自行溶解，过量的 Ca^{2+} 也可激活核酸内切酶，使 DNA 裂解及核崩解。miRNA 在兴奋性神经毒性所致脑神经损伤中发挥一定的作用。脑神经膜的去极化能引起兴奋性神经递质谷氨酸盐的释放，介导缺血性脑卒中和神经退行性变疾病的神经元损伤。miR-223 通过调节大脑谷氨酸受体亚单位 GluR2 和 NR2B 的功能表达来控制神经元损伤。miR-223 过表达后通过与 GluR2 和 NR2B 的 $3'-$UTR 结合，降低 GluR2 和 NR2B 的水平，抑制 N-甲基-D-天冬氨酸诱导的海马神经元中 Ca^{2+} 内流，保护短暂性全脑缺血和兴奋毒性损伤后的神经细胞死亡。非二噁英类多氯化联苯是能导致儿童神经心理功能障碍的一种广泛存在的环境污染物，可通过稳定 ryanodine 受体钙释放通道增加神经元中自发的 Ca^{2+} 振荡，从而引起依赖 cAMP 反应元件结合蛋白的枝状生长。PCB95 作为一种具有 RyR 活性的非二噁英类似物，能显著增加原代分离的大鼠海马组织培养物中神经棘的密度和微小兴奋性突触后电流频率，而这一作用伴随着 miR-132 的上调。此外，在大脑发生缺血缺氧时，谷氨酸在突触间隙聚集，通过抑制神经元的可扩步性兴奋使组织缺氧，蛋白质合成受阻，进而导致能量代谢障碍，造成脑损伤。突触间隙内谷氨酸过度聚集可激活 caspase-3、p53 基因等，诱导细胞凋亡，进一步加重脑损伤。

2.1.2.5　免疫系统机制异常

免疫功能异常可以加重缺血-再灌注损伤。在缺氧缺血性脑损伤中，过量的 TNF-α 可以加剧脑内磷脂酶 A2 降解大脑细胞的膜磷脂，诱发趋化因子 IL-1β、IL-8 的生成，引起过度炎症反应；损伤内皮细胞，改变细胞通透性；激活 NMDAR，诱导细胞凋亡；以上各种方式均可以加剧缺氧缺血引起的脑损伤。此外，过量的 IL-1β 也可以通过刺激急性期蛋白分泌而改变细胞通透性，促进中性粒细胞和单核系统聚集，介导表皮黏附因子及其他炎症因子的表达，加剧炎症反应，在缺氧缺血性早期对大脑造成损伤。然而，在延迟反应中，少量的 IL-1β 能够抑制神经元 Ca^{2+} 内流，增加 γ 氨基丁酸 A 型受体活性，对神经元产生保护作用。

2. 1. 2. 6　神经元凋亡

在缺氧缺血急性期，如果损伤严重，持续时间长，细胞内外离子继发性失衡可导致细胞直接发生坏死。损伤后期机体内产生大量氧自由基、Ca^{2+} 超载、线粒体破坏等多种原因激活细胞的 caspase 家族、Bcl - 2 基因、c - fos 基因、p53 基因、Fas/FasL，启动细胞凋亡程序。神经元凋亡在缺氧缺血性脑损伤中发挥重要作用，恢复期的神经元再生是发生缺氧缺血后的主要保护机制。在观察亚低温对新生鼠缺氧缺血后神经干细胞影响的研究中发现，新生鼠缺氧缺血后激活神经干细胞，导致体内的神经干细胞数量增加，增殖能力进一步提升，继而产生神经保护作用。在研究幼鼠缺氧缺血性脑损伤中发现，侧脑室管膜下区的神经干细胞在缺氧缺血性脑损伤发生 1～3 周内具有新生神经元和少突胶质细胞的能力。此外，多种神经生长因子如成纤维细胞生长因子、表皮生长因子、血管内皮生长因子、血小板源性生长因子及碱性成纤维细胞因子能够通过多种机制促进神经元再生。抑制凋亡可以减少缺血导致的损伤并且细胞凋亡途径受多种酶、转录因子以及蛋白质的调节。某些 miRNA 可通过调节细胞凋亡途径参与脑缺血发病。miR - 15a 直接抑制 BCL - 2 蛋白的表达水平，促进缺血性脑损伤的细胞凋亡。进一步体外研究显示，过氧化物酶体增殖物激活受体进一步的过表达可以显著减少缺血诱导的 miR - 15a，增加 BCL - 2 蛋白水平，抑制促凋亡蛋白半胱氨酸天冬氨酸蛋白酶 - 3 活性，从而减少血脑屏障的破坏和脑梗死面积，发挥神经保护作用。此外，miR - 497 在小鼠短暂性大脑中动脉闭塞的皮质和缺氧缺糖后的 N2A 细胞中选择性表达，负向调控 BCL - 2 和 BCL - w。敲除 miR - 497 后可有效提高缺血区 BCL - 2 和 BCL - w 蛋白水平，抑制细胞凋亡，减少脑梗死面积。

2. 1. 2. 7　炎症

炎症反应是一个复杂的过程，很多不同类型的细胞因子、细胞外受体参与其中。缺血时，被激活的不同类型的细胞释放多种细胞因子，一些 miRNA 通过调控细胞因子通路参与缺血性脑损伤的发病机制。脑缺血后，补体 C1q 的含量上调。补体 C1q 具有直接的神经保护作用，可以提高神经元存活，促进神经外突生长，并且防止 β - 淀粉样蛋白引起的神经元死亡。进一步机制研究发现，C1q 可通过下调 Let - 7 靶向调节神经营养因子 3 的表达，促进神经细胞的再生。最近的研究表明，Toll 样受体信号通路的激活会加重脑缺血状态。脑缺血后神经元和神经胶质细胞中的 TLR2 和 TLR4 显著增加，诱导炎症反应，激活细胞凋亡途径，加重缺血性脑损伤。miR - 146a 通过降低白细胞介素 - 1 受体激活激酶的免疫活性，抑制 TLR2 和 TLR4 的表达，减轻脑缺血后 TLR 信号通路激活引起的脑损伤，发挥神经保护作用。

2.1.2.8 氧化应激

细胞内高浓度 Ca^{2+} 能使线粒体产生有害的活性氧。过多的氧自由基参与细胞内信号转导途径，引起细胞凋亡。自由基可激活基质金属蛋白酶，破坏血管壁的完整性，增加血脑屏障的通透性。将脑动脉闭塞大鼠再灌注后，对脑组织进行 DNA 和 miRNA 表达谱芯片分析，发现缺血脑组织 miRNA 表达谱发生了改变。进一步靶基因预测分析显示，一些 miRNA 包括 miR - 125a、miR - 290、miR - 132、miR - 338 和 miR - 664 可调节 MMP - 9 的表达。脑缺血后 miR - 21 显著上调，通过钙依赖性机制降低 MMP - 9 的表达水平。miRNA 可通过调控 MMP - 9 的表达，参与氧化应激所致脑细胞的凋亡。当用 miR - 181a 拮抗剂处理氧化应激环境中体外培养的星形胶质细胞 N2A 细胞后，细胞死亡减少；反之，当 miR - 181a 过表达时，细胞死亡增加。

2.1.3 癫痫及发病机制

癫痫（epilepsy）是多种原因导致的脑部神经元高度同步化异常放电所致的临床综合征，临床表现具有发作性、短暂性、重复性和刻板性的特点。异常放电神经元的位置不同及异常放电波及的范围差异，导致患者的发作形式不一，可表现为感觉、运动、意识、精神、行为、自主神经动能障碍或兼有之。癫痫是神经系统常见疾病，流行病学资料显示癫痫的年发病率为（50～70）/10 万，患病率约为 5‰，我国目前约有 900 万以上癫痫患者，每年新发缴缩患者 65 万～70 万人，30％左右为难治性癫痫，我国的难治性癫痫患者在 200 万人以上。

2.1.3.1 癫痫致病基因与亚细胞器

目前已知编码神经元烟碱乙酰胆碱受体的 α4 -，β2 -和 α2 -亚基的 CHRNA4、CHRNB2 和 CHRNA2 中的突变集中在成孔的 M2 跨膜片段中。

（1）溶质载体家族 2，促进葡萄糖转运蛋白成员 1（Solute carrier family 2，facilitated glucose transporter member 1，SLC2A1）。促性葡萄糖转运蛋白，其负责组成型或基础葡萄糖摄取，具有非常广泛的底物异性，可以运输多种戊糖，包括戊糖和己糖；其是大脑最重要的能量载体，存在于血脑屏障，可确保葡萄糖向大脑的能量非依赖性，促进转运。

（2）钠离子门控通道 Alpha 亚基 1（Sodium channel protein type 1 subunit alpha，SCN1A）。蛋白质形成钠选择性通道，Na^+ 根据其电化学梯度可以通过该钠选择性通道。在大脑中起关键作用，可能是通过调节神经元在神经元中释放的时间来实现的。涉及对机械性疼痛的感觉感知：躯体感觉神经元的激活可诱导疼痛而无神经源性炎症，并且对机械性刺激而不是对热刺激过敏。

（3）钠通道亚基 beta – 1（Sodium channel subunit beta – 1，SCN1B）。其是多个电压门控钠通道复合物的调节亚基，在脑、心脏和骨骼肌的兴奋性膜中起重要作用；增强在细胞表面形成孔的 α 亚基的存在，并调节通道门控特性和通道失活速率；调节多个成孔 α 亚基的活性，例如 SCN1A、SCN2A、SCN3A、SCN4A、SCN5A 和 SCN10A。

（4）富含亮氨酸的神经胶质瘤灭活蛋白 1（Leucine – rich glioma – inactivated protein 1，LGI1）。调节从 KCNA1、KCNA4 和 KCNAB1 组装的电压门控钾通道。它通过排除 KCNAB1 亚基介导的通道关闭来减慢通道失活。ADAM22 的配体可正向调节 AMPA 型谷氨酸受体介导的突触传递（相似性），在通过磷脂酰肌醇 3 –激酶/ ERK 途径抑制 MMP1/3 的产生中起作用，可能在控制神经母细胞瘤细胞存活中起作用。

（5）GABRA1（Gamma – aminobutyric acid receptor subunit alpha – 1）与 GABRG2（Gamma – aminobutyric acid receptor subunit gamma – 2）。配体门控的氯离子通道是 GABA 的受体五聚体的组成部分，GABA 是大脑中的主要抑制性神经递质，除了介导突触抑制作为 GABA 门控离子通道外，在功能性抑制性 GABA 突触的形成中也起着重要作用。γ2 亚基是必需的，但不足以迅速形成活性突触接触，并且该亚基的突触作用受受体五聚体中存在的 α 和 β 亚基类型的影响。α1/β2/γ2 受体和 α1/β3/γ2 受体表现出突触形成活性。GABRA1 介导的眶额叶皮层的可塑性调节了上下文相关的动作选择（通过相似性），还用作组胺受体并介导对组胺的细胞应答。

2.1.3.2　离子通道

离子通道是神经元电活动的物质基础，因此任何编码离子通道亚基的基因发生突变或者表达异常都可能造成中枢神经系统的异常放电，最终诱发癫痫。早期研究证实，与癫痫发作关系密切的有钾、钠、钙、氯四种离子通道。近几年研究发现，电压门控型钠离子与癫痫相关。钠离子通道是由内在膜蛋白形成的离子通道，一种是依电压变化而启动的（电压门控型），另一种则是需和配体结合后才启动的（配体门控型）。钙离子通道的化学本质为蛋白质，称为载体，其广泛分布于中枢及周围神经系统中。主要分为电压依赖型钙离子通道和配体门控型钙离子通道两种。众所周知，神经元的异常放电是癫痫发作的共同病理基础，当编码电压依赖型钙离子通道的基因突变时，会导致钙离子内流，进而出现神经元同步化放电，诱发癫痫。氯离子通道广泛分布于细胞膜及细胞质膜上，它主要负责控制静止期细胞的膜电位以及细胞体积，维持酸碱平衡，并影响神经、肌肉的兴奋性。

2.1.3.3　神经递质

许多神经递质与癫痫发作相关，其中包括神经肽 Y、P 物质、甲-脑啡肽、强啡肽、乙酰胆碱、胆囊收缩素、腺苷，还包括氨基酸类（如 GABA、谷氨酸、天冬氨酸、甘氨酸）、单胺类如多巴胺、5-羟色胺、去甲肾上腺素等。其中，谷氨酸、P 物质、甲-脑啡肽、乙酰胆碱等对癫痫起诱发作用，而 GABA、单胺类递质、神经肽 Y、强啡肽、胆囊收缩素、腺苷等对癫痫发作起抑制作用。在中枢神经系统中，与癫痫的发作密切相关的 Glu 与 GABA 分别是最重要的兴奋性与抑制性神经递质。

离子型受体（ionotropic glutamate receptor，IGLUR）根据其激动剂不同，又可以分为 NMDA、α-氨基-3 羟基-5 甲基-4 异噁唑（α-amino-3-hydroxy-5-methyl-4-isoxazole propionic acid，AMPA）、海人藻酸（Kainic acid，KA）3 种受体。当 Glu 大量蓄积时，可作用于 NMDAR 和 AMPA 受体，导致 Ca^{2+} 和 Na^+ 内流，而 K^+ 外流，使突触过度兴奋，引发癫痫。离子型谷氨酸受体中的 GluN2A 亚基是由 GRIN2A 编码的 NMDAR，该基因的错义突变可导致早发性癫痫和智力残疾。mGluR5 可使海马神经元长时间放电，导致神经元兴奋性升高，最终诱发癫痫发作；而 mGluR1 与 mGluR3 可以激活 G 蛋白门控的内向整流钾离子通道，使神经元发生超极化，进而导致神经元的兴奋性降低，具有阻止癫痫发作的作用。GABA 受体有 GABAa、GABAb 及 GABAc 三种受体，其中 GABAa 与 GABAc 受体属于配体门控的氯离子通道受体，目前认为与癫痫发作关系最密切的为 GABAa 受体，而 GABAc 受体是近年来新发现的 GABA 受体，其功能尚不十分清楚，且其与癫痫发作的关系研究也相对较少。GABAa 受体的 γ 体亚基突变可导致伴热性惊厥的全身性癫痫发作。GABAb 受体属于蛋白偶联的跨膜受体，GABAb 受体的激活能使神经元的兴奋和抑制失衡，产生长时间超极化，导致缺乏性癫痫发作。GABA 能神经元的发育以及神经传输等功能受甲状腺激素和三碘甲状腺原氨酸的影响，在生命的早期，如供应不足，可能会导致不可逆的神经损伤和运动障碍。

2.1.3.4 细胞因子与免疫

在癫痫发作的过程中常常会伴发免疫系统的紊乱。目前研究认为 IL-1、IL-2、IL-6 及 TNF-α 等细胞因子与癫痫有关。众多研究表明，IL-1 家族中的 IL-1β 与癫痫的发病过程有着密切的联系，IL-1β 能促进癫痫发作，其在癫痫患者中的表达水平有十分显著的提高。

IL-2 是一种 T 细胞生长因子，具有广泛的生物活性。IL-2 在中枢神经系统中能调节神经递质的传递及分泌，同时还具有促进神经及胶质细胞生长的作用，从各个方面均参与了癫痫的发病过程。IL-6 作为一种重要炎症反应分子，与中枢神经系统脑损伤有着密切的关系。IL-6 可抑制谷氨酸的释放，还可减轻 NMDA 的神经毒效应及其对神经元的损伤。另外，在中枢神经系统，IL-6 还具有神经保护和营养的作用，有助于神经元的存活，由此看出，其对癫痫发作后的脑损伤有一定的修复作用。TNF-α

具有促进细胞增殖和分化的作用，国内有学者推测，TNF‑α 可能参与了所有癫痫类型的发生与发展。

2.1.3.5　星形胶质细胞功能障碍

星形胶质细胞功能障碍可能是颞叶癫痫合并海马硬化的主要原因。神经胶质细胞是除了神经元以外的所有细胞，其对于维持神经元的物质代谢和正常活动有着十分重要的作用。在正常情况下，星形胶质细胞储存着大量 K^+，因此，其对神经元的周围环境起着非常重要的调控作用。在癫痫动物模型中，可以发现星形胶质细胞大量增生，从而使得细胞摄取的 K^+ 相对增多，导致细胞外 K^+ 浓度降低、Na^+ 浓度升高，神经元兴奋性阈电位降低，引起神经元兴奋性增加，导致癫痫的发生。Bedner 等在患颞叶癫痫的小鼠体内，海马硬化后的星形胶质细胞间隙连接失去耦合，而耦合的星形胶质细胞则大量存在非硬化的标本。

2.2　慢性神经退行性疾病及发病机制

2.2.1　阿尔茨海默病及发病机制

阿尔茨海默病（Alzheimer's disease，AD）多发于老年人，是最常见的以隐匿起病和进行性认知功能损害为特征的老年神经退行性疾病，它影响记忆功能思考能力以及行为功能，其病理特征是在脑中形成大量的神经元纤维缠结和大量老年斑，其典型临床表现是进行性记忆丧失，最后表现为痴呆。由于对阿尔茨海默病的发病机制尚不清楚，目前不能进行早期诊断，并缺乏有效的防治措施。随着现代人寿命的增长，导致老龄化现象不断加剧，因而阿尔茨海默病的患病率进一步攀升，罹患阿尔茨海默病的人数还会越来越多。但目前依然尚不清楚阿尔茨海默病的发病病因，也还没有找到可以阻止该病发病和进展的有效治疗方法。

阿尔茨海默病是一种主要累及老年人的神经系统退行性疾病，是老年期痴呆中最常见的类型。根据遗传危险因素在其发病中的作用，阿尔茨海默病可大致分为散发性阿尔茨海默病（sporadic Alzheimer's disease，SAD）和家族性阿尔茨海默病（familial Alzheimer's disease，FAD）两种类型。本病往往隐匿起病，其典型的临床症状为进行性恶化的认知功能障碍，其中记忆力尤其是近期记忆力的缺失是最常见的阿尔茨海默病首发症状。流行病学调查显示，全球目前约有 2400 万人罹患本病，到 2050 年阿尔茨海默病患者预计将接近 1 亿人。该病的主要病理表现包括脑萎缩、脑淀粉样蛋白（amyloid beta，Aβ）沉积形成的老年斑（senileplaque，SP）、Tau 蛋白异常聚集导致的神经纤维缠结（neurofibrillary tangles，NFTs）、突触减少以及神经元丢失伴胶质细胞增生。阿尔茨海默病损害的主要部位为与认知功能形成密切相关的脑区，其中与记忆形成相关的颞叶内侧，尤其是海马部位最常受累。同时，与语言功能以及情感、注意力等认知功能相关的顶、额叶萎缩在阿尔茨海默病患者中也很普遍。阿尔茨海默病是一种慢性疾病，会缓慢破坏神经元并引起严重的认知障碍。阿尔茨海默病与老年斑和神经原纤维缠结（NFT）相关。Aβ 是老年斑的主要组成部分，对细胞和细胞器的功能具有多种病理作用。细胞外 Aβ 低聚物可通过激活细胞表面死亡受体来激活胱天蛋白酶。或者，细胞内 Aβ 可能通过促进 Tau 过度磷酸化、破坏线粒体功能并触发钙功能障碍而有助于病理。迄今为止，遗传研究已经揭示了四个可能与常染色体显性或家族性早发性阿尔茨海默病（FAD）相关的基因。这四个基因包括淀粉样蛋白前体基因（amyloid - βprotein precursor，APP）、早老素 1（PS1）、早老素 2（PS2）和载脂蛋白 E（ApoE）。与 APP 和 PS 蛋白相关的所有突变均可导致 Aβ 肽（特别是淀粉样蛋白生成形式 Aβ42）的产量增加。FAD 连锁的 PS1 突变下调了展开的蛋白质反应，并导致内质网应激的脆弱性。

2.2.1.1　阿尔茨海默病致病基因

1. APP 基因

APP 基因分布于 21 号染色体上，其分泌异常会导致 APP 分子中的第 717、670、671 其中一个氨基酸发生变化，从而使淀粉样蛋白（Aβ）分泌过量，最终引发阿尔茨海默病的发病。该基因编码细胞表面受体和转膜前体蛋白，这些蛋白通过分泌酶裂开，形成一些肽。其中一些肽构成阿尔茨海默病患者大脑中淀粉样斑块的蛋白质基础，并且该基因的突变与自体显性阿尔茨海默氏症和脑动脉淀粉样病（脑淀粉样血管病）有关。细胞表面的 APP 蛋白质通过包合蛋白迅速内化。只有一小部分存在于细胞膜上；大部分蛋白质存在于细胞内囊泡。在成熟过程中，未成熟的 APP（内质网上的 n -糖基化）移动到高尔基复合体，在那里完成成熟（o -糖基化和硫酸化）。β -分泌酶裂解后，可溶性 APP 释放到细胞外空间，c 端内在化为核内体和溶酶体。有些 APP 在分泌运输囊泡中积累，离开晚期高尔基体，返回细胞表面。APP 对上皮细胞的基底外侧表面进行排序。在神经元分化过程中，Thr743 磷酸化形式主要位于生长锥中，一部分位于神经元突中，少量位于胞体中。酪蛋白激酶磷酸化可以发生在细胞表面或在高尔基体后腔室，在核周室中与 GPC1 结合，与 SORL1 在细胞质和核周区域形成囊状结构。

2. PS1 基因

早老素 1（presenilin 1，PS1）最早通过运用外显子及直接 cDNA 筛选技术发现，是进化中的保守基因家族成员。PS1 基因定位在染色体 14q24.3。PS1 是 γ -分泌酶复合物的催化亚基，一种内切蛋白酶复合物，可催化诸如 Notch 受体和 APP（淀粉样 β 前体蛋白）之类的完整膜蛋白的膜内切割。需要与 γ-分泌酶复合物的其他成员相互作用。PS1 通过其在加工关键调节蛋白中的作用以及调节胞浆 CTNNB1 水平在 Notch 和 Wnt 信号级联和下游过程的调节中起作用，通过与 CDH1 蛋白的相互作用刺激细胞间的黏附，稳定了 CDH1（E-钙黏蛋白）及其相互作用伙伴 CTNNB1（β-catenin）、CTNND1 和 JUP（γ-catenin）之间的复合物。在细胞凋亡或钙流入的条件下，切割 CDH1，加速了 CDH1 和 CTNND1，JUP 和 CTNNB1 之间的复合物的分解，增加了细胞质的 CTNNB1，从而负面地调节了 Wnt 信号的传导。

PS1 与结合的 Notch1 从内质网和/或高尔基体转运到细胞表面，在细胞与细胞接触的部位与 CDH1/2 共定位，与 CTNNB1 在内质网和质膜附近共定位，其也存在于嗜中性粒细胞的无色粒状颗粒中，与 UBQLN1 在细胞膜和称为聚集体的细胞质近核结构中共定位。

3. PS2

早老素 2 基因（presenilin2，PS2）定位于 1 号染色体 q31～q42，其包含 12 个外显子，其中 1 号和 2 号外显子包含有非翻译区。PS2 基因表达由两个独立的启动子 P1 和 P2 控制，分别位于 PS2 的 1 号外显子和 2 号外显子。PS2 可能是 γ-分泌酶复合物的催化亚基，γ-分泌酶复合物催化内膜蛋白对 Notch 受体和 APP（淀粉样 β 前体蛋白）等整体膜蛋白的膜内切割。其可能在细胞内信号传导和基因表达或染色质与核膜的连接中，以及在蛋白质的细胞质分配中起作用。全长蛋白作为钙泄漏通道，其允许钙从内质网向细胞质的被动运动，并参与钙稳态。是线粒体-内质网膜束缚的调节剂，调节内质网和线粒体之间穿梭的 Ca^{2+}。利用原位杂交，证明了 PS1 和 PS2 在大脑中的表达模式极为相似，并且两者的信息在神经元群体中可以检测到。免疫化学分析表明 PS1 和 PS2 的大小相似，并位于相似的细胞内区室（内质网和高尔基体）。

4. ApoE

人类 ApoE 基因位于第 19 号染色体，全长有 3597 个核苷酸，包含 4 个外显子和 3 个内含子，是由 299 个氨基酸组成的相对分子质量约为 34200 的糖蛋白，包含与受体结合的稳定的球形氨基末端结构域及与脂质结合的细长的羧基末端结构域。ApoE 基因第 158、第 112 取代位点上半胱氨酸-精氨酸交换定义了 3 种不同的异构体，分别为 ApoE2（半胱氨酸 112、半胱氨酸 158）、ApoE3（半胱氨酸 112、精氨酸 158）、ApoE4（精氨酸 112、精氨酸 158）。研究表明，ApoE 被认为是阿尔茨海默病最大的危险基因。在上述三种同型等位基因（ε2、ε3 和 ε4）中，ApoE4 是主要的遗传危险因素。ε4 等位基因的纯合 ApoE4 的携带者通常比杂合 ApoE4 携带者更早发病，表明可能是 ε4 等位基因对阿尔茨海默病的剂量效应。一个 ε4 等位基因拷贝会使患阿尔茨海默病的风险增加 2～6 倍，两个 ε4 等位基因拷贝会使患阿尔茨海默病的风险增加

7.2～21.8 倍。此外，ApoE2 等位基因的存在与阿尔茨海默病相关的神经病理学降低、年龄相关的认知下降和更大的皮质厚度有关。类似地，一些研究表明 ApoE2 能调节 Aβ 的沉积、清除和降解、抗氧化和抗炎活性以及神经元葡萄糖代谢。目前，推测 ApoE4 的存在显著降低了发病年龄，而 ApoE2 的携带者延迟了发病年龄。总的来说，在所有三个同型等位基因中观察到由 ApoE2 介导的淀粉样蛋白总量减少，其他研究表明 ApoE 以一种亚型特异性的方式介导 Aβ 聚集（ApoE2 < ApoE3 < ApoE4），表明了一种潜在的机制，即 ApoE2 依赖性的淀粉样蛋白产生调节与 ApoE2 亚型减少淀粉样蛋白聚集相结合，可能协同作用以防止严重的神经元功能障碍。

ApoE 是一种载脂蛋白，一种与脂质颗粒相关的蛋白，主要在脂蛋白介导的脂质之间通过血浆和间质液在器官之间转运。ApoE 是血浆脂蛋白的核心成分，并参与其产生、转化和清除。载脂蛋白是与脂蛋白颗粒核心的脂质和血浆的水环境都相互作用的两亲性分子。因此，ApoE 与乳糜微粒、乳糜微粒残留物和极低密度脂蛋白（very low density lipoprotein，VLDL）相关，能与 VLDL 和中密度脂蛋白（intermediate density lipoprotein，IDL）结合，但优先与高密度脂蛋白（high density lipoprotein，HDL）结合。它还结合多种细胞受体，包括 LDL 受体 / LDLR，LDL 受体相关蛋白 LRP1、LRP2 和 LRP8 以及介导细胞摄取含 ApoE 脂蛋白颗粒的极低密度脂蛋白受体 / VLDLR。ApoE 还具有肝素结合活性，并在细胞表面结合硫酸乙酰肝素蛋白聚糖，该特性支持细胞对含 ApoE 的脂蛋白的捕获和受体介导的摄取。ApoE 的主要功能是通过肝细胞对乳糜微粒、VLDL 和 HDL 的吸收来介导脂蛋白清除。ApoE 在中枢神经系统的脂质转运、调节神经元存活和发芽中也起着重要作用。ApoE 还参与先天性和适应性免疫反应，例如控制髓样来源的抑制细胞的存活（通过相似性），并通过受体依赖性和胆固醇依赖性机制在转录调控中发挥作用，该机制激活 MAP3K12 和非典型 MAPK 信号转导途径，从而导致 AP - 1 介导的 APP 转录增强。

在血浆中，ApoE 与乳糜微粒、乳糜微粒残留、VLDL、LDL 和 HDL 相关。脂质差的寡聚 ApoE 以钙和乙酰肝素硫酸盐蛋白聚糖依赖性方式与细胞外基质相关，脂质诱导细胞外基质的释放。

2.2.1.2　β-淀粉样蛋白假说

淀粉样蛋白假说是阿尔茨海默病发病机制的主流理论，它认为大脑中 β-分泌酶和 c 分泌酶连续切割 APP 产生的病理形态 Aβ 的积累是主要的病理过程，由 Aβ 产生和 Aβ 清除之间的不平衡驱动。NFT 的形成以及随后的神经功能障碍和神经退行性变可能通过炎症介导，被认为是下游过程。遗传学强烈支持 Aβ 的核心作用：所有 FAD 突变都参与 Aβ 的产生或加工，并导致 β-淀粉样蛋白毒性形式的相对过剩。相反，APP 错义突变（A673T）导致 β-分泌酶切割 APP 断裂减少，从而降低阿尔茨海默病的临床风险。Aβ 是 APP 的剪切产物，目前在阿尔茨海默病脑内分离出的 Aβ 主要包括含有 40 个氨基酸的 Aβ40 和含有 42 个氨基酸的 Aβ42 两种类型。其中毒性作用较强的是 Aβ42。Aβ42 是一种不溶性多肽，更易形成老年斑；Aβ40 则更易形成典型的纤维。阿尔茨海默病病人脑中 APP-β-分泌酶途径降解，产生不溶性的 Aβ 片段导致 Aβ 寡聚体形成、沉积，产生神经毒性，同时引发由脑内胶质细胞参与和介导的炎症反应，造成脑内神经细胞的损伤和死亡，最终导致阿尔茨海默病的发病。Aβ 在脑内的存在形式有单体、可溶性的寡聚体、由寡聚体聚集形成的中间产物以及纤维状的 Aβ 聚集产物。Aβ 在脑内的聚集和沉积构成阿尔茨海默病的典型病理改变，包括细胞外 Aβ 聚集形成的 SP 以及神经元内 Aβ 聚集形成的神经炎性斑（neuriticplaque，NP）。Selkoe 等在此后的研究中提出，可溶性 Aβ 寡聚体的毒性是造成神经元损伤的主要原因，而 Aβ 单体及纤维状 Aβ 聚集产物的毒性作用较弱。过度堆积的 Aβ 可能通过引起氧化应激，干扰神经元内细胞信号转导系统，损伤神经元膜受体及膜稳定性，介导线粒体功能障碍和内质网应激，破坏神经元细胞骨架，诱导胶质细胞损伤等一系列生化及病理生理学改变，直接或间接地触发神经元死亡和凋亡，最终导致阿尔茨海默病。

Aβ 是由 APP 切割加工后形成的。APP 是一种集中表达在神经元突触结构中的跨膜蛋白。APP 可以经水解酶的裂解作用，产生淀粉样蛋白单体，多个 Aβ 分子可以聚集形成淀粉样蛋白寡聚体，再互相作用结合成分子量更大的淀粉样蛋白斑块。在阿尔茨海默病发病过程中，Aβ 是核心致病物质，其可能的毒性作用包括炎症反应、细胞内 Ca^{2+} 的稳态平衡被破坏、氧化应激及突触机能障碍。当 APP 基因突变时，APP 能被 β-分泌酶切割形成 Aβ，其特征是能很快聚合形成不溶性高分子聚合物，参与老年斑的形成。而 SP 的形成、神经原纤维缠结、磷酸化 tau 蛋白的变异型正是阿尔茨海默病的标志。现研究已经明确 APP 可以经由外排和内吞 2 条途径进行切割分解，介导外排途径的分泌酶是 α-分泌酶，它主要水解 APP687 和 688 氨基酸残基间的肽键，形成不含完整 Aβ 片段的 α-APPs，α-APPs 可以抵抗兴奋性氨基酸毒性，保护神经存活，这条途径是正常生理条件下进行 APP 分解的主要途径。而内吞途径是由 β-分泌酶和 γ-分泌酶介导的，APP 经过这 2 个酶的序贯切割后形成大量的 Aβ40 和少量的 Aβ37、Aβ38、Aβ39 和 Aβ42，在所有的产物中 Aβ42 是最易发生聚集的。

Aβ 不仅可由脑实质的神经元、胶质细胞等产生，还可由血管内皮细胞等多种细胞生成。脑实质内外的 Aβ 可以通过血脑屏障（blood brain barrier，BBB）进行交换。Aβ 主动转运跨越 BBB 与多种蛋白受体有关。晚期糖基化终产物受体（receptor for advanced glycationendproducts，RAGE）使血液中的 Aβ 跨越 BBB 进入脑实质，在大脑中沉积，而阿尔茨海默病病人脑组织内表达上调，且与疾病的严重程度及年龄相关。脑实质内的 Aβ 由低密度脂蛋白受体（low density lipoprotein receptor related protein，LRP）-1 运输到血管内皮细胞上，再由三磷酸腺苷（adenosine triphosphate，ATP）结合盒转运蛋白（ATP - binding cassette，ABC）转运体从血管内皮细胞运输进入血液。研究表明，阿尔茨海默病病人脑血管内皮细胞上 ATP 结合盒转运蛋白 G2（ABCG2）表达升高。当 Aβ 跨膜转运的功能障碍，影响脑实质内 Aβ 产生和降解失衡，通过直接神经毒性或者介导炎症反应，同样会导致阿尔茨海默病的发生。运回内体的 APP 又会被进一步运往溶酶体或者重新被运回高尔基体并再运送到细胞膜表面。APP 在细胞内的循环通路指出，通过内吞途径进入细胞的 APP 会被分选到不同的细胞器内，如高尔基体、质膜、内体、溶酶体。而 β-内分泌酶对 APP 的切割分解主要发生在内体。在生理状态下，分选到内体的 APP 借助于囊泡分选蛋白-10（Vps10）家族的成员分选蛋白受体（SorLA）以及逆膜运输复合体（retromer）被逆向运输到高尔基体，除此之外，SorLA 还会进一步保持 APP 驻留于高尔基体内，从而避免其被进一步分解切割为 Aβ42。Retromer 的主要功能是介导蛋白从内体逆向运输回高尔基体，无论是新合成的蛋白还是被检索重新利用的蛋白均受其分选转运，也就是说 Retromer 在整个分泌途径中扮演着分选者的角色。现研究表明 Retromer 在Wnt 的分泌、细胞自噬的清除、磷酸水解酶的检索中都占有重要的地位。2005 年，研究者就已经发现阿尔茨海默病病人海马区 Vps35 和 Vps26 的含量较正常人明显减少。

2.2.1.3　Tau 蛋白假说

Tau 导致神经元纤维缠结是阿尔茨海默病患者脑部的一种主要病理性变化，它是神经元的一种退行性病变，会逐渐导致神经元失去正常的生理功能，最终死亡。研究发现在神经元纤维缠结中存在大量过磷酸化的 Tau 蛋白。虽然 Tau 基因的突变会导致 Tau 的积累和额颞叶痴呆谱内的各种神经退行性痴呆，但与 β-淀粉样蛋白基因的突变不同，单是 Tau 突变不会导致阿尔茨海默病。脑脊液（cerebrospinal fluid，CSF）和正电子发射断层扫描（positron e - mission tomography，PET）生物标记物的出现，导致了大量的研究探索这些疾病在体内的进展和相互作用。对健康老年人和散发性阿尔茨海默病患者的研究和 FAD 提供了进一步的证据，证明淀粉样病变在临床症状出现前多年就已经发展，并且先于脑脊液 Tau 和 Tau - PET 的变化，而这又被认为是在磁共振成像（magnetic resonance imaging，MRI）改变和最终临床症状之前。Tau 蛋白也存在多种形式的修饰，如磷酸化、糖基化、乙酰基化、小泛素相关修饰物化以及甲基化、硝基化修饰。Tau 蛋白是一种微管相关蛋白，它可以与微管蛋白结合并促进其形成，与成型的微管结合保持其稳定性，而异常磷酸化的 Tau 蛋白与微管结合的能力仅仅是正常的1/10，并丧失了稳定微管的能力，不能正常促进正常微管装配功能，还与具有生理功能的 Tau 蛋白竞争结合，它们大量聚集并形成成对螺旋丝（paired helical filaments，PHF），并从微管上夺取相关蛋白，破坏正常的微管系统，导致正常微管解聚，细胞死亡。在生理状态下，Tau 蛋白调节微管的聚集、运动以及空间分布，在维持神经元轴突运输、树突发生和突触可塑性以及核 DNA 稳定性上发挥重要作用。目前认为，在阿尔茨海默病环境下 Tau 蛋白聚集产生成对的螺旋状纤维并进一步转化为 NFTs，导致微管稳定性降低，进而树突和突触中的微管消失，最终导致突触变性、丢失及神经元死亡。异常过度磷酸化的 Tau 蛋白是 NFTs 最主要的成分，大量聚集于退行性病变的神经元与阿尔茨海默病病人的病程进展呈正相关。有研究发现 NFTs 的毒性作用有限，甚至 NFTs 对神经元可能有保护作用，而与 Tau 蛋白过度磷酸化有关的一些中间产物反而在神经元变性中起到更大的作用。Tau 蛋白可以在神经元之间相互传递，从而使 Tau 蛋白在神经元间可以通过类似"感染"的方式广泛扩布，造成大量神经元的损伤。研究表示阿尔茨海默病病人脑中受累的神经元微管结构广泛被破坏，正常轴突转运受损，突触丢失，神经元功能受损，最终导致脑神经退行性病变。Tau 蛋白的异常过度磷酸化与 β-淀粉样蛋白生成之间很可能存在相关调节促进的机制，Tau 蛋白的磷酸化、NFTs 形成对 Aβ 的沉积有促进作用，反之 Aβ 的沉积可能会进一步恶化异常磷酸化的 Tau 蛋白与微管结合的能力，加速微管系统破坏，共同加重阿尔茨海默病的临床症状，促进病程进展。

2.2.1.4　线粒体级联假说

阿尔茨海默病的线粒体级联假说认为线粒体的基础功能和线粒体的损伤速度影响阿尔茨海默病的发病时间和疾病持续时间，即线粒体基础功能越低下、线粒体的衰竭速度越快，阿尔茨海默病个体的症状和病理变化出现得越早。而个体的基础线粒体功能及线粒体的衰竭速度受到遗传和环境因素的影响。线粒体损伤引起神经元 ATP 缺乏、钙稳态紊乱以及氧化应激等功能障碍，导致突触功能障碍、Aβ 产生增多、Tau 蛋白异常磷酸化，以及凋亡通路的激活，最终介导神经元的变性死亡。在神经元中，线粒体可起到供能的作用，参与重要的细胞信号转导系统的调节，介导神经元凋亡，并且其钙调节能力对维持突触功能起到重要作用。研究表明阿尔茨海默病患者脑内糖利用障碍和能量供应不足，线粒体中与氧化磷酸化产能相关的线粒体复合物 IV 及线粒体复合物 V 功能下降，线粒体形态及分布改变以及线粒体氧化应激增加。同时，线粒体也是神经元内 Aβ 沉积的关键部位。目前已知 Aβ 进入线粒体与多个线粒体蛋白如 Aβ 结合乙醇脱氢酶、亲环蛋白 D、寡霉素敏感相关蛋白等相互作用，造成线粒体功能的严重损伤。近年来的研究发现，神经元的线粒体尤其是突触部位的线粒体在阿尔茨海默病早期甚至超早期即出现功能损伤，其损伤的发生早于显著的突触功能障碍和 Aβ 在脑内的大量沉积。

2.2.1.5　表观遗传修饰假说

表观遗传修饰是通过一些表观遗传生物学标志物对基因组 DNA 或组蛋白等进行

修饰，促使基因沉默或激活，从而引起细胞表型变化，但此过程不涉及基因突变。DNA 甲基化、组蛋白修饰、染色质重塑以及 miRNA 是目前已知的重要的表观遗传生物学标识。在早期阿尔茨海默病患者脑中即发现脑区特异性 DNA 甲基化水平改变，提示表观遗传生物学在阿尔茨海默病中的作用。在阿尔茨海默病患者脑中还存在组蛋白去乙酰化酶过表达，此变化可能与阿尔茨海默病组蛋白去乙酰化密切相关，并且在阿尔茨海默病动物模型中，应用 HDAC2 抑制剂能显著提高树突棘密度，从而改善认知，这进一步提示了表观遗传学变化在阿尔茨海默病发病及病理生理过程中的角色。有研究提示，表观遗传修饰还与其他阿尔茨海默病发病相关因素如阿尔茨海默病相关的单核苷酸多态性位点、铅接触等叠加共同参与了阿尔茨海默病的发病过程。

2.2.1.6 神经炎症假说

炎症因子，如白细胞介素-1（Interleukin-1，IL-1）、白细胞介素-6（Interleukin-6，IL-6）、TNF-α 等与阿尔茨海默病关系密切。神经炎症是机体对损伤刺激的反应，表现为星形胶质细胞与小胶质细胞活化，继而小胶质细胞吞噬作用增强，炎性因子及化学趋化因子释放增加，补体系统活化，NO 以及氧自由基产生增加，其大多数由活化的小胶质细胞释放。神经炎症是阿尔茨海默病脑内的一个重要病理学改变。目前，已逐步形成了阿尔茨海默病的神经炎症假说。从大量的临床尸检研究可以看出阿尔茨海默病脑内存在小胶质细胞和星形胶质细胞的活化，以及白介素-1β、白介素-6、肿瘤坏死因子 α 等炎性因子的水平升高，其中胶质细胞的活化部位与老年斑的分布密切相关。颅脑创伤、氧自由基、感染以及阿尔茨海默病相关病理 Aβ 沉积和 Tau 蛋白异常磷酸化等均可促进胶质细胞活化、释放炎性因子。脑内髓样细胞表面的受体 2（triggering receptor expressed on myeloid cell，TREM2）的研究表明，TREM2 变异可以增加阿尔茨海默病的发病风险，TREM2 缺陷可以消除 TREM2 阳性的炎性巨噬细胞，从而改善阿尔茨海默病模型鼠的病变程度。而且，在一项针对阿尔茨海默病患者的临床试验中，已经找到了 TREM2 的变异基因型，进一步提示神经炎症可能是阿尔茨海默病发病的一个始动危险因素。阿尔茨海默病的慢性炎症反应与红细胞分布宽度有关，在进展期阿尔茨海默病患者血清中红细胞分布宽度水平显著增高，但该研究无法鉴别早期阿尔茨海默病与伴随着年龄增高而出现的认知功能障碍。炎症因子基因的相互作用可能导致阿尔茨海默病，他们分析了基因 PPARA 与 IL-1α、IL-1β、IL-10、IL-6 基因的单核苷酸多态性，认为 PPARA 与 IL-1α、IL-1β、IL-10 基因的相互作用在阿尔茨海默病的发病中有重要作用，而 PPARA 与 IL-6 基因相互作用在阿尔茨海默病的发病中不占重要地位。研究表明在 Aβ 沉积前小胶质细胞已经活化，诱导产生 NO 合酶，在转基因鼠海马内 CD40 受体数量上调，推测神经炎症是细胞内 Aβ 堆积的最早反应。在神经炎症反应早期，其在清除 Aβ、维持微环境稳态中起到重要的保护作用，而持续的神经炎症则将引起神经元功能损伤，并最终导致神经元变性死亡，同时，持续的神经炎症还会降低小胶质细胞清除 Aβ 的能力，促进神经元 Aβ 的产生，最终形成一种不断加强阿尔茨海默病病理损伤的恶性循环。先天免疫系统在阿尔茨海默病发病机制中起着关键作用，并可能提供这种联系，例如，激活的小胶质细胞在死后与淀粉样斑块共同定位。

2.2.1.7　金属离子紊乱假说

在正常生理状态下，铜、铁、锌等微量金属元素在机体中维持着一定的金属离子稳态，但是金属离子稳态的失衡存在于部分阿尔茨海默病患者体内，表现为脑实质和脑脊液中的铜、铁、锌含量升高，并且在 SP 和 NFTs 及其附近区域存在以上金属元素的沉积。铜离子和铁离子是多种还原酶如超氧化物歧化酶 1 的辅基，因此，阿尔茨海默病脑内铜、铁等元素的代谢障碍也促进了氧自由基的产生，最终参与脑内的氧化应激。此外，阿尔茨海默病患者脑内金属离子稳态的失衡与 Aβ 的聚集、Tau 蛋白的过度磷酸化以及 APP 的剪切与代谢失调存在一定相关性。脑内重金属的蓄积也可能会引起类似阿尔茨海默病的一系列生化改变和病理特征，例如铅能促进 Tau 蛋白过度磷酸化、脑白质变性以及神经元凋亡，且无机汞的毒性作用所造成的病理特征与阿尔茨海默病动物模型所表现出来的几乎完全相同。

2.2.1.8　氧化应激学说

氧化应激在阿尔茨海默病发病机制中扮演重要的角色，大脑比其他器官对氧化应激更易受损。活性氧和活性氮很容易与生物分子如蛋白质、脂质、碳水化合物、核酸等反应，这些分子的氧化损伤会导致细胞机能障碍。其中，蛋白质氧化导致蛋白质单体二聚化、多聚化或构象改变，导致结构的改变和功能的损失。此外，被氧化的蛋白质也会破坏细胞功能，如蛋白质表达和基因调控、凋亡或坏死的诱导等。线粒体功能障碍、炎症、Aβ 蛋白产生等均可导致神经元氧化。在阿尔茨海默病病人脑中，各区神经元细胞中色素氧化酶活性降低，脑细胞中活性氧生成增加，自由基结合血浆中胡萝卜素和维生素 A、E 加快，使抗氧化物质减少，同时自由基介导 Aβ 毒害神经细胞。Aβ 引起的自由基紊乱是氧化应激参与阿尔茨海默病过程的重要环节。

2.2.1.9　细胞周期假说

细胞周期假说认为神经元细胞从 G0 期进入 G1 期是突触重构过程中必需的组成部分，正常人在正确的调控机制下可由 G1 期返回 G0 期，阿尔茨海默病病人由于其调控机制存在缺陷，神经元由 G1 期通过 DNA 复制 S 期进入 G2 期，进入 G2 期的细胞已不能回到 G0 期，而是会通过类似凋亡的机制走向死亡，并且以病态形式停滞在

G2 期相当长一段时间，这期间将产生一系列的 Aβ 沉积、Tau 蛋白等阿尔茨海默病的相关病理变化。

2.2.1.10 脂质代谢异常

血清中高脂肪和高胆固醇均是阿尔茨海默病发病的危险因素。胆固醇会抑制 α-分泌酶的活性，增强 β-分泌酶和 γ-分泌酶的活性，减少可溶性 APP 的生成，增强水解 APP 的能力，产生大量的 Aβ，并且胆固醇还会影响 Tau 蛋白的代谢，从而加速阿尔茨海默病的进展。他汀类降脂药物可显著降低阿尔茨海默病发生的危险性，并且可预防或延缓阿尔茨海默病的进展。尽管胆固醇在阿尔茨海默病的进展中起着重要作用，但是它对于维护神经元的生理状态也有着重要作用，如果完全清除胆固醇会影响轴突和树突分支的形成。

2.2.1.11 细胞自噬

自噬是指细胞受损后，损伤或衰老的细胞器或蛋白质被运送到溶酶体内，需降解的细胞器、蛋白质等形成自噬，最后与溶酶体融合形成自噬溶酶体降解其所包裹的内容物。细胞外大量老年斑的形成及 NFTs 可以通过自噬降解损伤衰老及功能异常的细胞器和相关蛋白，这就表示自噬在阿尔茨海默病的发病中占有一定的调控作用。自噬溶酶体系统可通过 CCN2 调控 γ-分泌酶的活性，在阿尔茨海默病病人脑中，神经纤维网广泛自噬的增加可能导致 Aβ 的过度生成，此外细胞实验也已发现自噬可以抑制 Aβ 诱导的神经毒素而发挥神经保护作用。

2.2.1.12 遗传

阿尔茨海默病的发病特征主要与 APP、PS1 和 PS2、A2M、ApoE 等基因有关。A2M 基因位于 12 号染色体，该基因编码的 A2 巨球蛋白是血浆形成的主要蛋白之一。A2 巨球蛋白能够使 Aβ 纤维保持可溶解状态，阻止其沉淀，介导 Aβ 的降解也是其作用之一。A2M 基因缺失会增加阿尔茨海默病的发病率。值得一提的是，ApoE 基因位于 19 号染色体，表达异常会促进 Aβ 的生成，使 Tau 蛋白高度磷酸化和双股螺旋细丝加速生成以及乙酰胆碱合成逐渐减少。ApoE4 等位基因是阿尔茨海默病的高危因素，其等位基因数量越多，患病的危险性越大，在半数以上的散发病例和家族性迟发病例中都有此特征。在 60 岁以前，ApoE4 等位基因携带者中出现认知功能下降的比例较非携带者显著升高，且在纯合子中其症状更严重。ApoE4 等位基因的数量对阿尔茨海默病患者记忆结构有影响，但具体影响记忆中识记、保持、再认、回忆的哪个环节，以及其等位基因的数量与记忆缺失的程度是否存在某种特定的关系均需要进一步研究。

ApoE4 等位基因也与晚发型阿尔茨海默病有关。有研究对比携带两个 ApoE4 等位基因的阿尔茨海默病患者与携带一个 ApoE4 等位基因的阿尔茨海默病患者，发现后者在即刻记忆和近记忆评估中得分较高。对比野生型小鼠与去除脑内 ApoE 的小鼠血浆中神经酰胺的浓度可以间接得到两种小鼠血浆中低密度脂蛋白的浓度，结果表明 ApoE 可能在动脉粥样硬化的形成中起重要作用。

APP 和 PS1/PS2 的突变会引起家族性阿尔茨海默病（FAD），其特征是发病年龄较早。假定潜在的病因是遗传因素和环境的共同作用，分别以约 70∶30 的比例，在阿尔茨海默病的晚期发病形式，即 65 岁以后发病的散发形式（late onset Alzheimer's disease，LOAD）中，这种情况适用于 95％ 的病例。在少数几例早发性阿尔茨海默病（early onset Alzheimer's disease，EOAD）病例中，该疾病的病因很可能是实质性的，甚至几乎是完全遗传性的，即使并非所有患者都具有阳性家族史（高达 60％），并且只有少数患者家族性 EOAD 病例显示出明显的常染色体显性遗传方式（10％～15％）。一项针对大量可能患有 5 年以上阿尔茨海默病病例的患者的研究显示，根据家庭疾病的一致性和人群中疾病的流行程度，EOAD 的遗传度为 92％～100％。

2.2.2　帕金森病及发病机制

帕金森病（Parkinson's disease，PD）又名震颤麻痹，是一种常见的中老年神经系统退行性疾病，主要以黑质多巴胺能神经元进行性退变和路易小体形成的病理空化，纹状体区多巴胺递质降低、多巴胺与乙酰胆碱递质失平衡的生化改变，震颤、肌强直、动作迟缓、姿势平衡障碍的运动症状和嗅觉减退、便秘、睡眠行为异常和抑郁等非运动症状的临床表现为显著特征。我国 65 岁以上人群总体患病率为 1700/10 万人，与欧美国家相似，患病率随年龄增加而升高，发病年龄平均约 55 岁，多见于 60 岁以后，男性略多于女性。

2.2.2.1　帕金森病致病基因

帕金森病（PD）是一种进行性神经退行性运动障碍，主要由黑质致密部（substantial nigra pars compact，SNPC）中的多巴胺能（dopaminergic，DA）神经元死亡引起。已知 α-突触核蛋白（SNCA）、LRRK2（富含亮氨酸的重复激酶 2）、UCHL1（泛素羧基末端水解酶同工酶 L1）、Parkin、DJ-1（与氧化应激有关的与帕金蛋白相关的蛋白）和 PINK1（推定的丝氨酸苏氨酸激酶）中的突变会导致帕金森病早发。这些蛋白的突变是蛋白酶体功能障碍，线粒体损伤和氧化应激的常见机制，并导致 DA 神经元的损伤和丧失。位于 SNc 中的 DA 神经元的死亡导致纹状体的多巴胺能输入减少，这使得直接途径的激活减少，间接途径的抑制作用降低与腺苷 A2A 受体传递的升高有关。纹状体输出途径的这种不平衡活性是在帕金森病中观察到的运动障碍的基础。

1. SNCA

α-突触核蛋白（SNCA）基因位于 4 号染色体，其可用于整合突触前信号和膜传输。该基因的缺陷与帕金森病的发病机制有关，并且该蛋白是帕金森病两种特征性病理"路易氏体和路易氏神经突"的主要组成成分。SNCA 是在突触活动中扮演多个角色的神经元蛋白，例如调节突触小泡运输和随后的神经递质释放。CA 通过增强囊泡引发，融合和扩张胞吐融合孔作为突触囊泡胞吐作用的单体。理论上讲，SNCA 通过增加微区中局部 Ca^{2+} 的释放来起作用，这对于增强 ATP 诱导的胞吐作用至关重要。SNCA 还在多聚体膜结合状态下充当分子伴侣，协助称为 SNARE（突触前质膜上的可溶性 NSF 附着蛋白受体）与半胱氨酸串蛋白 α/DNAJC5 结合的突触融合成分折叠。这种分子伴侣活性很重要，从而在衰老过程中维持正常的 SNARE 复合体装配，并通过与多巴胺转运蛋白（dopamine transporte，DAT1）结合从而调节其活性，在多巴胺神经传递的调节中发挥作用。

2. LRRK2

富含亮氨酸的重复激酶 2（Leucine - rich repeat kinase 2，LRRK2）被称为 PARK8 或 Dardarin，位于 12q12，全长 144kB，含 51 个外显子，编码 2527 个氨基酸组成 LRRK2 蛋白。该蛋白涉及多种过程的多种蛋白质，例如：神经元可塑性、自噬和囊泡运输；通过磷酸化调节 RAB 的 GTP/GDP 交换和相互作用伙伴而成为 RAB GTPases 的关键调节剂；通过在 RAB8A 上对"Thr - 72"进行磷酸化来调节 RAB8IP 催化的 RAB8A 的 GDP/GTP 交换；通过使 RAB8A 上的"Thr - 72"磷酸化来抑制 RAB8A 与 GDI1 和/或 GDI2 之间的相互作用；通过 RAB8A 和 RAB10 的磷酸化调节初级纤毛发生，RAB8A 和 RAB10 磷酸化可促进大脑中的 SHH 信号传导；与 RAB29 一起，在逆行运输途径中发挥作用，以依赖于复古的方式在溶酶体和高尔基体之间循环蛋白质［例如甘露糖- 6 -磷酸（Mannose phosphate 6，M - 6 - P)]；调节完整的中枢神经系统（CNS）中的神经元过程形态；在突触小泡运输中起作用；在招募 SEC16A 到内质网出口位点（Endoplasmic reticulum exit site，ERES）和调节内质网到高尔基小泡介导的转运和 ERES 组织中起重要作用；通过 CaMKK/AMPK 信号传导途径的钙依赖性激活来积极调节自噬，该过程涉及烟酸腺嘌呤二核苷酸磷酸酯（nicotinic acid adenine dinucleotide phosphate，NAADP）受体的激活、溶酶体 pH 值的增加以及钙从溶酶体中的释放；磷酸化 PRDX3，通过在"Thr - 743"上磷酸化 APP，从而促进 APP 细胞内结构域（APP intracellular domain，AICD）的产生和核易位，调节多巴胺能神经元凋亡；不依赖于其激酶活性，抑制 MAPT 的蛋白体降解，从而促进 MAPT 寡聚和分泌；另外，通过其调节 LRRK2 激酶活性的 Roc 结构域具有 GTP 酶活性。

3. PINK1

PINK1 基因定位在 1p35～p36，有 8 个外显子，长度为 18kB，转录产物为 1743bp，编码 1 个含 581 个氨基酸的 PINK1 蛋白。PINK1 蛋白广泛表达于各种组织，特别是在中枢神经系统，定位于线粒体，称为 PINK1 基因，在此区域内包含着 1 个新的常染色体隐性遗传早发性帕金森病的致病位点。RRKN 是 PD 的隐性基因，会影响线粒体功能、Ca^{2+} 稳态、突触功能，PTEN 通过磷脂酰肌醇 3-激酶（PI3K）途径调节细胞生长。PTEN 诱导的 PINK1 通过磷酸化线粒体蛋白，防止细胞应激时线粒体功能障碍。通过选择性参与清除受损的线粒体自噬（mitophagy）调解的 PRKN 激活和易位。通过 MFN2 磷酸化使 PRKN 靶向去极化使线粒体功能失调。激活 PRKN 的步骤为：通过介导 PRKN 的 Ser-65 位点的磷酸化和介导泛素的磷酸化，将 PRKN 转化为全活性形式。线粒体复合物Ⅰ通过介导复合物Ⅰ亚基 NDUFA10 的磷酸化来减少泛醌。

4. UCHL1

泛素羧基末端水解酶同工酶 L1（UCHL1）定位于 4p14-15.1，在全脑分布，是泛素蛋白酶体降解途径中的 1 个酶，在其 4 号外显子的 1 个错义突变（C277G）已在德国一帕金森病家系中发现，呈常染色体显性遗传，有典型的帕金森病临床表现，发病年龄平均 50 岁。可能参与泛素蛋白水解酶、泛素前体和泛素化蛋白的加工。该酶是识别并水解遍在蛋白的 C 末端甘氨酸上的肽键的硫醇蛋白酶。也与游离的单泛素结合，并可以防止其在溶酶体中降解（通过相似性）。同型二聚体可以具有不依赖 ATP 的泛素连接酶活性。

在阿尔茨海默病（AD）和帕金森病的大脑中已观察到 Met-1、Met-6、Met-12、Met-124 和 Met-179 被氧化为蛋氨酸亚砜，而 Cys-220 被氧化为半胱氨酸磺酸（PD）患者。在阿尔茨海默病中，发现 UCHL1 与神经原纤维缠结有关。与 UCHL3 相反，它不水解 NEDD8 的 C 末端甘氨酸上的肽键。

泛素 C 末端水解酶 L1（UCHL1）与帕金森病（PD）和记忆有关，并在神经元中高水平选择性表达。它的表达模式表明其功能不同于其广泛表达的同源物 UCHL3。有研究报告，与 UCHL3 相反，除了通常研究的可溶形式外，UCHL1 还以膜相关形式[UCHL1（M）]存在。C 末端的法尼基化促进 UCHL1 与细胞膜（包括内质网）的缔合。UCHL1（M）在转染细胞中的含量与细胞内 α-突触核蛋白水平相关。通过使用法尼基转移酶抑制剂（FTI-277）进行处理，可降低 α-突触核蛋白毒性细胞培养模型中的 UCHL1（M），从而降低 α-突触核蛋白水平并提高细胞活力。蛋白酶体功能不受 UCHL1（M）的影响，表明它可能对 α-突触核蛋白的溶酶体降解产生负调控作用。

5. Parkin

Parkin 蛋白由 465 个氨基酸组成，编码它的基因称为 Parkin 基因，定位于

6q25.2-27。Parkin主要位于细胞质中，与SYT11在中性蛋白中共定位，与SNCAIP在脑干路易体中共定位。线粒体的定位随着细胞的生长逐渐增加，也可重新定位到失去线粒体膜电位的功能异常的线粒体；线粒体的募集依赖于PINK1。其作用如下：通过介导折叠蛋白如PARK7的"Lys-63"连接的多泛素化参与异常折叠或受损蛋白的去除和/或解毒，然后，HDAC6识别"Lys-63"连接的多泛素化的错误折叠蛋白，导致它们招募至聚集体，然后降解；介导SNCAIP的22 kDa O-连接的糖基化同工型的"Lys-63"-连接的多泛素化，可能在路易体形成中起作用；通过调节BCL2的单泛素化，从而充当自噬的正向调节剂；通过促进线粒体蛋白如TOMM20，RHOT1/MIRO1和USP30的泛素化来促进功能障碍的去极化线粒体（有丝分裂）的自噬降解；线粒体损伤后优先装配"Lys-6""Lys-11"和"Lys-63"连接的聚泛素链，导致线粒体自噬；介导ZNF746的"Lys-48"连锁多聚泛素化，随后被蛋白酶体降解ZNF746；可能在神经元死亡的调节中起作用；限制了活性氧（Reactive oxygen species，ROS）的产生；在神经元凋亡期间调节cyclin-E；与CHPF同工型2协作，可增强细胞活力并保护细胞免受氧化应激；独立于其泛素连接酶活性，通过抑制p53/TP53的转录来保护细胞免于凋亡；可能保护神经元免受α-突触核蛋白毒性、蛋白酶体功能障碍、GPR37积累和海藻酸盐诱导的兴奋性毒性；还可控制神经递质在突触前末端的运输和钙依赖性胞吐作用。

6.DJ-1

DJ-1基因定位于1号染色体短臂上（1p36），有8个外显子，全长24kB，编码189个氨基酸组成二聚体多功能蛋白。在意大利和荷兰家系中共同证实DJ-1突变。DJ-1在正常情况下主要分布在细胞质中，也有少量分布在细胞核和线粒体中。在氧化应激作用下，线粒体和细胞核发生移位，对氧化损伤的细胞保护作用增强。在神经退行性疾病患者的星形胶质细胞和神经元细胞的膜定位需要棕榈酰化。DJ-1作用如下：在细胞抵抗氧化应激和细胞死亡的保护中起重要作用，充当氧化应激传感器和氧化还原敏感的伴侣和蛋白酶；它参与神经保护机制，例如NFE2L2和PINK1蛋白的稳定化，雄性生殖作为雄激素信号通路的正向调节剂以及细胞生长和转化，例如调节NF-κB信号通路；消除过氧化氢并保护细胞免于过氧化氢诱导的细胞死亡；为正确的线粒体形态和功能以及功能障碍线粒体的自噬所必需；在黑质致密部的多巴胺能神经元中调节线粒体解偶联蛋白SLC25A14和SLC25A27的表达或稳定性中发挥作用，并减轻起搏过程中钙通过L形通道进入神经元引起的氧化应激；调节星形胶质细胞的炎症反应，可能调节星形胶质细胞和神经元细胞中脂依赖性的内吞作用；在胰岛中，以年龄和饮食依赖性方式参与维持线粒体活性氧（ROS）水平和葡萄糖稳态；保护胰腺β细胞免受炎性和细胞毒性环境（相似性）诱导的细胞死亡；与许多包含多个GG或CC基序拷贝的mRNA结合，并部分抑制其翻译，但在氧化应激后解离；能够结合铜以及有毒的汞离子的金属结合蛋白，增强了针对诱导的金属毒性的细胞保护机制；在巨噬细胞中，与 NADPH 氧化酶亚基 NCF1 相互作用以指导 NADPH 氧化酶依赖性 ROS 的产生。

2.2.2.2　神经元的凋亡

帕金森病的主要病理改变是中脑黑质致密部的多巴胺能神经元进行性的变性丢失。帕金森病的主要病理改变是由黑质纹状体变性产生，而细胞的凋亡增加会促进黑质纹状体内神经元的缺失。多巴胺神经元缺失及路易小体生成是帕金森病形成的关键病理因素，当纹状体内多巴胺储蓄缺失时，会导致多巴胺递质的失衡，出现静止性震颤麻痹等症状。在帕金森病的发病过程中，细胞的凋亡是导致多巴胺神经元缺失的重要原因，并且这也可能是导致多巴胺能神经元缺失的最终共同途径。帕金森病中多巴胺受体的缺失主要表现为坏死，若能抑制多巴胺受体的丢失与坏死，则能显著提高帕金森病的临床治疗效果。凋亡是细胞内的基本生理过程，在维护机体平衡的过程中起着十分重要的作用。细胞凋亡过程中存在 DRP1 和 OPA1，它们分别促进和抑制线粒体 Cytc 释放。当它们之间的平衡被打破时，大量凋亡因子 Cytc 被释放，激活细胞死亡过程。凋亡信号被传递到线粒体，引起 Cytc 的释放。Cytc 与 APAF-1 绑定后激活 caspase-9 和 caspase-3，引起蛋白质水解并最终导致神经元细胞凋亡。正常生理作用下，有丝分裂后期的细胞如神经元细胞，都是高度凋亡抵抗的细胞，而在病理情况下其自我凋亡异常发生。因此，最近许多研究者都强调异常凋亡途径在神经退行性疾病中的重要性。

2.2.2.3　小胶质细胞

在真核细胞的细胞质中，α-synuclein 的异常聚集是帕金森病的标志性病理特征之一，其水平的高低可以直接影响到多巴胺神经元缺失的程度。小胶质细胞在 α-Synuclein 蛋白蓄积形成路易小体及神经黑色素蓄积过程中被大量激活，并且释放出损伤神经元的炎性因子与神经毒性物质，破坏多巴胺能神经元，是造成帕金森病的重要病理机制之一。胶质细胞产生应激活化的作用生成路易小体，这一过程中由于胶质细胞在一定程度上激活了神经黑色素，造成其大量沉淀，伤害了多巴胺神经元，使其大量坏死丢失。

2.2.2.4　自噬

自噬系统也在帕金森病中起到重要作用。各种外来刺激均会抑制 mTOR，mTOR 是自噬系统中最关键的调节器，它能够直接磷酸化 ULK1-mAtg13 复合物并抑制 ULK1 酶的活化，这是诱导自噬系统活化的重要途径。ULK1-mAtg13 复合物活化会促使吞噬泡的膜结构形成。吞噬泡外膜在 Atg12 和 LC3 复合体的作用下发生延伸作用；然后在活化的 LC3 复合体的作用下形成自噬小体；最后自噬小体与内涵体及溶酶体相融合，最终形成自吞噬体，完成降解作用；最终导致神经元的死亡。自噬的现象同样发生在帕金森病患者及其动物模型中。已有报道证实，与帕金森病相关的基因 PARK2 与线粒体的功能和自噬相关。自噬与帕金森病之间最密切的联系在于，在帕金森病患者的路易小体中存在 α-突触核蛋白，这种蛋白是被巨自噬所降解的。

2.2.2.5 氧化应激损伤

大量动物实验证明氧化应激在帕金森病中起着重要作用。25%～30%的帕金森病患者都存在复合物 I 不同程度的缺失。复合物 I 是线粒体内氧化链中的重要组成部分，缺失会引起神经元内活性氧产生增多。他们认为这是由氧化应激引起的，最终导致黑质功能降低。因大脑高耗氧量，大脑更容易因氧化应激而损伤。自由基可以使不饱和脂肪酸发生脂质过氧化反应，其产物脂质过氧化（lipid peroxidation，LPO）对蛋白质和 DNA 产生氧化损伤，从而导致细胞变性和损伤。神经病理学改变主要为中脑黑质致密部多巴胺（DA）能神经元的退行性变以及多巴胺能神经元胞体内出现纤维样嗜酸性包涵体-Lewy 体。人类大脑组织内含有大量的磷脂和多链不饱和脂肪酸，这些组织都易受活性氧自由基损伤。氧化损伤后，细胞内蛋白质和脂质双分子层结构发生改变，从而影响正常的生理过程及细胞结构，最终导致细胞功能障碍和损害。体外研究也发现氧化应激损伤在帕金森病发病机制中占主要作用。尸检发现，帕金森病患者黑质内的氧化标志物明显升高，提示黑质中的细胞处于氧化应激状态。线粒体产生过量活性氧，导致溶酶体结构改变，引起脂质过氧化，蛋白质三级结构改变，DNA 损伤，DA 能神经元的受损。

2.2.2.6 免疫炎症反应

中枢神经系统炎症反应主要是通过激活吞噬细胞和胶质细胞，分泌免疫调节因子介导神经元损伤来完成的。目前认为暴露于毒素、病原体等促炎物质是导致帕金森病的主要因素之一。在 60 例的样本研究中，帕金森病患者体内的炎症相关促炎及抗炎细胞因子的水平较正常人均明显增高，证实炎症反应可能对于帕金森病发病的分子机制起着重要作用。胶质细胞的活化和级联性的炎症反应会引起神经元变性。帕金森病患者在尸检中被发现颅内存在大量活化的人类白细胞抗原（human leukocyte antigen，HLA）-DR 阳性的小胶质细胞。外界刺激会激活颅内的补体系统，产生补体 3a 和 4a，刺激机体产生膜攻击蛋白从而直接造成神经损害。

2.2.2.7 线粒体功能缺陷

线粒体功能受损与帕金森病之间也存在联系。在病理情况下，氧化损害发生累积并引起线粒体正常形态改变，形成存在呼吸损害和转移障碍的球形线粒体。线粒体能量代谢障碍导致 ATP 产生减少，使得细胞结构破坏、功能下降。神经元细胞对于缺氧损伤较其他组织更加敏感，因此线粒体功能障碍对于中枢神经系统的损伤更加显著。正常情况下，线粒体存在持续的分裂和融合行为，最终形成不同形态、大小、数目及内容物的线粒体，它们的功能也随之改变。PINK1 和 Parkin 是存在于帕金森病中的分裂蛋白，它们被募集到存在功能障碍的线粒体中，标记线粒体并抑制其向轴突移动，最终被巨噬细胞吞噬。

2.2.2.8　遗传因素

　　与帕金森病相关的基因主要包括 α - synuclein 基因、Parkin 基因、UCHL1 基因、DJ - 1 基因、PINK1 基因和脑苷脂酶基因等。1998 年在德国一家系中发现 α - synuclein。α - synuclein 主要位于脊椎动物的脑组织，以突触终末部含量最高。α - synuclein 主要存在于胞质内，呈伸展性的无序构型。正常脑蛋白之间的异常互相作用改变了正常蛋白的构象，聚集成纤维多聚体。纤维状的蛋白多聚体中往往有大量的 β 结构，蛋白质由于突变或其他原因引起构象向 β 折叠转换是较普遍的转换模式。这种构象转变致使正常蛋白的功能丧失，进一步积聚成的细纤维多聚体有神经毒性特征。正常情况下，Parkin 基因在 UPS 系统参与蛋白质泛素化过程。泛素蛋白连接酶的功能障碍与 Parkin 基因突变有直接关系，随后直接或间接激活神经元死亡通路。泛素羧基末端水解酶 1 基因（UCHL1）突变使其水解酶活性降低，破坏蛋白降解过程，泛素多聚体不能被分解而无法参与泛素循环，致使蛋白聚集、路易小体形成。UCHL1 等位基因多态性频率和基因型在澳大利亚帕金森病患者中无差异。DJ - 1 作为 UPS 的组成成员之一，可以蛋白酶体的身份或分子伴侣折叠或降解错误折叠及聚集的蛋白。正常 DJ - 1 蛋白均匀分布在细胞质及细胞核中，其功能包括参与细胞核周期的调节、控制基因转录、参与细胞应激反应和 mRNA 稳定性。DJ - 1 发挥作用的途径主要有使凋亡信号调控激酶失去活性、抑制调控因子、结合某些物质导致氧化应激、抑制人酪氨酸羟化酶等方式，最终导致多巴胺合成受到影响。PINK1 蛋白广泛存在于脑中。PINK1 基因突变导致的帕金森病患者临床主要表现为起病早、病程进展缓慢、对小剂量左旋多巴治疗作用反应良好。脑苷脂酶基因（GBA）相关性研究表明，帕金森病发病与 GBA 基因突变存在一定的相关性，并认为 GBA 基因是帕金森病的候选致病基因之一。GBA 基因突变与帕金森病发病相关，但不同人群（种族）的帕金森病患者 GBA 基因突变类型和突变频率还有所差异，基因突变位点为 N370S。最为常见。

2.2.3　亨廷顿病及发病机制

　　亨廷顿病（HD）又称亨廷顿舞蹈病、遗传性舞蹈病或慢性进行性舞蹈病等。本病是常染色体显性进传病，病理学表现为基底节及大脑皮质变性，临床特征为慢性进行性舞样发作、精神症状和痴呆等，呈世界性分布，白种人发病率高，我国较少见。男女均发病，起病隐袭，缓慢进行性加重，起病后平均生存期约 15 年。

2.2.3.1 HD 致病基因与亚细胞器

亨廷顿病（Huntington's disease，HD）是一种常染色体显性遗传神经退行性疾病，主要影响中度棘状纹状体神经元（moderate spinous striatum neurons，MSN）。症状是舞蹈样、不自主运动、性格改变和痴呆。亨廷顿病是由 IT15 基因中的 CAG 重复扩增引起的，这导致在、亨廷顿蛋白（Huntington protein，Htt）的氨基末端附近有一段较长的聚谷氨酰胺。Htt 可能在微管介导的转运或囊泡功能中起作用，突变体 Htt（mHtt）在细胞质和细胞核中都有作用。突变的亨廷顿蛋白与 AKAP8L 在亨廷顿病神经元的核基质中共定位，以不依赖于 Ran GTPase 的方式在细胞质和细胞核之间穿梭，以依赖 Rab5 和 HAP40 的方式招募到早期的核内体。在细胞质中，全长 mHtt 可以干扰微管上的脑源性神经生长因子（brain – derived nerve growth factor，BDNF）囊泡运输。该突变蛋白还可能导致神经元异常内吞和分泌，因为正常的 Htt 与参与内吞作用的蛋白 Hip1、网格蛋白和 AP2 形成复合物。此外，mHtt 通过使 InsP3R1 对 InsP3 的激活敏感，从而影响 Ca^{2+} 信号传导，刺激 NMDAR 活性，并破坏线粒体 Ca^{2+} 处理的稳定性。mHtt 易位至核，在此形成核内包裹体。据信核毒性是由干扰基因转录引起的，导致神经保护分子如 BDNF 的转录损失。而 mHtt 与 p53 基因结合并上调 p53 基因核水平以及 p53 基因转录活性，增强的 p53 基因介导线粒体功能障碍。

2.2.3.2 蛋白酶体降解

突变的 Htt 可被蛋白酶体降解并由此加速神经变性的进程。突变的 Htt 可被半胱氨酸蛋白酶剪切，而抑制上述剪切过程，有助于减轻亨廷顿病转基因小鼠的病情，进一步说明 Htt 片段较全长毒性更大。caspase – 3 和 caspase – 7 的剪切位点分别为第 513 和第 552 位点，而 caspase – 6 和 caspase – 2 的剪切位点则分别位于第 586 和第 552 位点。除了半胱氨酸蛋白酶，钙蛋白酶也参与 Htt 的剪切，虽然野生型和突变型 Htt 均能被剪切，但后者更易被剪切并产生氨基末端片段，自发现 Htt 基因片段导致的神经元毒性比全长更严重以来，目前已将抑制 Htt 剪切过程作为治疗亨廷顿病的切入点，发现翻译后修饰起重要作用。Htt 的 S434 位点被细胞周期蛋白依赖性激酶 5 磷酸化后即可阻止蛋白质的剪切过程，而 S421 位点磷酸化则可减少 caspase – 6 介导的 Htt 剪切和 caspase – 6 片段在细胞核内的聚集。

2.2.3.3 Htt 蛋白异常聚集

1997 年，异常聚集的 Htt 被发现存在于亨廷顿病转基因动物和亨廷顿病患者脑组织病变区域的神经元细胞核内。亨廷顿病患者大脑中都会被发现有不溶蛋白的聚集。它们主要是由易于聚集的突变 Htt 蛋白的 N 端碎片组成的。这种聚集不能够被泛素蛋白酶体系统所溶解，且能改变它的功能。病程早期，不溶蛋白的聚集存在于正常神经元间隙，通过间隔正常的 Htt 蛋白、转录因子和转运蛋白改变细胞的功能。真菌和它的派生物或伴随蛋白的过表达、蛋白酶体催化剂、活跃的自噬作用（包括雷帕霉素和海藻糖）和原始的小分子物质如 C2 - 8 都可以减少突变 Htt 蛋白的聚集并在各种形式中起神经保护作用。直接管理或是通过腺关联病毒介导的 siRNA 的传导能够在各种患有亨廷顿病的啮齿类动物模型中减弱发病动力和神经病理学表型。谷氨酰胺是一种极性氨基酸，其侧链有酰胺基团，因此在主链和侧链间氢键的作用下，多聚谷氨酰胺序列形成多聚物，多聚谷氨酰胺的异常扩展使构型从随机缠绕向 β -折叠转化。这种以 β -折叠为主的蛋白质易在细胞质中形成聚合体或在细胞核内形成包涵体，NIIs 的形成即可能与谷氨酰胺转移酶有关。谷氨酰胺转移酶被突变的 Htt 激活后可催化 Htt 中谷氨酰胺之间的交联，促使形成稳定的 Htt 聚合体。NIIs 可引起蛋白酶损伤，进而引起许多短半衰期的调节蛋白如转录因子损伤，从而导致细胞死亡。此外，NIIs 还可影响基因转录和神经元轴突转运。这些可能均是 NIIs 亨廷顿病的发病机制。有研究显示，含 NIIs 的神经元发生凋亡的比例较高，正常人神经元中不存在 NIIs，且可通过抑制 Htt 的异常聚集而延缓亨廷顿病的进展，NIIs 在亨廷顿病的发病中可能起重要作用。

2.2.3.4　毒性功能获得机制

毒性功能获得机制为谷氨酰胺异常扩展使 Htt 产生毒性，从而对神经元产生一系列的损害作用。它可以影响基因转录、激活细胞凋亡机制、多种蛋白质的相互作用及神经损伤作用。突变的 Htt 在细胞核内可与某些转录因子形成复合物，从而干扰转录因子与 DNA 的相互作用，与 p53 基因、CREB 结合蛋白、特化蛋白 1 和 TATA 结合蛋白等结合影响其在细胞中的表达。另外，组蛋白乙酰转移酶可使组蛋白乙酰化而启动基因转录，突变的 Htt 可降低组蛋白乙酰化水平而影响基因的表达。Htt 有数个蛋白酶酶切位点，可被 caspase、钙蛋白酶和天冬氨酸内肽酶类等蛋白酶酶切，正常的 Htt 可抑制蛋白酶激活，突变的 Htt 却可激活蛋白酶，酶切产生含多聚谷氨酰胺序列的氨基末端片段。这些 Htt 氨基末端片段一方面可以在细胞质或细胞核中发挥各种毒性作用，又可以激活 caspase - 8 和 caspase - 9 而诱导细胞凋亡。在亨廷顿病患者脑组织中对纹状体神经元存活具有重要作用的脑源性神经营养因子表达水平显著下降，一些神经营养因子受体如 TrkB 和 p75NTR 的表达水平也相应下降。

2.2.3.5　神经元基因转录失调

早期神经病理学研究发现，转录失调存在于亨廷顿病患者的大脑组织中，并改变了多巴胺受体和神经肽 mRNAs 的水平。在有尾动物的样本和患有亨廷顿病的病人的整个血液中，基因转录以协调的方式存在于基因组大部分区域并且改变其原有的作用，因此，这些区域的转录与疾病的进程有很大的关联。基因转录的改变甚至可在还没有表现症状的患者中出现，因此很有生物学标记的意义。突变的 Htt 蛋白以可溶或是聚集的方式存在，与 TATA 相关蛋白、转录因子 ⅡF 和 TATⅡ130 等基础转录因子相互作用。这些相互作用受到转录体系的干预，因此影响到转录应答，稳定了在患有亨廷顿病大鼠中甲基化和乙酰化之间的平衡，调整下调基因中的一部分，可显著改善患有亨廷顿病大鼠的行为和神经病理学显型。染色体的重塑是一个后发机制导致 DNA 的松解。它需要被称为组蛋白（H2A 和 H2B，H3 和 H4）的基础蛋白的翻译修饰来高度或至少部分控制这些基因的转录水平。尤其是，在调节转录因子进入 DNA 的启动子后，组蛋白的甲基化和乙酰化的状况与转录活力有着密切的联系。然而，乙酰化的组蛋白水平总体上在患有亨廷顿病的大鼠中并不减少，但是在亨廷顿病中基因的启动子区域其为特异性的下调。组蛋白的甲基化对转录有相反且抑制的作用。有研究显示转基因大鼠 R6 可提高治疗亨廷顿病的水平。

2.2.4 脊髓小脑性共济失调及发病机制

脊髓小脑性共济失调（spinocerebellar ataxia，SCA）是遗传性共济失调的主要类型，目前遗传学上发现超过 40 种亚型，其共同特征是中年发病、常染色体显性遗传共济失调。据患病率系统回顾分析显示，全球脊髓小脑性共济失调的患病率为 1/100000～5/100000，但不同地区具有差异。多数在青少年期和中年期发病，大多数呈常染色体显性遗传，极少数为带染色体隐性遗传或 x 连锁遗传。病理改变以小脑、脊髓和脑干变性为主，其机制与多聚谷氨酰胺选择性损系支性疾病小脑、脊髓和脑干有关。临床表现除小脑性共济失调外，还伴有眼球运动障碍、慢取运动、视神经萎缩、视网膜色素变性、锥体束征、锥体外系体征、肌装缩、周围神结病和痴呆等。

2.2.4.1 脊髓小脑性共济失调致病基因与亚细胞器

遗传性共济失调或脊髓小脑性共济失调是临床上异类的进行性疾病，其特征为小脑共济失调、癫痫发作、眼/动眼功能障碍、步态共济失调和构音障碍共济失调。已经发现了至少 42 个脊髓小脑性共济失调的遗传基因座。SCA1、SCA2、SCA3、SCA6、SCA7 和 SCA17 是由 CAG 重复序列扩增引起的，该序列编码疾病蛋白中氨基酸谷氨酰胺的纯重复序列。SCA8、SCA10 和 SCA12 是由各自疾病基因的蛋白质编码区域之外的重复扩增所致。SCA5、SCA13、SCA14 和 SCA27 是由特定基因的常规突变引起的缺失、错义、无义和剪接位点突变。

1. ATXN1 （Ataxin-1）

ATXN1 是 SCA1 的致病基因，位于 6p23，全长 450kB，编码区长 2448kB，其 mRNA 编码 ataxin-1 蛋白。SCA1 是 ATXN1 基因 CAG 序列异常扩增所致，在编码 ataxin-1 蛋白时产生异常的多聚谷氨酰胺链（Polyglutamine，PolyQ）延长，干扰正常的蛋白功能，导致神经毒性。

2. ATXN3 （Ataxin-3）

ATXN3 编码的 ataxin-3 蛋白为一种去泛素化酶，突变后导致 ataxin-3 蛋白的 PolyQ 异常延长，突变蛋白发生错误折叠，并在神经元内聚集，形成泛素阳性的包涵体。泛素化是一种常见的翻译后修饰，是将泛素分子通过一系列酶促反应结合到底物蛋白的过程，对维持蛋白质量控制系统具有重要作用。经典的泛素化通过 K48 特异的泛素链诱导底物蛋白通过蛋白酶体降解，K63 等泛素链介导的非经典的泛素化可激活自噬信号，促进底物蛋白通过自噬溶酶体途径降解。ataxin-3 的去泛素酶活性和突变型 ataxin-3 形成的泛素阳性包涵体高度提示泛素化异常在 SCA3 发病机制中起到重要作用。

3. CACNA1A

编码离子通道的基因经常参与显性小脑性共济失调。在 polyQ 脊髓小脑性共济失调阴性的患者中，CACNA1A 突变是常染色体显性小脑性共济失调常见的遗传基因，其次是其他通道编码基因，如 KCND3、KCNC3 和 KCNA1。这些基因使患者更早发病、具有智力缺陷、疾病进展缓慢。CACNA1G 突变以 SCA42 为基础，早发患者还可能出现面部畸形、小头畸形、手指畸形和癫痫发作。

脊髓小脑性共济失调（SCA）是常染色体显性遗传的小脑共济失调中最常见类型。在我国，SCA3 是最常见的类型，其次为 SCA1、SCA6、SCA7、SCA12。其共同特征是成年发病、常染色体显性遗传及共济失调等。

脊髓小脑性共济失调是一类包括 SCA1~45 在内的进行性加重神经系统退行性疾病，病理改变主要是基因突变引起神经细胞变性、凋亡、脱失和神经纤维的胶质增生。基因突变通常发生在蛋白编码区，导致蛋白结构和功能发生改变，也可异常作用于其他多种成分（如蛋白酶-泛素化系统及半胱天冬酶等），在细胞外、胞质内或核内形成包涵体，并进一步激活多种代谢途径和细胞因子，最后导致选择性（小脑和脊髓为主）神经元变性、凋亡和脱失。最具代表性的是三核苷酸（CAG 和 CTG 等）序列异常扩增，产生多拷贝的多聚谷氨酰胺链等毒性片段。这些蛋白片断在神经元细胞核内积聚并形成包涵体，产生细胞毒性，引起蛋白质（蛋白质水平）错误折叠、蛋白酶-泛素化系统机能错乱，E、Ca^{2+} 的稳态失衡，导致神经系统选择性损害和功能缺失。三核苷酸重复在 RNA 水平引起的病理生理毒性反应，也是多聚谷氨酰胺类疾病的重要原因之一。

随着病情的进展，致病蛋白 PolyQ 在神经元细胞核和/或胞质内的聚积具有累加效应，即 CAG/CTG 异常重复拷贝次数越多，形成的 PolyQ 毒性片段越长，对神经元（小脑和脊髓为主）选择性破坏越严重。CAG 序列异常重复拷贝次数的多少和发病年龄与病情严重程度显著相关，即患者病情程度越严重，发病年龄越提前，则可见 CAG 序列异常重复拷贝次数越多。这一类疾病的突变方式与通常所说的基因突变方式（如碱基缺失、取代及插入等静止突变）不同，其基因组上碱基重复序列具有不稳定性，随着亲代-子代的传递可能会呈递增或递减趋势，是一种被动突变方式，当序列重复的次数接近或超过某个阈值时，便会出现临床症状。

正常情况下 CAG 重复序列拷贝次数有一定限制，而在动态突变下则大大改变，主要表现为同一疾病的 CAG 重复序列在家族间和家系内不同个体异常扩增次数不一，同一表型在同一个体的不同细胞和组织中损害轻重程度不一，在亲代-子代传递过程中一般呈递增或递减趋势，极不稳定。这种在亲代-子代递增过程中，病情严重程度逐代加重，其发病年龄呈逐代提前的现象，在遗传学上称为"遗传早现"现象，是脊髓小脑性共济失调的典型特征，尤其是父源传递时，重复扩增次数增加的趋势更明显。

2.2.4.2 Ataxin-3 毒性片段的形成

Ataxin-3 蛋白可被钙蛋白酶（calpain）裂解形成 C 端片段和 N 端片段，其中 polyQ 位于 C 端片段，正常情况下 C 端片段及 N 端片段均可被降解，不会聚集形成包涵体；突变的 Ataxin-3 被 calpain 裂解后，其含延长的 polyQ 的 C-端片段形成不溶性的核内包涵体。体内动物实验发现抑制钙蛋白酶的活性可减少 SCA3 小鼠动物模型的包涵体形成，缓解其神经系统退行性变，而增强钙蛋白酶的活性，使 SCA3 小鼠模型的神经系统退行性变加重。体外实验显示，增加钙蛋白酶的活性可促进 Ataxin-3C 端毒性片段形成，使不溶性聚集体形成增加，并导致细胞凋亡增加。且相对于全长的 Ataxin-3 蛋白裂解后形成具有更强的毒性含延长的 polyQ 的 C 端片段。

2.2.4.3 包涵体形成

神经元内广泛的包涵体形成是 SCA3 病人及动物模型最早发现的特征病理改变，主要位于细胞核内，此外轴突内亦可形成少量包涵体。轴突内的包涵体可干扰神经元的轴浆运输，进而导致神经元功能受损。有研究表明，包涵体具有毒性作用，神经元内包涵体形成的多少与疾病严重程度相关，包涵体中成分复杂，其中包括泛素、蛋白酶体组分、分子伴侣、转录因子、正常 Ataxin-3 蛋白等细胞内必需组分，这些重要物质聚集在包涵体内，不能正常发挥相应功能，进而影响细胞内多种代谢过程，导致细胞内环境紊乱。但也有学者认为包涵体形成具有保护作用，可将毒性蛋白聚集到包涵体中，避免对细胞的进一步损伤。

2.2.4.4　转录异常

转录异常在 SCA3 发病过程中起重要作用。在 SCA3 发病过程中，转录因子可被结合到核内包涵体中，使转录因子水平下调，不能发挥正常的转录调控功能，引起转录异常，而突变的 Ataxin - 3 失去对组蛋白乙酰化的抑制，组蛋白乙酰化水平升高，引起转录异常。有研究显示，突变的 Ataxin - 3 蛋白可通过其亮氨酸拉链结构与 DNA 双链的 GAGGAA 富集区相互作用异常影响转录。在 SCA3 小鼠模型的脑组织中，谷氨酸能神经递质传递相关的基因、热休克蛋白、调控神经细胞存活及分化的转录因子、伽马氨基丁酸受体亚基等的转录水平下，介导神经细胞死亡的 Bax、细胞周期蛋白 D1 等基因的转录水平上调。但 SCA3 疾病动物模型的转录情况和 SCA3 病人并不完全相同，转录异常的确切机制有待进一步研究。此外，在 SCA3 动物模型中，抑制 miRNA 的表达，可加重动物模型的神经功能缺损和病例改变；在 SCA3 细胞系中，阻断 miRNA 可使 Ataxin - 3 的毒性增加，并使细胞凋亡增加，提示干预 miRNA 可作为潜在靶点，但具体机制及干预方式仍需进一步研究。此外，非 ATG 起始的翻译过程、双向转录等使神经细胞产生多种异常的毒性产物（如聚丙氨酸、聚丝氨酸等），也可能在 SCA3 发病中起到一定作用，影响神经细胞功能。

2.2.4.5　线粒体功能异常

在亨廷顿病、脊髓小脑性共济失调 7 型等多种 polyQ 疾病中，均存在线粒体能量代谢异常。在 SCA3 细胞模型及动物模型中，亦发现细胞能量代谢障碍，其线粒体呼吸链复合体活性降低，导致自由基清除能力降低，自由基大量蓄积，一方面导致线粒体 DNA 损伤，DNA 拷贝数降低，另一方面导致氧化压力增加，最终促发细胞凋亡。在 SCA3 患者受累脑区进行病理染色，亦可见细胞凋亡的表现如核固缩、凋亡小体形成。目前关于线粒体功能异常及细胞凋亡在 SCA3 发病过程中所起到的作用仍不十分明确。

2.2.4.6　蛋白质异常

SCA3 主要影响蛋白质降解过程。热休克蛋白在调控蛋白质质量控制系统、介导蛋白质聚集及解聚、维持细胞内环境稳定等方面起重要作用。在多种多聚谷氨酰胺病中，均发现在疾病早期热休克蛋白表达上调，增加错误折叠蛋白的在细胞中的溶解度，减少其聚集，而随着疾病进展，热休克蛋白的水平持续下调。在 SCA3 病人脑组织中，发现 HSP40、HSP90 在包涵体中和 Ataxin - 3 共定位。而在 SCA3 动物模型中，可见 HSP40、HSP70 的表达水平下调；此外，在 SCA3 病人来源的成纤维细胞中，发现 HSP40 的表达水平和 SCA3 的发病年龄相关联；而在 SCA3 细胞模型中过表达 HSP40 时，神经细胞内的包涵体形成减少，可见热休克蛋白在 SCA3 发病过程中起重要作用，上调热休克蛋白可作为潜在的治疗策略。Ataxin-3 参与调节内质网错误折叠蛋白的降解。此外，泛素 E3 连接酶 CHIP、Parkin 在 SCA3 中表达下调，CHIP 和 Parkin 均有神经保护作用。突变的 Ataxin-3 蛋白使 Parkin 的泛素化水平降低，促使 Parkin 通过细胞自噬途径降解增加，当 Ataxin-3 聚集形成包涵体时，可与 Parkin 结合使其进入包涵体中，导致细胞内 Parkin 量降低，Parkin 底物降解异常。一些研究表明，突变的 Ataxin-3 与 CHIP 亲和力增加，在 SCA3 动物模型中，CHIP 表达下调，使 CHIP 的底物蛋白降解异常。自噬溶酶体通路则是在降解大分子蛋白复合物及维持细胞内环境稳定的过程中起重要作用。自噬溶酶体通路在 SCA3 中受损。Beclin1 在自噬通路中起重要作用，在 SCA3 小鼠模型中，受累脑区 Beclin1 含量减少。过表达 Beclin1，激活自噬系统，可缓解 SCA3 小鼠模型的神经功能缺损并减少神经元内包涵体形成。

2.2.5 肌萎缩侧索硬化及发病机制

肌萎缩侧索硬化（amyotrophic lateral sclerosis，ALS）是成人 MND 最常见的类型，主要侵犯脊髓前角细胞、下部脑干运动神经核、皮质锥体细胞和锥体束，出现上、下运动神经元同时受损的症状，如肌萎缩、无力、肌束震颤和锥体束征，多于 40～50 岁发病，大多数为散发性，少数为家族性常见。首发症状为一侧或双侧手指活动笨拙、无力，随后出现手部小肌肉萎缩，以大小鱼际肌、骨间肌、蚓状肌为明显，双手可呈魔爪形，逐渐延及前臂、上臂和肩胖带肌群随着病程的延长，肌无力和萎缩扩展至躯干和颈部，最后累及面肌和咽喉肌，少数病例肌萎缩和无力从下肢和躯干肌开始，受累部位常有明显的肌束震颤。双上肢肌萎缩，张力不高，但腱反射亢进，Hoffmann 征阳性；双下肢痉挛性瘫痪，肌张力高，腱反射亢进，Babinki 征阴性。患者一般无客观的感觉障碍，括约肌功能保持良好。延髓麻痹一般发生在本病的晚期，在少数病例可为首发症状。眼外肌一般不受影响。本病生存期短者数月，长者 10 余年，平均 3～5 年。

2.2.5.1 肌萎缩侧索硬化致病基因与亚细胞器

肌萎缩侧索硬化症（ALS）是一种进行性、致死性的运动神经元变性疾病。这种疾病的标志是大脑和脊髓中运动神经元的选择性死亡，导致自愿性肌肉麻痹。在某些家族性肌萎缩侧索硬化（FALS）病例中，突变型超氧化物歧化酶 1（SOD1）不稳定，在运动神经元细胞质、轴质和线粒体中形成聚集体。在线粒体内，突变体 SOD1 可能会干扰 Bcl-2 的抗凋亡功能，通过干扰易位机制（TOM/TIM）影响线粒体的导入，并产生有毒的自由基（ROS）。线粒体内产生的活性氧（reactive oxygen species，ROS）抑制 EAAT2 的功能，EAAT2 是主要的神经胶质谷氨酸转运蛋白，负责突触释放的谷氨酸的大部分再摄取。谷氨酸过量会增加细胞内的钙离子，从而增加氧化应激和线粒体损伤。突变的 SOD1 也可以触发氧化反应，然后通过形成羟基自由基或硝化蛋白质上的酪氨酸残基来造成损害。硝化作用可能靶向神经丝蛋白，影响轴突运输。总的来说，预计这些机制会干扰细胞动态平衡，最终触发运动神经元死亡。

2.2.5.2　运动神经元中病理性 TDP-43

TDP-43 是由 414 个氨基酸构成的普遍存在的核蛋白，由 1 号常染色体 TARDBP 基因编码。因其相对分子质量为 43000，故被命名为 TDP-43。该蛋白含有 2 个 RNA 识别序列，在 C′末端富含甘氨酸。该末端可与多种不同类别的核蛋白即异质性的核蛋白结合，并与 mRNA 生成有关。它的作用包括特异性前 RNA 的剪切和转录、信使 RNA 的稳定性以及小 RNA 的生物发生等。至今，已在散发和遗传性的肌萎缩侧索硬化患者的 TDP-43 基因中发现 40 多种显性突变。正常情况下，TDP-43 在胞质内合成，转变为成熟而稳定的多肽，大部分转运至核内，与 TARDNA 结合，发挥调节转录、选择性剪接、参与 mRNA 修饰等作用，并起稳定 mRNA 的作用，随后即被蛋白酶体通路降解。胞质中的 TDP-43 含量很少。有学者认为 TDP-43 的异常聚集及错误定位是其致病机制。还有部分学者认为编码 TDP-43 的 TARDBP 基因突变。据统计，4%～6%肌萎缩侧索硬化患者被检出存在 TARDBP 基因突变，但突变导致的致病机制尚不明确，一般认为是该基因突变使 TDP-43 正常的生理功能受到影响。TDP-43 是核蛋白，肌萎缩侧索硬化患者的病理性包涵体中检测到在胞质内异常聚集的 TDP-43 蛋白，形成类似球形的包涵体。对其进行免疫组化检测，发现神经细胞核内的 TDP-43 表达量显著减少，而转为细胞质内的大量异常聚集，呈现泛素化阳性，该泛素化聚集无法正常降解，所以认为 TDP-43 异常聚集是有细胞毒性的。正常 TDP-43 定位于神经元和胶质细胞核内，TDP-43 在神经系统中的作用目前还是未知。现有研究表明 TDP-43 可能作为神经兴奋反应因子参与神经元的重塑。在动物实验中发现 TDP-43 为动物生存的必需基因，完全缺失此基因的胚胎不能存活，部分缺失则出现产后死亡。TDP-43 的功能也可抑制转录及剪接控制因子，TDP-43 从细胞核转移至细胞质中，核内 TDP-43 缺乏破坏了 mRNA 剪接细胞的过程，而核外细胞质中 TDP-43 异常聚集形成的病理性包涵体具有细胞毒性。至于 TDP-43 蛋白装置如何引起神经系统变性，机制尚不十分明确。运动神经元细胞中的病理性 TDP-43 异常表达及错误定位是肌萎缩侧索硬化的特异性病理特征，可能与肌萎缩侧索硬化的发病机制有关。散发性肌萎缩侧索硬化患者的运动神经元中 RNA

编辑酶（ADAR2）表达减少，导致具有未经编辑 Q/R 位点的 GluA2 表达增多。这两种病理特异性异常发生在同一个运动神经元细胞中，说明它们之间存在分子级联。所有的散发性肌萎缩侧索硬化症患者中均有 TDP－43 在神经元细胞中异常聚集，但在 SOD1 相关的家族性肌萎缩侧索硬化患者中没有出现。因此普遍认为，TDP－43 蛋白异常主要与散发性肌萎缩侧索硬化发生相关。另外，5% 散发性肌萎缩侧索硬化患者 TARDBP 基因突变导致细胞中有 TDP－43 异常聚集，在欧洲人群中 28.7% 的肌萎缩侧索硬化与 TARDBP 基因突变有关，在萨丁尼亚人群中 40% 的散发性肌萎缩侧索硬化与 TARDBP 基因突变有关，由此猜测他们可能拥有一个共同的祖先。

2.2.5.3　铜-锌超氧化物歧化酶

约 5% 的散发性肌萎缩侧索硬化和 20% 的家族性肌萎缩侧索硬化都与 SOD1 基因突变有关。SOD1 基因位于 21q22，长 11kB，编码区 459bp，5 个外显子，编码 153 个氨基酸，组成 32kD 的 Cu/Zn SOD 蛋白，分布于细胞胞浆内。现在至少有 105 种不同 SOD1 突变体在家族性肌萎缩侧索硬化患者 SOD1 基因中被发现，致病性的基因突变位点分布于整个 SOD 序列的 153 个氨基酸上，包含在该蛋白的每个结构功能域中。大多数为错义突变，引起表达蛋白中某个氨基酸被其他氨基酸替换，该类氨基酸部位至少有 64 个，如外显子 1 中密码子 4 位的丙氨酸（Ala）突变为缬氨酸（Val），即 Ala～Val，为最常见的突变位点（占 40%～50%）。SOD1 的功能是将线粒体内的有毒物质氧化为水或过氧化氢，从而达到解毒的目的。而 SOD1 发生突变，与锌的结合力下降，导致了对运动神经元的毒性，可引起家族性肌萎缩侧索硬化患者出现线粒体空泡化和膨胀。同时，SOD1 突变的蛋白凝集物阻碍了线粒体的运输通道，从而抑制了线粒体的生物学功能，造成线粒体损伤，而且激活了细胞凋亡因子，造成运动神经元死亡而发生肌萎缩侧索硬化。大量研究表明家族性肌萎缩侧索硬化中 20% 的病例是由超氧化物歧化酶（superoxide dismutase，SOD）发生氨基酸突变引起的。SOD1 发生突变，与锌的结合力下降、Cu/ZnSOD 蛋白稳定性下降有关，引起线粒体空泡化和膨胀，导致对运动神经元的毒性作用。SOD1 基因突变会产生过量的自由基，从而造成神经损伤。而且研究发现蛋白质聚集和包涵体存在于所有的肌萎缩侧索硬化患者中。而且实验者们通过大量对 SOD1G93A 转基因小鼠的研究说明 SOD1 突变可以促进神经元的损伤。

2.2.5.4　内质网上相关蛋白

内质网上有 3 种跨膜蛋白，分别为 IRE1、ATF6 和 PERK。当 IRE1 活化产生核酸内切酶活性，对其下游 XBP1 的前体 mRNA 进行剪接，编码 sXBP1 蛋白，而活化的 ATF6 被转移到高尔基体水解形成活化的 p50－ATF6，sXBP1、p50－ATF6 进入细胞核，诱导内质网相关基因的表达，从而促进错误蛋白的正确折叠。PERK 通路在内质网应激发生后发生自身磷酸化，进而磷酸化转录起始因子 eIF2α，使细胞中广泛的蛋白正常翻译下调，当细胞中发生过度的内质网应激，则可使细胞凋亡，最终导致肌萎缩侧索硬化的发生。

2.2.5.5　免疫反应

最初在肌萎缩侧索硬化死者的脊髓侧索中发现存在神经胶质瘢痕，而神经胶质瘢痕是由星形胶质细胞增生形成，是中枢神经系统中炎症反应的结果。后来对肌萎缩侧索硬化死者尸检时也发现，在皮质脊髓束及脊髓灰质的很多部位都存在大量星形胶质细胞。虽然星形胶质细胞不是中枢神经系统中真正的免疫细胞，但它可产生机体固有免疫的物质成分。在肌萎缩侧索硬化患者的血及脑脊液中有抗神经元结构成分抗体且脑脊液中抗神经元抗体高于血清，肌萎缩侧索硬化血清对培养的神经元有毒性，肌萎缩侧索硬化病人的脊髓及皮层运动神经元存在 IgG 的 C - 4 及 C - 3 的过量聚集，肌萎缩侧索硬化血浆中 IgG 免疫复合物增加，以上均提示体液免疫的异常。肌萎缩侧索硬化也存在细胞免疫的异常，如肌萎缩侧索硬化死者尸检可见脊髓及运动皮层存在大量的小神经胶质细胞，有上运动神经元症状者，运动皮层存在增生的星形细胞，脊髓实质及血管周围有 T 淋巴细胞侵润，肌肉活检有 T 细胞及巨噬细胞，病变组织有 HLA - DR 的表达，激活 T 细胞与巨噬细胞。动物实验也支持上述观点，用牛脊髓前角匀浆免疫豚鼠制成实验性自身免疫灰质病，表现为上下运动神经元症状。肌萎缩侧索硬化患者血清或脑脊液中抗运动神经元抗体可与运动神经元细胞膜的电压门控 Ca^{2+} 通道结合，引起胞浆及轴突末梢 Ca^{2+} 水平升高，进而导致运动神经元的损伤及凋亡。然而，最近也有学者发现，在肌萎缩侧索硬化的 G93A - C57SOD1 转基因鼠体内，受损的运动神经元可招募免疫细胞而延缓肌肉的去神经化。

2.2.5.6　神经营养因子

神经营养因子对人类运动神经的生长和维持起重要的作用，对患有各种运动神经损害的老鼠有延长运动神经生存的作用。已有动物实验证明，神经营养因子能够减慢肌萎缩侧索硬化的发展。胰岛素样神经营养因子（insulin - like growth factor 1，IGF - 1）、睫状神经营养因子等新型神经元能够使运动神经细胞再生。IGF - 1 可以最大化运动神经元传导速度。为了得到高表达的脊髓 IGF - 1，研究人员将腺病毒群编码的人类 IGF - 1 注入 SOD1 G93A 小鼠的腰髓实质中，研究人员可以观察到健康和长期的椎管内 IGF - 1 表达，及对腰椎脊髓运动神经元的保护，延迟了疾病的发作，增加了动物的生存时间，为肌萎缩侧索硬化的治疗带来希望。血管生成因子（angiogenin，ANG）胰核糖核酸酶 A 超中 14.1kDa 大小的蛋白成员，在运动神经元的胞浆和胞核内表达。在欧洲和北美种群中已确定 ANG 基因突变与家族性和散发性肌萎缩侧索硬化症相关。而亚洲肌萎缩侧索硬化人群有没有 ANG 突变至今还没有报道。血管生成因子 ANG 与其结合元件结合可增强核糖体 RNA 转录，可调节血管内皮生长因子（vascular endothelial growth factor，VEGF）的表达，而且据报道 VEGF 缺失的转基因小鼠具有进行性运动神经元病的表现。可见 VEGF 是运动神经元变性的改性剂，存在一定的治疗潜力。

2.2.5.7 异常兴奋性氨基酸

谷氨酸兴奋性神经毒性可能参与肌萎缩侧索硬化的发病。肌萎缩侧索硬化尸检发现脊髓颈腰段及脑中谷氨酸减少，反映神经元的死亡及过量的释放。肌萎缩侧索硬化运动皮层深层 KA 增加，脊髓中 KA 及 AMPA 均增加。在肌萎缩侧索硬化小鼠与神经元细胞中，caspase-1 基因被抑制的 caspase-1 突变基因小鼠杂交实验中证明了半胱氨酸天冬氨酸特异性蛋白酶 caspase 在神经退行性疾病中的作用。此外，SOD1 基因突变和 caspase-1 基因突变都表达的小鼠比只表达 SOD1 突变体基因的小鼠生存期延长 9% 以上，并且减慢疾病发展速度 50% 以上。在肌萎缩侧索硬化模型小鼠的脊髓样品中发现了 caspase-1、caspase-3 的激活。caspase 抑制剂 Z-VAD-FMK 对肌萎缩侧索硬化小鼠进行治疗 caspase-1、caspase-3 的转录上调均被推迟。肌萎缩侧索硬化病人脑组织中谷氨酸（Glu）含量明显下降，但脑脊液中 Glu 及天门冬氨酸的水平升高，肌萎缩侧索硬化病人脑组织的突触小体中谷氨酸也有下降，这些发现提示 EAA 可能与肌萎缩侧索硬化发病有关。在体外培养的大鼠皮层星形细胞中，发现氧自由基可抑制谷氨酸摄入，表明活性氧自由基的形成和 EAA 系统功能失调在肌萎缩侧索硬化的神经元损伤方面起着重要的作用。Glu 为中枢神经系统中一种重要的兴奋性神经递质，病理情况下，细胞外 Glu 浓度异常增高，过度刺激其受体，对中枢神经系统有明显的兴奋毒性作用。

谷氨酸是通过激活 Ca^{2+} 依赖酶和诱导氧自由基产生来损伤运动神经元。正常情况下，突触后膜 AMPA 受体对 Ca^{2+} 不通透；但当其亚基 GluR2 丢失时，便可允许 Ca^{2+} 通透进入突触后神经元，进而产生谷氨酸兴奋效应。在肌萎缩侧索硬化患者运动神经元中就存在 GluR2 低表达及其 mRNA 低转录的现象。突触间隙谷氨酸水平升高可致 NMDAR 过度激活，引起持续性 Na^+ 和 Ca^{2+} 内流并消耗大量 ATP，同时激活多聚 ADP 核糖聚合酶，导致线粒体酶底物供应及葡萄糖利用障碍，使其对细胞呼吸的刺激下降，进而引起线粒体功能紊乱及运动神经元的退变死亡。

2.2.5.8 胶质细胞功能紊乱

研究发现，运动神经元周围胶质细胞对运动神经元变性有很大的影响。中枢神经系统的周围胶质细胞有小胶质细胞、星形胶质细胞，在中枢受伤后迅速被激活，释放毒性和炎症介质，使神经元和胶质细胞损伤。小胶质细胞与神经元、星形胶质细胞形成网络连接，生理条件下网络之间的相互作用构成有机的生存环境。小胶质细胞占胶质细胞总数的 5%～20%，具有免疫活性和吞噬功能，参与对中枢系统微环境的监测和免疫应答。有研究发现在肌萎缩侧索硬化患者中出现大量激活的小胶质细胞，利用电子发射计算机断层扫描（PET）显影，在肌萎缩侧索硬化患者的运动皮质、额叶前部、丘脑和脑桥均观察到激活的小胶质细胞。随着研究的进一步深入，肌萎缩侧索硬化动物模型及肌萎缩侧索硬化患者的病理变化均证实在肌萎缩侧索硬化发病过程中存在小胶质细胞激活。近年来，越来越多的证据强有力地说明小胶质细胞参与了肌萎缩侧索硬化病变过程中运动神经元丢失的触发和病情的进展恶化。小胶质细胞激活后的作用很复杂，最终结果可能依赖于氧化应激作用、细胞炎性因子及其与神经元的交互作用等。

2.2.5.9　线粒体异常

在肌萎缩侧索硬化病变中存在运动神经元线粒体结构和功能异常。早期的研究者在肌萎缩侧索硬化患者脊髓标本中发现，运动神经元线粒体中柠檬酸合成减少，且氧化呼吸链复合体活性降低。异常线粒体并不是在肌萎缩侧索硬化病程中产生的，而是参与了疾病发展，最直接的证据就是在未出现症状和病理变化的肌萎缩侧索硬化转基因鼠的运动神经元中发现了异常线粒体。错误折叠的 SOD1 异常沉积在线粒体中，可作用于线粒体膜的通道蛋白，影响线粒体与胞质间的离子和蛋白交换，进而影响线粒体功能。线粒体的形态调节是其融合与分裂共同作用的结果，而在肌萎缩侧索硬化模型鼠的运动神经元中却发现，参与线粒体分裂的蛋白因子增多，而参与其融合的蛋白因子减少，这一发现解释了在 SOD1 和 TDP-43 突变的两种转基因鼠运动神经元中出现的大量线粒体碎片的来源。研究表明，与肌萎缩侧索硬化发病有关的线粒体异常包括形态改变、能量合成与运输障碍，以及受损细胞器清除和 Ca^{2+} 缓冲等功能异常。肌萎缩侧索硬化中线粒体功能异常与蛋白异常沉积有关；这些异常沉积的蛋白既有 SOD1、TARTDP、FUS 等基因突变后的表达产物，也有其野生型发生错误修饰及折叠的产物。线粒体内异常沉积的蛋白可通过作用于线粒体膜而影响其功能。线粒体的结构异常是在肌萎缩侧索硬化患者尸体的肌内神经和脊髓前角运动神经元中被发现的。线粒体嵴及内膜存在结构异常。生理状态下，线粒体正常功能的维持有赖于其根据细胞生理需求对自身形态不断进行调节，一旦这一功能发生异常，就会影响细胞的正常功能甚至导致其退变死亡。

2.2.5.10　神经微丝

神经微丝（neurofilament，NF）在缓慢轴浆运输中起重要作用。NF 在运动神经元胞体和核周体上聚集是肌萎缩侧索硬化的病理特征。NF-H 相互作用形成无序化 NF 聚集在运动神经末梢发生率较高，而 NF-L 发生 NF 聚集多是在神经损伤之后，或是对炎症性细胞溶解毒素的反应。已有试验证实缺氧可导致 NF 的破坏致其发生聚集。高度糖基化终产物（advanced glycosylated end-products，AGE）介导的交联反应发生在肌萎缩侧索硬化的早期，AGE 产物与 AGE 受体结合后被清除，但这一过程导致肌萎缩侧索硬化产生更多的氧化应激，使 AGE 与 NF 聚集、NF 相互反应或与其他细胞支架成分反应，并产生更多的 AGE 受体，从而形成恶性循环。且 AGE 还对 NF 具有直接的毒性作用。另外，NF 在 SODI 基因突变型病人的前角细胞中亦有发现。目前认为蛋白酪氨酸硝基化与运动神经元选择性死亡关系密切，因为运动神经元是含 NF-L 最丰富的神经元，NF-L 与 Zn^{2+} 有高亲和力，可使突变的 SODI 与 Zn^{2+} 的亲和力进一步降低，加重 ONOO- 对酪氨酸的硝化，从而选择性地使运动神经元变性死亡，这些发现表明 NF 在肌萎缩侧索硬化过程中起着重要作用。

2.2.6 Pick 病及发病机制

Pick 病临床经过可分为三期，早期以明显人格改变、情感变化和行为异常为特征，表现为易激惹、暴怒、固执、情感淡漠和抑郁情绪等，逐渐出现行为异常、性格改变、举止不适当、缺乏进取心、对事物漠不关心以及冲动行为等；随着病情进展，可出现认知障碍，逐渐不能思考，注意力和记忆力减退，言语能力出现明显障碍，表现为言语减少、词汇贫乏、刻板语言、模仿语言和失语症；后期可出现缄默。

Pick 病是一种少见的缓慢进展的认知与行为障碍疾病，临床表现行为异常、失语和认知障碍等，临床上很多病人无法与 Pick 病鉴别，其病理检查未发现典型 Pick 小体，故将以额颞叶萎缩为特征的痴呆综合征称为额颞痴呆，额颞痴呆中存在 Pick 小体的称为 Pick 病。主要的致病基因有 SMPD1、UGT8、NPC1、NPC2、CHIT1 等。

1. 2-羟基酰基鞘氨醇 1-β-半乳糖基转移酶（2-hydroxyacylsphingosine 1-beta-galactosyltransferase，UGT8）

催化半乳糖向神经酰胺的转移，这是半乳糖脑苷的生物合成中的关键酶促步骤，半乳糖脑苷是中枢神经系统和周围神经系统的髓鞘膜的丰富鞘脂。

2. NPC 细胞内胆固醇转运蛋白 1（NPC intracellular cholesterol transporter 1，NPC1）

与 NPC2 协同作用的细胞内胆固醇转运蛋白，在从内体/溶酶体区室排出胆固醇中起重要作用。NPC2 将晚期内体/溶酶体腔中 LDL 释放的未酯化胆固醇通过 NPC2 转移到 NPC1 N 末端结构域的胆固醇结合口袋中。胆固醇与 NPC1 结合，其羟基埋在结合袋中，以比胆固醇更高的亲和力结合氧固醇。NPC1 可能在胶质细胞的水泡运输中发挥作用，这一过程对于维持神经末梢的结构和功能完整性至关重要。

3. NPC 细胞内胆固醇转运蛋白 2（NPC intracellular cholesterol transporter 2，NPC2）

NPC2 与 NPC1 协同作用的细胞内胆固醇转运蛋白在溶酶体区室中的胆固醇释放中起重要作用。已从晚期内体/溶酶体腔中的 LDL 释放的未酯化胆固醇通过 NPC2 转移到 NPC1 N 末端域的胆固醇结合口袋中，可能结合并动员与膜相关的胆固醇。NPC2 以 1∶1 的化学计量比结合胆固醇，可以结合多种固醇，包括谷甾醇、去氢甾醇和植物固醇豆甾醇和 β-谷固醇。NCP2 的分泌形式通过刺激 ABCG5/ABCG8 介导的胆固醇转运来调节胆汁胆固醇的分泌。

第3章

神经退行性疾病与亚细胞器

3.1 脑缺血 (CI) 与亚细胞器

脑缺血 (cerebral ischemia, CI) 见于多种神经疾病的病理过程中,如脑血管病、脑肿瘤等,也可见于心脏骤停、休克等全身性疾病病理过程。Ca^{2+} 稳态的紊乱是各种原因导致大脑神经元损伤的是中心环节。细胞质、线粒体和内质网等 3 种不同亚细胞结构都参与了 Ca^{2+} 稳态紊乱的形成。线粒体功能紊乱后,可以形成通透小孔,导致细胞色素和其诱导的胱冬酶 3 释放,加重缺血性脑损伤。近期研究结果表明,细胞在短暂性脑缺血时的变化与神经元内质网 Ca^{2+} 稳态受到破坏后的改变相同,都出现了内质网应激,显示内质网 Ca^{2+} 稳态紊乱参与了缺血性脑损伤的病理生理学过程,内质网应激可能是脑缺血细胞损伤的关键环节。

3.1.1 脑缺血与内质网

1971 年 Kleihues 和 Hossmann 报道了脑缺血后细胞内发生多核糖体解聚和蛋白质合成抑制,但当时尚不能解释这种现象的原因。随着医学科学的发展,Paschen 等提出了脑缺血的内质网应激学说,认为内质网功能的损伤可能是脑缺血引起蛋白合成抑制。现在,越来越多的证据表明脑缺血引起内质网应激最终导致神经细胞死亡。具体表现为内质网腔内未折叠蛋白的堆积,诱导 PERK,eIF2α 的激活,蛋白质合成的抑制以及内质网内钙库的耗竭。

3.1.2 脑缺血与线粒体

中枢神经系统对缺血缺氧非常敏感,常引起中枢神经系统功能障碍,甚至细胞死亡，线粒体功能障碍在缺血缺氧脑损伤发生过程中起关键作用，线粒体膜上的 MPTP 是该过程的中心环节。另外，脑缺血可引起神经细胞内外 Ca^{2+} 超载，导致线粒体内出现 Ca^{2+} 超载。Ca^{2+} 超载促进线粒体膜上的渗透性转化孔开放，导致线粒体肿胀破裂，释放 Cytc、凋亡蛋白酶活因子-1、凋亡诱导因子等与细胞凋亡密切相关的因子。脑缺血也可以引起 SOD 表达下调、ROS 清除能力下降、ROS 生成增多，并且电子传递链必需蛋白的合成减少，破坏电子传递，最终损伤脑组织。另外，线粒体也可以通过坏死机制引起神经细胞死亡。

3.1.3 脑缺血与高尔基体

目前研究发现在脑缺血损伤组中，部分神经细胞的高尔基体正常网状结构消失、淡染、颗粒细胞消失，甚至出现断裂。研究表明在脑缺血再灌注后，各种损伤机制可导致多种亚细胞器超微结构的形态及功能变化，并出现一系列亚细胞应激反应，可作为判断神经细胞是否受损以及损伤程度的重要标志。高尔基体功能受损会导致蛋白结构发生变化，蛋白及脂质运转异常，神经元生理功能紊乱，从而引起疾病的发生。曾有人提出神经细胞的代谢状况可以通过高尔基体的变化反映。

3.2 脑损伤（BI）与亚细胞器

脑损伤（brain injury，BI）是指暴力作用于头部造成脑组织器质性损伤。根据伤后脑组织与外界相同与否分为开放性脑损伤及闭合性脑损伤。

3.2.1 脑损伤与线粒体

脑损伤发病机制比较复杂，主要包括线粒体功能障碍、氧自由基增多、脂质过氧化、细胞 Ca^{2+} 动态平衡紊乱、炎症和细胞凋亡等，上述机制多数是通过线粒体来实现的。线粒体功能障碍在脑损伤中起关键作用。线粒体功能障碍诱发细胞产生炎症和血管活性介质。动物实验研究已证实脑损伤和线粒体功能障碍有关，线粒体具有维持神经细胞内稳态的关键作用。线粒体内的 ROS 对大脑的作用具有两面性。ROS 的大量释放可能会伤害临近的线粒体，甚至会导致细胞死亡；但是这种释放有可能反过来发射信号导致细胞启动保护性应答。

3.2.2 脑损伤与高尔基体

高尔基体（Golgi apparatus，GA）应激是对氧化应激所做出的应答，而氧化应激是导致缺血性脑损伤的主要机制之一，高尔基体常常涉及氧化应激所介导的神经疾病的发病机制，在新生的缺血再灌注动物模型中，高尔基体在缺血再灌注的早期就发现在纹状体神经元发生碎裂的现象。在全脑缺血再灌注大鼠中，高尔基体碎裂成池状小泡和不规则的膜螺纹。高尔基体的碎裂可能对其分泌活性产生不利影响，并且由此改变神经元的活性。高尔基体碎裂中的一个关键机制与氧化应激密切相关。氧化应激主要是通过以下三个途径介导高尔基体的碎裂：①氧化应激导致高尔基体微管蛋白的损伤；②氧化应激激活清除高尔基体结构蛋白的凋亡蛋白酶；③氧化应激诱导 Ca^{2+} 的异常从而导致内质网的应激，内质网应激导致高尔基体的碎裂。Jiang 等把高尔基体对氧化应激所做出的应答称为高尔基体应激。

研究显示，缺血脑中细胞器内的 Ca^{2+} 被水解，细胞内的生理失衡产生相应应答的能力，如高尔基体出现形态的改变或最终的碎裂。高尔基体的 Ca^{2+}/Mn^{2+} ATP 酶和其他定位在高尔基体中的活性蛋白可能积极参与高尔基体应激过程，最终出现高尔基体的碎裂与神经细胞的凋亡。在各种代谢反应过程中，ROS 经线粒体产生，而细胞内的超氧阴离子（O^{2-}）和过氧化氢（H_2O_2）是 ROS 的主要形式。过度积累的 O^{2-} 和 H_2O_2 是神经元损伤/凋亡的主要原因。O^{2-} 经超氧化物歧化酶（SODs）生成 H_2O_2 和水，H_2O_2 又经如过氧化氢酶（catalase，CA）、谷胱甘肽过氧化物酶（glutathione peroxidase，GSHs）、硫氧还蛋白（thioredoxins，TRXs）等不同的过氧化物酶生成水和氧气。哺乳动物的谷氧还蛋白系统和硫氧还蛋白系统在抗氧化剂的生成和细胞内 ROS 水平的调节方面发挥着重要的作用。研究表明，许多抗氧化剂如 SODs 和 H_2O_2 酶对一些神经退行性疾病的治疗有帮助。因此，在缺血性脑损伤中，抗氧化系统可能通过减弱氧化应激推迟或减少高尔基体碎裂，从而发挥神经保护作用。

3.2.3 脑损伤与内质网

缺血脑中细胞器内的 Ca^{2+} 与被水解的 ATP 的比值下降，SERCA 的活性下降，阻滞了 Ca^{2+} 再摄取，导致内质网中 Ca^{2+} 被清空，进一步导致未折叠蛋白在内质网中的聚积，产生内质网应激，诱导 UPR 出现诸如 PERK 活化、eIF2α 磷酸化和细胞出现蛋白合成抑制等现象。因此，大量的研究关注内质网 Ca^{2+} 在内质网应激中的作用。不少研究发现，缺血再灌注损伤后 ROS 的产生导致了内质网的损伤。脑缺血后，由于 ROS 过量产生而不是清除下降导致细胞内氧化应激。内质网对氧化应激十分敏感。

人们还发现，内质网和线粒体的位置关系很密切，可以通过分子弥散影响彼此的功能。内质网损伤和线粒体 Cytc 的释放可能存在关联性，推测线粒体产生的 ROS 使得内质网膜脂质过氧化，导致了内质网蛋白的损伤。另一种蛋白氧化的可能机制是酪氨酸硝基化：过氧化物与 NO 快速反应产生毒性极高的过氧化亚硝酸盐，攻击酪氨酸残基导致其硝基化。NO 在神经元的内质网中产生，通过这种方式的蛋白质修饰在缺血引起的内质网应激中起着重要作用。一旦损伤的蛋白在内质网中产生，就会处于未折叠或错误折叠状态，导致内质网应激。免疫荧光染色显示，BiP 上调的缺血神经元呈现 TUNEL 染色阳性，提示 IRE1 介导的信号转导可能与缺血后神经元损伤有关。PERK 是唯一在脑缺血后被激活的 eIF2α 激酶，严重脑缺血后内质网中未折叠蛋白显著增加，这些蛋白将 GRP78 从 PERK 分离下来，并自行与 PERK 相连，导致 PERK 二聚化和磷酸化，进而导致 eIF2α 磷酸化。

3.3　阿尔茨海默病（AD）与亚细胞器

阿尔茨海默病的发病机制众多，Aβ 是阿尔茨海默病的重要危险因子。细胞培养表明 β-淀粉样蛋白具有神经毒性，能使神经元易于受代谢、兴奋性物质和氧化剂破坏。神经元中 β-淀粉样蛋白引起的氧化压力不仅会导致细胞内 Ca^{2+} 浓度增高、线粒体功能障碍和细胞凋亡（一种细胞死亡的形式，特征是细胞皱缩、细胞核浓缩、DNA 片段形成），还会导致细胞骨架发生变化。在神经元和非神经元细胞中，Aβ 产生部位存在于内质网、高尔基体、细胞膜、内涵体、溶酶体和自噬体等处，其生成效率受 APP 及其水解酶的亚细胞定位的影响。α-分泌酶主要存在于细胞膜上。BACE1 主要存在于内含体和高尔基体中，少量的 BACE1 分布在溶酶体、内质网及细胞膜上，γ-分泌酶的分布范围较广，在细胞膜和多种细胞器中均有发现，而 APP 主要定位于高尔基体或高尔基体反面膜囊（trans - Golginetmork，TGN），APP 在内质网中合成，经过高尔基体复合加工修饰后运转至 TGN，这也是 Aβ 的主要产生部位之一。APP 在 TGN 停留时可被 β-分泌酶和 γ-分泌酶水解生成 Aβ。而未被水解的 APP 可由 TGN 产生的分泌小泡将其运转至细胞膜的表面，然后由此处的 α-分泌酶介导 APP 的非淀粉样途径水解或者由网格蛋白包被的囊泡内吞运输至内涵体，然后再经该处的 β-分泌酶和 γ-分泌酶水解生成 Aβ。因此，BACE1、γ-分泌酶与 APP 在溶酶体、质膜、TGN 之间的传递运输很大程度上影响了 Aβ 的产生。APP、BACE1 与 γ-分泌酶的蛋白水平对 Aβ 的产生起非常重要的作用，三者在细胞内的转运及分布对 Aβ 的产生也至关重要。因此，影响 BACE1 与 APP 在两者中分布的因素也将会影响 Aβ 的生成。

3.3.1 阿尔茨海默病与线粒体

线粒体与内质网相连的界面称为线粒体-内质网结构偶联（mitochondria – associated endoplasmic reticulum membrane，MAM），研究显示在 MAM 处含有大量 APP 和 γ-分泌酶，产生 Aβ 的 APP 淀粉样途经主要在 MAM 进行。阿尔茨海默病患者中，β-淀粉样蛋白在 MAM 上大量沉积，而 Aβ 是由早老素 1 和早老素 2（presenilin – 1、presenilin – 2，PS1、PS2）酶切 APP 而形成的。PS1、PS2 也主要定位于 MAM，而这两种蛋白在阿尔茨海默病患者中发生了突变或被异常调节。

近来研究发现，阿尔茨海默病大鼠脑细胞中的线粒体形态和线粒体 DNA（mitochondrial DNA，mtDNA）相比对照组大鼠变化显著，阿尔茨海默病大鼠神经元线粒体平均体积增大、表面积减小、密度减低，电子显微镜下可见线粒体嵴形态发生变化，甚至裂解。此外，在某些病理或者衰老情况下，胞内积聚的 ROS 可攻击线粒体膜和 mtDNA，造成 mtDNA 缺失和突变。虽然其中一些突变也存在于正常人，但是阿尔茨海默病患者大脑神经元中的发生率显著高于正常人，由此推测，ROS 所造成的 mtDNA 突变与阿尔茨海默病发病存在一定关系。此外，MCI 患者体内已表现出显著氧化应激不平衡现象，且非酶抗氧化物质，如尿酸、维生素 E 等水平显著下降，由于 MCI 患者进展为阿尔茨海默病风险非常高，以及 MCI 患者体内发生的氧化应激损伤可导致阿尔茨海默病样神经病理改变，这些都提示氧化应激不平衡在阿尔茨海默病早期患者中就已经存在，并且极有可能在阿尔茨海默病病程进展中起着关键作用。反之，胞内 Aβ 累积也可导致线粒体形态变化、抑制电子传递链上酶的活性、降低氧化磷酸化水平、减少 ATP 生成并增加 ROS 生成而损伤线粒体功能，还可以促进胞外 Ca^{2+} 内流导致严重钙超载，进而促进线粒体膜通透性转换孔（mitochondrial permeability transition pore，mPTP）开放，使线粒体膜选择能力下降，大量分子进入线粒体并伴有线粒体内蛋白释放，最终导致线粒体功能和结构完整性丧失，由此构成了线粒体功能障碍、氧化应激损伤和阿尔茨海默病之间的恶性循环。

3.3.2 阿尔茨海默病与内质网

近几年的一些研究表明 ERS 参与阿尔茨海默病病理生理过程。文献报道，在阿尔茨海默病患者死后的大脑中发现 ERS 标志物如 GRP78、PERK、eIF2α 和 IRE1α 表达水平升高。此外还有研究表明阿尔茨海默病中存在钙信号通道的损伤。许多 ER 分子伴侣如 GRP78 是 Ca^{2+} 结合蛋白，钙信号损伤将影响这些蛋白合成，进而影响蛋白质的合成与折叠，加重 ERS。同时，有研究发现早衰蛋白突变不仅导致 Ca^{2+} 失衡，也抑制 PERK－eIF2α 通路的磷酸化而导致蛋白质在 ER 内聚集。此外，Aβ、Tau 蛋白也参与诱导 ERS 的过程。Costa 等的研究发现，暴露于 Aβ 中培养的神经元，其 GRP78 表达水平升高。化学抑制剂冈田酸导致 Tau 蛋白过磷酸化，增加活化 PERK 和 eIF2α 的表达水平，促进 XBP－1mRNA 剪接和 CHOP 的表达。在 Tg4510 小鼠模型中发现 Tau 蛋白的积累阻断了 ER 阿尔茨海默病机制，这显示 Tau 蛋白介导的毒性是通过破坏 ER 相关的稳态而实现的。这些研究表明 ERS 参与阿尔茨海默病的病理生理过程，并且阿尔茨海默病相关蛋白 Aβ、Tau 蛋白能诱导 ERS。

3.3.3　阿尔茨海默病与高尔基体

　　研究中揭示，阿尔茨海默病患者神经细胞中的高尔基体会发生碎裂。研究人员发现 β-淀粉样蛋白累积可导致 cdk5 酶激活，从而触发高尔基体碎裂。阿尔茨海默病中，淀粉样前体蛋白（amyloidprecursorprotein，APP）可以被 α-蛋白酶，β-蛋白酶，γ-蛋白酶分解；其中 β-蛋白酶和 γ-蛋白酶的连续作用可使 APP 被分解产生 β-淀粉样蛋白（Aβ）。Aβ 可以导致脑内老年斑的形成和神经细胞的凋亡，是导致阿尔茨海默病的重要因素。高尔基体结构对于"将分子传送到正确位置以形成一个功能性细胞"具有重要的作用。高尔基体类似于细胞的"邮局"，当高尔基体破碎时，它就像一个失控的"邮局"，将"包裹"发送到错误的位置，或根本就不发送它们。而在阿尔茨海默病患者神经细胞中通常高度有序的高尔基体结构会发生这种碎裂。但是，引起这种缺陷的分子机制，以及对疾病发展的后作用尚不明确。目前，美国密歇根大学的研究人员在新研究中发现，β-淀粉样蛋白累积可通过激活 cdk5 酶（使高尔基体结构磷酸化的蛋白，例如 GRASP65）触发高尔基体的碎裂。研究人员发现了高尔基体碎裂背后的分子过程，并开发了两种技术来"拯救"高尔基体结构：要么抑制 cdk5，要么表达 GRASP65 的一个突变（其不能被 cdk5 修改）。这两种救援措施能够使有害 β-淀粉样蛋白的分泌降低大约 80%。

3.3.4　阿尔茨海默病与溶酶体

　　在阿尔茨海默病病理情况下，APP 会被 β-分泌酶 1（β-secretase1，BACE1）和 γ-分泌酶异常剪切形成 Aβ，Aβ 会相互聚合形成具有神经毒性的聚集体。阿尔茨海默病病程中，内溶酶体—自噬溶酶体系统的功能受到影响，影响 Aβ 的清除，同时在某种程度上增强了其聚集。另外已有研究报道，内溶酶体-自噬溶酶体系统异常还与 Aβ 的产生密切相关。自噬溶酶体障碍（autophagy lysosome disorder，ALD）又称自噬障碍，它在阿尔茨海默病病理发展中的重要角色作用已被肯定，且已被报道多次。自噬障碍主要表现为，细胞中出现大量包含内含物的高密度自噬泡聚集，后来人们发现这是由于在自噬的成熟阶段，自噬泡与溶酶体结合受阻而不能被降解。在阿尔茨海默病中，会伴有自噬障碍，自噬泡中的 Aβ 或 Tau 不能被清除而聚集，异常蛋白的聚集又刺激了自噬的形成，此恶性循环加重对细胞的毒性造成神经元死亡，促进了阿尔茨海默病的病理进程。

在阿尔茨海默病病理进程中，神经元中自噬及内体系统受损，会出现颗粒空泡变性体（granulo vacuolar degeneration bodies，GVD），电镜下 GVD 是双层膜结构的致密颗粒。在许多不同的神经退行性疾病神经元中也观察到 GVD，但是只有在阿尔茨海默病神经元中观察到的 GVD 是膨大的类似自噬泡的形态，并且呈现出有序的多层膜结构。在聚集的 GVD 中含有大量的多泡体蛋白 2B（multi - vesicular body protein 2B，CHMP2B），它是 ESCRT - Ⅲ 复合物的亚基，也会以不同的形式储存于 MVBs 中。研究发现，CHMP2B 的突变会影响自噬体的降解，并且在细胞系中，敲除 ESCRT 后也会导致自噬异常，不能正常形成自噬体、amphisome 以及自噬溶酶体，因此，富含 CHMP2B 的 GVD 聚集被认为是由于内溶酶体-自噬溶酶体系统障碍。最近的一项研究发现，在 GVB 中包含着与 Tau 蛋白磷酸化有关的主要激酶 CK1δ、GSK3β、cdk5 等，这说明异常的 Tau 蛋白磷酸化可能源自内溶酶体 - 自噬溶酶体系统障碍。

3.3.5 阿尔茨海默病与细胞膜

近年来，生物膜性脂质和膜性受体的改变在阿尔茨海默病发病进展研究中引起了越来越多的重视。生物膜性脂质包括磷脂、中性脂和糖脂。生物膜结构的正常组成对维持生物膜本身的稳定性、流态性和通透性密切相关，同时对细胞膜上神经递质和受体功能、信号传递、离子通道、酶活性等均有重要的影响。因此，生物膜性脂质的异常改变与神经细胞的形态和功能变化，以及神经细胞的死亡有关，是阿尔茨海默病发生、发展机制中不可忽视的重要因素之一。已经发现阿尔茨海默病时脑组织中神经节苷脂减少和磷脂代谢紊乱，脂质结构改变造成细胞膜结构破坏而影响神经细胞的功能。研究表明，神经细胞膜上多种受体功能发生变化，其中胆碱能受体的损害在阿尔茨海默病的发病中尤为突出，用胆碱酯酶抑制剂以减少乙酰胆碱的分解对治疗阿尔茨海默病患者有较大的帮助，迄今仍是临床上对阿尔茨海默病的较有效的治疗手段。

为了探讨阿尔茨海默病发生、发展的分子病理学机制，研究者对阿尔茨海默病患者尸体解剖后的人脑标本、转基因动物脑组织标本和体外培养的神经细胞，如大鼠肾上腺髓质瘤细胞株（PC12 细胞）和神经母细胞瘤细胞株（SH - SY5Y 细胞株）等进行了生物膜性脂质和膜性尼古丁受体方面的研究。用高效液相色谱测定人脑标本中不同脑区域的生物膜性脂质含量及各种亚类，如中性脂（胆固醇、辅酶 Q 含量）和磷脂（包括磷脂酰胆碱、磷脂酰乙醇胺、磷脂酰丝氨酸、磷脂酰肌醇、鞘磷脂和心磷脂等）；用气相色谱分析各类脂质分子中脂肪酸组成，包括饱和脂肪酸、单不饱和脂肪酸和多不饱和脂肪酸等。用受体结合实验、Western 印迹和分子生物学方法研究人脑标本不同脑区域，动物模型和体外培养神经细胞中神经型尼古丁受体（包括 α3、α4、α7 和 β2 亚型）等在受体结合功能、蛋白和基因表达水平的变化。结果表明，阿尔茨海默病患者大脑组织中生物膜性脂质发生改变，表现为：磷脂总量减少，特别是磷脂酰胆碱和磷脂酰乙醇胺的改变明显；辅酶 Q 含量升高；磷脂脂肪酸组成改变，多不饱和脂肪酸组成减少；细胞膜磷脂代谢过程中磷脂酰乙醇胺转甲基酶活性降低等。受体结合实验发现阿尔茨海默病患者大脑尼古丁受体密度降低，与大脑颞叶皮质老年斑的增多程度呈负相关。尼古丁受体亚型在蛋白水平含量减少，但 mRNA 表达水平未见明显降低。在体外培养的神经细胞株中加入不同肽段的 Aβ 后发现神经细胞发生神经毒性反应，神经型尼古丁受体功能结合状况、蛋白和 mRNA 表达水平等均降低，生物膜性脂质结构发生改变等。同时发现 Aβ 可引起生物膜性脂质过氧化和自由基水平升高，用抗氧化物质（如维生素 E）处理细胞后可减弱 Aβ 毒性作用所造成的尼古丁受体结合率降低及受体蛋白表达减少。APP 突变的转基因动物 Aβ 水平升高，尼古丁受体表达异常改变，用尼古丁处理后的 APP 突变转基因动物脑组织中 Aβ 水平降低。神经病理学形态诊断（特别是老年斑和神经纤维缠结的数量）至今仍然是阿尔茨海默病的主要诊断依据，Aβ 和高磷酸化的 Tau 蛋白是阿尔茨海默病发病学中的关键物质。阿尔茨海默病的发病机制很复杂，至今仍未完全阐明清楚。在阿尔茨海默病大脑标本、体外培养神经细胞和转基因动物模型等方面的研究结果表明，生物膜性脂质结构和神经型尼古丁受体与阿尔茨海默病的发病学存在必然的联系，与 Aβ 的改变有关。阿尔茨海默病时生物膜性脂质组成的异常改变可影响细胞生物膜上膜性蛋白的表达与功能。

3.4　帕金森病（PD）与亚细胞器

3.4.1　帕金森病与内质网

帕金森病是一种影响运动控制功能的进行性神经退行性疾病。帕金森病的神经病理学特征是黑质致密部（SNPC）多巴胺能神经元的变性、丢失及神经元内出现由 α-突触核蛋白形成的路易小体。近年来越来越多的研究发现，内质网应激在帕金森病中发挥重要作用。研究发现，α-突触核蛋白转基因小鼠中 ERS 标志物 GRP78、XBP1、

CHOP 和 ATF4 的表达明显升高。在注射羟多巴胺建立的帕金森病动物模型中,基因治疗释放活性的 XBP1 诱导神经保护作用并减少纹状体的去神经支配,这表明 UPR 在多巴胺能神经元中维持蛋白质稳态的重要性。由神经毒素 1-甲基-4-苯基-1,2,3,6-四氢吡啶(MPTP)、6-羟基多巴胺(6-OHDA)和鱼藤酮杀虫剂建立的帕金森病模型显示出 PERK 和 IRE1 的活化,也检测到多巴胺能神经元的损伤。研究发现错误折叠或未折叠 α-突触核蛋白能隔绝内质网分子伴侣,导致蛋白质折叠损伤和慢性的 ERS。另有文献报道,α-突触核蛋白过表达损害 ER-高尔基体转运,诱导 ERS 和线粒体功能障碍。而 ERS 增强 α-突触核蛋白的聚集,这可能导致两种有害事件的恶性循环。从 α-突触核蛋白转基因小鼠和帕金森病患者脑组织中进行的研究表明内质网的钙稳态下调与 α-突触核蛋白的聚集和 ERS 有关,显示在帕金森病病理早期 α-突触核蛋白会破坏内质网功能。

3.4.2 帕金森病与线粒体

早期的研究就曾发现帕金森病病人血小板线粒体功能低下,现代分子生物学进一步证实帕金森病病人多种组织细胞内的线粒体复合体Ⅰ、Ⅱ、Ⅲ甚至Ⅳ都存在功能缺陷。自从发现黑质毒素 MPP+ 能抑制复合体Ⅰ(C1)活性后,线粒体就成为帕金森病发病机制研究的热点。研究资料显示帕金森病病人存在线粒体功能失调,特别是 C1 缺陷。至少在部分病例中 C1 缺陷是由 mtDNA 缺陷所导致的。可以推测,在帕金森病存在着先天缺陷和后天代谢异常等因素诱发多巴胺能神经元死亡,而线粒体则是两方面因素都攻击的目标。用有 C1 缺陷的帕金森病病人的 mtDNA 构成的细胞杂交体清楚显示 mtDNA 缺陷是导致 C1 缺陷的主要原因,并且在随后出现的 $\Delta\Psi$m 下降中得到证实。这些情况下细胞易发生死亡或降低了凋亡细胞的阈值。

线粒体呼吸链复合物功能障碍可导致大脑前皮质中的线粒体复合体Ⅰ减少 30%。在大脑前额叶皮层中,线粒体复合体Ⅰ的催化亚基发生氧化损坏,复合体Ⅰ的结构和功能受损可能引发帕金森病。帕金森病发病机制主要与线粒体形态结构异常及其功能异常(线粒体能量代谢障碍、氧化应激、神经元兴奋毒性、细胞凋亡),基因蛋白 PINK1、Parkin、DJ-1、α-Synuclein、LRRK2 等相关,从帕金森病发病的整体机制上来看,这些因素与发病机制并非孤立的,而是相互关联、相互影响的。线粒体功能异常可导致一系列损伤的过程,线粒体能量代谢障碍、氧化应激、细胞内钙超载、兴奋性氨基酸释放过量等都可能导致帕金森病发病或恶化。线粒体既作为 ROS 产生的主要场所,也作为 ROS 作用的重要靶标。其打破了 ROS 的产生和清除平衡,可形成恶性循环,自由基可诱发线粒体缺陷,同时又会导致线粒体损伤。而细胞内 Ca^{2+} 同自由基、能量代谢又可以相互影响,形成螺旋型线粒体循环,其中任何一方的异常都会引起另两方的损伤，钙通道与线粒体功能和氧化应激都涉及帕金森病的发病机制。谷氨酸的毒性与引发帕金森病的其他机制如线粒体 DNA 缺陷、自由基形成过量和 GSH 耗竭等紧密相关。线粒体能量代谢的缺陷随年龄而加重，同时也会提高神经元对兴奋性毒性损伤的敏感性。线粒体功能下降，包括膜电位下降、氧化磷酸化-电子传递偶联异常等功能的改变，最终也会导致神经细胞凋亡。

　　帕金森病患者黑质 mtDNA 突变的水平显著升高，证实了 mtDNA 突变与线粒体功能障碍与 DA 细胞死亡密切相关。Parkin 基因突变是早发型染色体隐性家族性帕金森病的主要病因，其庞大的分子结构在泛素-蛋白水解酶复合体通路中发挥关键作用，还可通过线粒体释放 Cytc 导致异常线粒体自噬而参与线粒体的维护，修复损伤的线粒体 DNA，是一种具有特效的神经保护剂。DJ-1 的表达分布于脑和外周组织的线粒体中，主要参与转录调控一些线粒体相关蛋白。在氧化应激环境中，DJ-1 与 PINK1/Parkin 通路一样，可维持线粒体的正常功能，起到保护神经元的作用。还有研究表明，DJ-1 在脑中的丰富表达可能跟帕金森病的发病机制以及参与其他脑活动有关。LRRK2 与晚发性帕金森病相关，是突变频率最高的帕金森病染色体显性致病基因。LRRK2 参与调控细胞稳态，LRRK2 突变可通过细胞退化通路的损伤导致细胞死亡引发帕金森病，导致突触核蛋白聚集，LRRK2 丢失还可引起氧化性损伤、炎性反应、细胞凋亡等。PINK1 与 LRRK2 可共同引起线粒体磷酸化异常，这也与帕金森病发病紧密相关。

3.4.3　帕金森病与高尔基体

　　随着老龄化加剧，神经退行性疾病患病率也节节攀升。高尔基体作为重要的细胞器逐渐被关注及研究。在帕金森等神经退行性疾病神经元中，高尔基体发生了形态学改变，如囊状扩张、断裂、数目减少、体积变小、与粗面内质网相关联的囊泡和相邻的囊泡减少、在核周或胞浆的远处聚集等。而最典型的改变为高尔基体的完全断裂。当氧化应激发生时，细胞积极抵抗氧化损伤和恢复氧化还原平衡。所有的器官都在对氧化应激做出适应性的应答，例如激活核内编码防御酶、转录因子以及结构蛋白相关的基因。可想而知，在氧化应激的情况下，本来结构稳定且有着正常生理功能的高尔基体也会由此受到影响。高尔基体的这些改变可能触发和传递下游应激信号导致细胞的适应，或者，如果氧化应激太严重，高尔基体碎裂甚至出现细胞凋亡。越来越多的证据也表明，高尔基体涉及氧化应激所介导的神经疾病的发病机理之中，如在肌萎缩侧索硬化（ALS）、帕金森病（PD）、脑缺血和阿尔茨海默病等疾病中就发现了高尔基体碎裂的现象，并且可随时间延长而加重。

3.4.4   帕金森病与溶酶体

近年来，蛋白质的降解障碍被认为是帕金森病发病过程中的重要因素，自噬/溶酶体途径是细胞内一种重要的蛋白降解途径，负责胞内泛素-蛋白酶体系统未能降解的大分子物质。自噬功能的失调和神经元的退行有重要的联系，自噬在清除与神经变性疾病相关的错误折叠蛋白和易聚集蛋白方面起关键作用，尤其在帕金森病的发生、发展过程中发挥重要作用。

帕金森病重要的病理特征是路易小体 (Lewybodies，LB) 的出现，α-synuclein 蛋白是 LB 的主要成分，α-synuclein 蛋白的积聚与帕金森病的发生发展有密切的联系。泛素-蛋白酶体系统 (Ubiquitin-Proteasome System，UPS) 和自噬/溶酶体途径 (Autophagy-Lysosome Pathway，ALP) 是细胞内两种重要的蛋白降解途径，对积聚蛋白的降解起着关键的作用。帕金森病患者脑内自噬泡增多也被解释为加速错误折叠蛋白降解的防御或保护机制。当蛋白酶体抑制时错误折叠蛋白引起内质网应激可能是自噬活化的触发子，因为蛋白酶体抑制剂诱导的自噬减少了细胞凋亡，对调节内质网应激很重要。当调节机制最终不能维持细胞的平衡时，病理恶化，最终导致神经元死亡。老化器官中 UPS 和 ALP 的活性都降低，说明衰老与蛋白控制系统功能障碍相关。衰老是帕金森病的又一个主要危险因素，所以老化的大脑易出现 ALP 的功能障碍。自噬泡增多引起神经元死亡，诱导自噬，降解异常蛋白，起保护神经元的作用，所以自噬是神经元死亡的原因还是保护因子有待进一步证实。

帕金森病是以黑质致密部多巴胺能神经元的进行性、广泛性丢失为特点，以细胞内出现含有聚集 α-synuclein 蛋白的包涵体-路易小体为病理标志的神经变性疾病。尽管帕金森病患者多巴胺能神经元选择性丢失和 α-synuclein 蛋白积聚的原因尚不清楚，但主要的蛋白水解系统障碍和氧化应激被认为是导致这种和其他易聚集蛋白积聚的原因。早在 1976 年，Forno 和 Norville 在研究帕金森病患者脑内的包涵体时，就注意到这些小体中有泡状结构。另一位学者在帕金森病患者的黑质中发现，受累的神经元含有泛素化的蛋白聚集体，并且含有自噬泡。此外，还有报道帕金森病的黑质中自噬泡吞噬线粒体的证据。Gaucher 病是一种常染色体隐性遗传的溶酶体脂质累积病，由突变的溶酶体酶引起，Gaucher 病及其的携带者是帕金森病的易患人群，间接地说明溶酶体功能异常可能与帕金森病的发病相关。同样，溶酶体自噬功能障碍和泛素化蛋白包涵体的累积是不同溶酶体储集病发病的两大原因。此外，一个溶酶体 ATP 酶，ATPase (ATPl3A2) 的突变引起 PARK9 相关的帕金森病 (Ku-for-Rakeb 综合征)，溶酶体膜蛋白受 ATPl3A2 编码，最终使得帕金森病病人的自噬功能出现障碍，同时有 α-synuclein 蛋白聚集。这些现象提示溶酶体功能在维持黑质神经元功能中起

着重要作用。在帕金森病患者的标本、转基因动物模型和毒物诱导的体外模型中，均
发现自噬参与帕金森病的发病。

3.5 亨廷顿病（HD）与亚细胞器

3.5.1 亨廷顿病与内质网

亨廷顿病是一种常染色体显性遗传的神经退行性疾病，其特点是神经元的变性、
缺失。这种遗传疾病是由编码亨廷顿（Htt）蛋白质的基因中 CAG 重复序列的异常扩
展而造成的，CAG 重复序列转录翻译后产生一段位于 Htt 末端的多聚谷氨酰胺链
（polyQ）。在健康个体，Htt 包含 6－35CAG 重复序列，而亨廷顿病患者已超过
40CAG 重复序列，这将导致蛋白质聚集。ERS 发生时 Htt 氨基末端区域以动态的方
式与内质网相互作用，形成 α-螺旋膜结合结构域，这表明 Htt 是 ER 相关蛋白并在细
胞核和内质网之间改变以应答应激反应。研究发现，在未折叠 Htt 过表达的亨廷顿病
细胞模型中，GRP78、IRE1、PERK、P 和 caspase－12 含量增加，在亨廷顿病患者死
后的大脑组织中也发现了 ERS 标志物 GRP78 和 CHOP 表达含量升高。未折叠 polyQ
会激活 IRE1 和 PERK，随后激活下游靶点 JNK 和 ASK1，并且上调 GRP78、CHOP
和 caspase－12 的表达。内质网应激条件下 ASK1 抑制 Htt 从细胞质向细胞核的转运，
促进小鼠的运动功能障碍。研究发现亨廷顿病小鼠模型大脑中 IP3R－GRP78 相互作
用受损，这表明内质网钙信号改变促进神经退行性疾病中的神经元死亡。因此发现，
突变 Htt 的聚集会影响内质网内稳态，反之亦然，调节内质网功能可能对亨廷顿病的
治疗是有利的。上述关于阿尔茨海默病、帕金森病和亨廷顿病的论述表明 ERS 与这
些疾病的发生发展密切相关。ERS 也参与其他神经退行性疾病，如肌萎缩性脊髓侧索
硬化和朊病毒疾病等。

3.5.2 亨廷顿病与线粒体

亨廷顿病是另一种遗传性神经变性疾病，它影响了肌肉协调功能并导致认知功能
下降和痴呆。亨廷顿病是由编码 Htt 的常染色体显基因突变引起的，在亨廷顿病患者
和亨廷顿病动物模型中研究者发现了线粒体缺陷，如线粒体膜流动性降低、线粒体膜
电位降低、呼吸功能减退以及线粒体超微结构的改变。同时发现，亨廷顿病患者脑内
Mfn1、Mfn2 蛋白的表达降低，Drp1、Fis1 蛋白的表达增加，从蛋白表达水平上说明
线粒体的分裂和融合也受到影响。通过亨廷顿病动物模型研究提示线粒体自噬可能有

保护作用，Ravikumar 等发现雷帕霉素可以促进线粒体通过自噬途径清除，减少线粒体负荷，进而减少 ROS、Cytc 的释放和级联反应凋亡通路的激活，从而发挥保护作用。线粒体缺陷的引起是由突变型 Htt 导致的。突变异常的 Htt 公认的作用是它诱导了内吞体和溶酶体的激活。近期的研究表明，突变型 Htt 导致了代谢能力受损、Ca^{2+}信号和线粒体膜电位的异常以及线粒体超微机构的巨大变化。这种异常的 Htt 可以导致自噬小体识别受损线粒体的障碍，从而引起受损的线粒体的异常聚集，这可能也与亨廷顿病的发病有关。此外，突变 Htt 引起线粒体融合的抑制，进而线粒体碎片数目增加，导致能量产生减少和细胞死亡增加；通过进一步研究发现，过表达 Mfn2 或者敲除 Drp1 可以抑制这种变化。突变型 Htt 还能引起细胞器识别和运输障碍，从而导致自噬有效性降低，这可能与亨廷顿病的发生有关。突变 Htt 有神经毒性，通过以上综合作用导致了线粒体自噬的缺陷、自噬功能障碍、细胞内生物能量的缺失和亨廷顿病相关神经元的功能缺陷。然而，目前对于线粒体自噬在亨廷顿病中所起的具体作用及其机制还不明确。

3.5.3　亨廷顿病与高尔基体

约翰霍普金斯大学的研究人员利用实验室中生长的细胞进行研究，发现了一种生物化学途径，使细胞内的结构（称为高尔基体）能够抵抗由自由基和氧化剂引起的应激。该研究小组表明，该途径可以称为莫能菌素的药物激活，莫能菌素通常用作动物饲料中的抗生素。他们认为，这些发现可以帮助科学家开发新的方法来保护细胞免受与亨廷顿病相关的氧化应激。该途径的细节涉及一系列蛋白质的反应，在美国国家科学院院刊 1 月 9 日的一期中报道。通常情况下，升高的氧化应激对细胞并不好，因为它可以危及其天然保护反应，可以通过类似疫苗接种的方法来增强保护细胞的途径。高尔基体将蛋白质运送到适当的位置。然而，带状结构也是细胞应激的第一响应者之一，它通过产生半胱氨酸来保护细胞，半胱氨酸是组成身体的蛋白质的基本构建块，包括人体的天然抗氧化剂谷胱甘肽。当细胞暴露于半胱氨酸剥夺和氧化应激时，细胞发出警报产生更多半胱氨酸以产生谷胱甘肽，其通过结合并中和氧化剂来抵抗氧化应激。研究人员知道，当暴露于莫能菌素引起高尔基体压力时，高尔基体启动了类似的过程，并希望进一步探索这种反应。为了更好地理解这种药物的作用，科学家们用低剂量的莫能菌素将细胞浸泡其中，高剂量的莫能菌素可以分解高尔基体。研究人员发现，与未治疗的细胞相比，治疗后细胞内的蛋白质 PERK、ATF4 和胱硫醚 β-裂合酶（Cysteathione β-schizase，CSE）（被激活以产生半胱氨酸的蛋白质）水平升高。先前的研究已将低 CSE 生产与亨廷顿病联系起来。因此，研究人员认为，亨廷顿病的神经元不能抵抗危险的自由基或氧化剂，并有可能因压力而死亡。

3.6　其他

在骨关节炎的发病中，软骨细胞产生凋亡起着至关重要的作用。目前主要是 Fas 途径和 NO 途径。Yang 等研究发现内质网应激相关的软骨细胞凋亡途径可能是独立的凋亡途径。Oliver 等的研究表明，在骨关节炎患者的关节软骨中，GRP78 和 Bcl-2 结合抗凋亡基因表达随之升高。软骨细胞中汇集晚期糖基化终末产物会使细胞产生内质网应激，糖基化终末产物与 GRP78 结合形成复合体，最终导致软骨细胞凋亡，引起骨关节炎的发生。

软骨细胞的状态和软骨基质代谢的平衡直接影响关节病的产生和变化。在类风湿性关节炎和骨关节炎疾病中有许多的软骨细胞产生凋亡。有资料表明内质网的应激能够对软骨细胞的分化产生一定的影响，而且也会出现抑制软骨细胞合成功能的情况，异常蛋白的合成会下降，细胞损伤会随之减小。当内质网长期产生应激时，它能够使软骨中出现细胞凋亡的现象，与 Fas 的途径和 NO 的途径引导的细胞凋亡途径不同，它是独立的，具体机制尚在进一步的研究中。内质网应激可以增加软骨细胞的凋亡并且抑制细胞外基质的产生来参与骨关节炎的病理过程。关节软骨中的唯一细胞成分——软骨细胞起着支持软骨、平衡软骨内细胞外基质的合成与降解作用。

多发性硬化（Multiplesclerosis，MS）是一种损伤中枢神经系统，时间、部位不定且多发和反复发作的常见慢性致残性疾病。在多发性硬化中神经系统功能从疾病的发生开始逐渐地恶化。尽管轴突退行性变被视为疾病进展的基础病理改变，但是最近的证据表明多发性硬化进展阶段轴突的功能障碍可能是神经系统病变的另外一种重要因素。Noseworthy 等也发现，髓鞘病变的轴突中存在线粒体的变化和 Na^+ 通道的再分配，这种变化使得脱髓鞘的轴突比有髓鞘的轴突更容易受到能量缺乏的影响。Mahad 等的研究证实，Na^+-K^+-ATP 酶缺乏或功能障碍的轴突将不再外流 Na^+，无法保持静止膜电位，也不能产生和传导神经冲动。同年，Young 等的研究发现，在多发性硬化中有大约一半的脱髓鞘轴突存在 Na^+-K^+-ATP 酶的缺乏。虽然线粒体自噬和多发性硬化的相关研究比较少，但是在多发性硬化中线粒体功能障碍的影响因素也可能是轴突退化及功能障碍的一个重要原因，正常或病变的白质和灰质细胞内的线粒体功能障碍的研究将越来越成为重点。

第4章

疾病治疗机制与靶点

4.1 急性神经退行性疾病治疗靶点

4.1.1 脑缺血的治疗靶点

4.1.1.1 治疗机制

（1）对神经细胞功能的保护。抗脑缺血药物可以减少对 NG^{2+} 胶质细胞的损伤，也可以通过促进谷氨酸从细胞外间隙的清除来保护胶质细胞免受缺血。

（2）对氧化应激的保护。具有抗氧化作用的药物可以通过清除自由基和胞内 Ca^{2+} 处理来保护 OL 免受兴奋性毒性的伤害和 H_2O_2 诱导的细胞毒性效应，并抑制自由基的形成。发病后给药时，可挽救受损组织而没有重大副作用。

（3）对神经递质介导的损伤的保护。一些药物可以减轻兴奋性 OL、前 OL 和神经元损伤，不仅可以保护灰质和白质，还能保护 OL 免受兴奋性毒性损伤，能够显著保护未成熟的成骨细胞免受缺血损伤，如 AMPA 拮抗剂。

4.1.1.2 治疗靶点

到目前为止，围绕脑缺血治疗，已有大批药物进入到临床研究阶段，但多数折戟于临床研究过程中，至今还没有通过Ⅲ期临床研究而成功上市的药物。早期根据脑缺血的病理特点，提出了血管功能和神经细胞功能两方面保护的方案，并在此基础上，进行了大量神经保护剂的研究。在神经保护的治疗策略基础上，经过全球医药领域科学家的长期努力，发现了大批作用于不同靶点的神经保护剂，并有数以千计的活性化合物进入临床研究阶段，这些候选药物的作用几乎涵盖了缺血性脑血管疾病导致神经损伤的至今认识到的靶点。到目前为止，以中风（stroke）为主要适应症的处于临床研究Ⅰ期～Ⅲ期的在研药物中，涉及靶点共计 230 多个。但是，令人遗憾的是针对各种靶点的药物至今仍没有通过临床试验的检验，在临床研究中均没有达到理想的治疗效果。

（1）改善脑循环药物。溶栓（rt‐PA、尿激酶）；抗血小板（阿司匹林、氯吡格雷）；抗凝〔普通肝素、低分子肝素、类肝素、口服抗凝剂、华法林（英国）和凝血酶抑制剂（阿加曲班）〕；降纤（降纤酶、巴曲酶、安克洛酶、蚓激酶、蕲蛇酶）；其他类（丁基苯酞、人尿激肽原酶）；双嘧达莫缓释剂（英国）。

（2）神经保护药物。神经保护剂（依达拉奉、胞二磷胆碱、Cerebrolysin、他汀类药物）。

（3）其他。中药。

从各国对急性脑缺血的诊治指南可以看出，临床在治疗过程中多是根据症状和已经认识的机制有针对性地选择药物进行治疗，在所有的治疗药物中，只有 rt‐PA 是各国诊治指南中公认的针对脑血栓溶解的药物，而其他药物均没有得到各国的公认。比如日本批准上市的依达拉奉（edaravone），我国临床应用的中药以及桉丙酯和丁苯酞等。特别值得重视的是在目前的治疗措施下，脑卒中的病人死亡率和致残率依然呈上升趋势。

2001 年，美国国家神经系统疾病和中风学会的中风进展回顾小组会议提出了药物作用的神经血管单元的概念，以促进新型药物的研发，这是对药物靶点进行整合的认识，是药物研发靶点学说的进步。近年来，又逐步针对抗脑缺血药物研发的临床前技术方法提出了技术指南，规定了必要的研究内容和技术方法，这些研究展示了战略研究的概况。根据目前防治急性脑缺血药物研发存在的问题和研发工作的总结，也需要进一步调整新药研发的策略。

4.1.2　脑损伤治疗靶点

4.1.2.1　治疗机制

（1）血管保护。通过给药脂质过氧化抑制剂，在急性创伤性脑损伤（traumatic brain injury，TBI）中达到神经和血管保护能力。

（2）低温干预。在早期缺血沉淀事件之前或之后不久降低脑组织的温度，降低颅内压、降低先天炎症反应，以此改善患者的行为和组织学结果。

（3）神经保护。通过增加大脑的氧饱和度来推动大脑新陈代谢进入正常的有氧状态。包括在高压舱中吸入纯氧，从而增加血液中的氧浓度，从而增加脑代谢中的氧浓度，以此减轻脑损伤后脑组织的缺氧和神经细胞的死亡，达到神经保护的作用。

4.1.2.2　治疗靶点

（1）抗炎作用。炎症是中期的标志，高渗药物，如甘露醇和高渗盐水，以及去除颅骨瓣为大脑扩张留出空间，目前被用于降低炎症引起的颅内压升高。此外，抗癫痫药物，如左乙拉西坦、苯妥英钠和迷走神经刺激（vagus nerve stimulation，VNS）被用来减轻 TBI 相关的癫痫发作或降低 TBI 后晚期的创伤后癫痫发作的可能性。他汀类药物也在 TBI 的临床前模型中起到了抗炎、抗凋亡和抗氧化的作用，但他汀类药物的选择、给药持续时间以及不良反应是目前存在的问题。

（2）干细胞治疗。使用内源性神经干细胞群体是通过再生受损脑细胞来修复受损脑组织的一种策略。最近的一项研究发现越来越多的细胞表达内源性神经干细胞/神经前体细胞（nerve progenitor cells，NPC）标记，这表明了大脑在受伤后尝试修复。通过使用内源性神经干细胞作为促进脑外伤后内源性修复反应的治疗靶点，可以促进神经发生，特别是在海马区。例如，5-羟色胺、糖皮质激素和生长因子等生化因子调节脑室下区（subventricular zone，SVZ）和齿状回（dentate gyrus，DG）内细胞的增殖和成熟。此外，脑室内注射碱性成纤维细胞生长因子（basic fibroblast growth factor，BFGF）或表皮生长因子（EGF）可促进内源性神经发生，显著增强 TBI 诱导的 SVZ 和海马细胞增殖，并显著改善认知功能恢复。

由于损伤脑组织内源性修复受损神经元的能力有限，神经移植是治疗颅脑损伤的一种很有前途的治疗方法。胚胎干细胞、诱导多功能干细胞、间充质干细胞都是可供选择的干细胞治疗方案。研究显示，移植来源于人类胎脑胚胎干细胞（embryonic stem cell，ESC）的神经干细胞，它们能够存活下来，并在迁移到受损大脑的对侧皮质后分化为神经元和星形胶质细胞。最近的研究表明，将分化的 hESC 移植到损伤的大鼠脑内，可导致损伤区域血管生成一过性增加，神经元存活率增加，星形胶质细胞增生和脑损伤损伤体积减小。此外，将来自胎脑的神经干细胞移植到成年小鼠受损的大脑中，随着这些细胞分化成有助于组织修复的神经元和胶质细胞，这些细胞在运动和空间学习功能方面有了显著的改善。当骨髓间充质干细胞与碱性成纤维细胞生长因子（BFGF）和人表皮生长因子（hEGF）一起培养时，表达神经标志物如 β-微管蛋白Ⅲ 和胶质纤维酸性蛋白（glial fibrillary acidic protein，GFAP）的神经细胞可以从它们身上分化出来。脑外伤后，骨髓间充质干细胞移植显示这些细胞在受损的脑内迁移、存活和分化，参与神经保护、神经修复和运动功能的改善。

（3）药物治疗。脑外伤的第一个大规模药理学试验是注射皮质类固醇，随之而来的是在疾病早期给予黄体酮，实验相继失败。接着关于促红细胞生成素（erythropoietin，EPO）的研究表明，EPO 可以中和神经元凋亡程序，减轻炎症反应，起到神经营养因子的作用，因此被认为可以减轻 TBI 继发性脑损伤的影响。一项对 6 项随机对照试验（截至 2017 年 1 月）的分析显示，EPO 显著降低了死亡率，但并未降低功能预后不良的比例，需要进一步研究，并确定最佳剂量和治疗时机。另外还有抗炎治疗，重组白细胞介素 1 受体拮抗剂（recombinant interleukin 1 receptor antagonist，RIL1ra）通过抑制 IL1 受体介导的炎性级联反应，在 TBI 中，它已被证明是安全的，并在Ⅱ期单中心随机对照试验（randomized controlled trial，RCT）中改变了急性神经炎反应，优化给药剂量和时间的剂量范围研究目前正在进行中。

4.1.3　癫痫的治疗靶点

4.1.3.1　治疗机制

（1）基因表达改变。部分抗癫痫药物能够改善 GRIND2 突变通道及钠激活的钾通道，抑制 NMDAR 活性增强，使球囊肿胀和细胞死亡的现象减弱，帮助治疗有相关突变的癫痫表型的患者。

（2）减少炎症。抗癫痫药物能够增加氨基丁酸（gamma aminobutyric acid，GABA）活性，并且减少炎症细胞因子，以此减轻患者炎症，达到改善病情的目的。

（3）神经调节。一般以中枢神经和大脑皮层作为刺激靶点，刺激小脑内侧上皮质、迷走神经、三叉神经和以丘脑前核和丘脑中央正中核为两个特定靶点，刺激丘脑，以缓解或阻断癫痫的发作。

4.1.3.2　治疗靶点

（1）药物治疗。儿童和青少年开出的常见抗癫痫药物包括：卡马西平（替格列托）、苯妥英、丙戊酸、乙琥胺（扎罗汀）、苯巴比妥、拉莫三嗪、左旋三西坦、奥卡西平、托吡酯、唑尼沙胺（佐尼格兰）等。但这些抗癫痫药的副作用可能包括头昏眼花、复视、头晕、恶心、步态不稳、抑郁、易怒、多动和皮疹。一些较新的抗癫痫药物（antiepileptic drugs，AEDs）副作用较少，如奥卡西平、左旋三西坦和托吡酯。

（2）外科手术。外科手术切除病灶也是癫痫的治疗方式之一。但是，由于癫痫发病区域过于复杂，难以确定，故而很少会有患者采取该方案进行治疗。通常来说，仅有 50% 的患者适用于切除性治疗。大多数癫痫外科手术的主要目标是在不造成认知或神经功能障碍的情况下，准确定位并完全切除负责癫痫发作的大脑区域。最常见的手术治疗是颞叶切除术。

（3）脑深部电刺激（deep brain stimulation，DBS）。DBS 是一种神经调控方案，其安全性与可调控性均在临床试验中得到了肯定，近年来，已经逐步适用于我国临床各种疾病的治疗。据近期研究得出，DBS 具有一定的意识改善作用，对于不适用手术的患者来说，具有较强的替代性。然而电刺激的靶点选择是目前争议的主要问题，这些争议的存在，使得其临床使用的推广存在一定的难度。通常根据患者的实际状况，选择的靶点有小脑、海马和杏仁核等。在对应的试验中也已经证明，使用慢性小脑电刺激对于癫痫控制确实有着较好的效果。选择海马作为电刺激的靶点，可以减少发作的周期，并且对其发作的强度进行有效控制。

其次，DBS 作为一种特殊的治疗方案，频率是其在治疗中产生作用的重要作用，目前分为低频和高频。普遍认为低频是不大于 10Hz。在该种频率下，会对患者产生一定的调控性作用，从而使神经功能受到一定的影响，由于其频率较低，因此很多医疗工作者认为，其作用并不能得到肯定，尤其是在作用到癫痫治疗中时，争议更甚。高频是一个相对性的概念，其本身没有明确的标准与定义。当前，一般将试验中使用的一些常规靶点作为高频的代表。高频电刺激会将神经细胞的同步性活动打乱，使癫痫原本的发作机制被混乱，在这种模式下，自然能够对其发病产生一定的控制。

4.2 慢性神经退行性疾病治疗靶点

4.2.1 阿尔茨海默病的治疗靶点

4.2.1.1 治疗机制

（1）抗 Aβ 和 Tau。治疗阿尔茨海默病的药物主要通过抑制从 APP 中产生的酶、降低人 Aβ40、Aβ42 的单体浓度来减少 Aβ 斑块的产生；同时通过减缓兴奋性神经递质谷氨酸的传递，降低对神经细胞的过度持续兴奋度，发挥神经细胞保护作用。

（2）减少慢性炎症和氧化应激。治疗阿尔茨海默病的药物通过控制促炎因子来改善患者炎症；抑制线粒体孔隙的形成，同时增加自噬清除受损细胞器和蛋白质的能力，以达到保护线粒体的目的。

4.2.1.2 治疗靶点

（1）淀粉样蛋白级联。继辉瑞和强生的 Aβ 单抗 Bapineuzumab 的大型Ⅲ期试验以失败告终后，2016 年 11 月 23 日美国制药公司礼来对外正式宣布，其基于 β-淀粉样蛋白假说研发的一类单抗药物 Solanezumab 针对轻度痴呆患者开展的大型Ⅲ期临床试验失败，这次失败不论是对医学界还是阿尔茨海默病病人来说无疑都是"晴天霹雳"。Solanezumab 折戟之后，2017 年 2 月默沙东也宣布停止 BACE 抑制剂 Verubecestat 治疗轻度至中度阿尔茨海默病的Ⅱ/Ⅲ期临床试验。由礼来和阿斯利康合作开发的一种同类药物 Lanabecestat（AZD3293）虽于 2016 年 8 月被 FDA 授予快速通道地位，但在今年 6 月依然宣布中止其Ⅲ期实验。更深层次的讨论中则引发了药物研发人员对蛋白淀粉样假说的质疑或修正，与此同时不仅仅是淀粉样蛋白理论的药物研发失败，近几年里基于其他假说研发的药物也同样都遭遇了"滑铁卢"，目前除传统的神经递质类药物有限改善一些表面症状外，尚无研发成功的阿尔茨海默病药物上市，阿尔茨海默病治愈的曙光仍然有些遥远。

（2）Tau 蛋白聚集。2016 年 9 月以 Tau 蛋白为靶点的新药——TauRx 的 TRx0237 在阿尔茨海默病协会国际会议中公布了其Ⅲ期临床试验结果。结果表明，与安慰剂相比，TRx0237 与另一种阿尔茨海默病治疗药物（多奈哌齐）联用时并未改善患者的认知功能。TauRx 表示计划继续跟进 TRx0237 单独应用时的疗效，目前仍处于Ⅲ期试验中。其后另一种神经递质类药物——Axovant 公司的 Intepirdine 也在临床试验中遗憾失败。2018 年 1 月 8 日，Axovant 公司表示计划根据研究的结果，停止 5 - HT。

（3）早期预防。研究人员认为，早期对阿尔茨海默病的诊断将是预防、减缓和阻止这种疾病的关键。在过去的十年中，早期检测的研究有了巨大的发展。目前还没有一种简单的检测方法可以诊断阿尔茨海默症。医生通常在神经学家的帮助下，会使用各种方法和工具来帮助诊断。其中包括：①从个人那里获得医疗和家族史，包括精神病史和认知行为变化史；②让家人或其他亲近的人提供关于思维技能或行为改变的信息；③进行认知测试，身体和神经系统检查；④通过验血和脑成像排除其他可能导致痴呆症状的因素，如肿瘤或某些维生素缺乏。

此外，市场上没有真正的治疗此类疾病的药物；目前可用的药物有乙酰胆碱酯酶抑制剂和 NMDAR 调节剂，仅用于对症治疗。自 2003 年以来，没有开发出新药被批准用于治疗阿尔茨海默病。阿尔茨海默病的药理治疗可分为两大类：①对症治疗，如乙酰胆碱酯酶抑制剂（包括多奈哌齐、利凡斯的明、加兰他敏、他克林等）和 n -甲基- d -天冬氨酸受体拮抗剂（包括美金刚、地卓西平、艾芬地尔等）；②基于病因的治疗，如分泌酶抑制剂、淀粉样蛋白结合剂和 Tau 疗法。

4.2.2　帕金森病的治疗靶点

4.2.2.1　治疗机制

（1）多巴胺神经元的保护。部分抗帕金森病药物能够通过抑制小胶质细胞的活化，使得前炎性细胞细胞因子释放；或通过抑制 NF - κB 的活化来减轻小胶质细胞炎性反应对多巴胺神经元的损伤。

（2）优化神经内分泌功能。通过多巴胺能和去加肾上腺素能的神经传递调节下丘脑—垂体，以此来优化帕金森病患者的神经内分泌功能。

（3）药物的吸收。在BBB渗透的情况下，激发由脂质或其他聚合物物质产生的充气微泡。通过确定最佳超声压力、治疗脉冲的持续时间和微泡预处理的方法，使用微泡与血管壁相互作用来破坏紧密的连接，以达到治疗剂被输送到大脑的目的，如聚焦超声。

4.2.2.2 治疗靶点

（1）通路靶向治疗。

1）SNCA通路。在SNCA通路靶向治疗中，经一项药物筛选发现，β2肾上腺素受体激动剂如沙丁醇胺，可以降低帕金森病终身患病的风险。目前，正在动物模型中进行临床前验证的有Anle 138b和SynuClean-D，进入Ⅰ期临床试验的有NPT088，一种融合蛋白，可以减少α-突触核蛋白聚集并保护黑质纹状体神经元。NPT200-11和PD03A经Ⅰ期临床试验证实，具有安全性和耐受性。研究人员发现尼洛替尼可以促进自噬，减缓α-突触核蛋白病理进展功效，并且可通过抑制酪氨酸激酶改变探索性生物标志物，改善临床疗效，因此，一项大规模的Ⅱ期试验正在进行，旨在评估长期服用尼洛替尼的安全性和耐受性。人源化IgG1单克隆抗体PRX002和BIIB054已被Ⅰ期试验证实具有良好的安全性和耐受性，这些抗体可以减少大脑中α-突触核蛋白病理的扩散，并减轻纹状体中多巴胺的减少，因此Roche公司于2017年开展了PRX002Ⅱ期临床试验，Biogen公司于2018年开展了RocheⅡ期临床试验。

2）GBA通路。在GBA通路中，有两种药物正在进行Ⅱ期临床试验，分别是氨溴索和Venglustat。氨溴索可以降低α-突触核蛋白的表达水平，Venglustat具有良好的血脑屏障通透性，并且改善认知功能障碍。

（2）药物治疗。目前左旋多巴仍是治疗中最重要有效的方法，也是新药物疗效的金标准。它是多巴胺的一种前体，不能透过血脑屏障（BBB）。经研究发现，左旋多巴与慢性抗帕金森病药物的作用机制不同，单剂量的左旋多巴并不能改善协同作用指数。尽管左旋多巴可以改善帕金森病典型的运动症状，但也存在局限性。长期使用左旋多巴可能出现运动并发症，急性左旋多巴会存在恶心、呕吐等症状，也称这种不良反应为多巴胺效应。而持续性滴定给药可以避免急性左旋多巴带来的伤害，也可以预防运动并发症的发生，改善异动症等。此外，经历严重运动障碍的患者通常对多巴胺能治疗和/或添加金刚烷胺的调整反应良好。

目前应用最广泛的是多巴胺受体激动药，其直接作用于多巴胺受体，譬如普拉克索、罗匹尼罗，最初的研究只是将其作为左旋多巴的辅助，以此增强运动改善作用，随着进一步的研究发现，与左旋多巴相比，该药物的半衰期较长，不易发生异动症。并且普拉克索或罗匹尼罗在治疗8周后能显著降低帕金森病患者外周血淋巴细胞中的多巴胺转运体表达。多巴胺受体激动药所伴随的不良反应，除了恶心、呕吐以外，还会出现幻觉、白天嗜睡等症状，该药物仍待研究。

还有一类抑制剂药物，单胺氧化酶 B 抑制药（Monoamine oxidase B inhibitor MAO - BI）和儿茶酚-氧位-甲基转移酶抑制药（Catechol - Oxygen - Methyltransferase Inhibitor，COMTI）。MAO - B 抑制药，譬如司来吉兰、雷沙吉兰，主要通过增加突触间神经递质的浓度来起作用，也可以阻止多巴胺的氧化代谢和氧化应激，在早期单一运用时，该药会有轻微疗效，经过研究，MAO - B 抑制药通常是安全的，并且耐受性较好，关于其不良反应还有待研究。COMTI 抑制药已被证实可以延长左旋多巴的消除半衰期，因此，当左旋多巴与脱羧酶抑制药联合使用时，可以通过 COMTI 进行代谢，但有早期患者将 COMTI 与左旋多巴联合使用，相较于单独使用左旋多巴，并无明显益处，目前 COMTI 抑制剂的价值比较局限。

除此之外，还有一些其他的药物治疗。抗胆碱药物，譬如苯海索和苯脱品，此类药物可通过抑制乙酰胆碱依赖的抗炎系统，加速神经元变性。金刚烷胺，能抑制小胶质细胞活化，减少前炎性细胞因子释放，可以用于早期症状较轻的患者。

（3）手术治疗。外科手术治疗在一个世纪以前已经出现了，最常用的方法是 DBS，它是通过点击置入靶点进行刺激调控的。此方法创伤小，也相对安全，不会损伤脑组织。对于药物治疗无作用的患者，会尝试手术治疗。

尽管已经有了大量的基础和临床研究，迄今尚未见一项 III 期临床试验获得成功。因此，帕金森病靶向治疗依旧面临巨大的挑战。

4.2.3　亨廷顿病的治疗靶点

4.2.3.1　治疗机制

（1）神经递质状态的改变。部分抗亨廷顿病药物类似于抗精神病药物，复杂的药效学导致了多巴胺传递的状态依赖效应。当多巴胺能张力较低时，多巴胺增强传递；当张力较高时，它们拮抗多巴胺受体。此类药物可改善患者的舞蹈症状。

（2）神经保护。部分抗亨廷顿病药物可以稳定谷氨酸能张力，长期治疗有潜在的神经保护作用，改善认知障碍。

（3）基因沉默。采用基因沉默技术下调/完全关闭转录或阻止突变基因的翻译；或使用反义寡核苷酸或 RNA 干扰（RNA inference，RNAi）机制在翻译前抑制突变的 mRNA，减少蛋白质的表达，从源头上减轻疾病。

4.2.3.2　治疗靶点

（1）药物治疗。药物治疗主要是普利多匹定。普利多匹定（Pridopidine）是苯基哌啶类化合物，研究发现，其具有临床潜力，可能具有治疗亨廷顿病的作用。可通过激活皮质多巴胺传递和下游皮质纹状体突触激活，加强直接和间接通路，改善负运动特征，如精细运动技能受损、运动迟缓和粗大运动协调困难。并且指出普利多匹定能间接作用于多巴胺 D1 受体（D1R），能做多巴胺 D2 受体（D2R）稳定剂，亦能作用于 α 肾上腺素受体、5 - HT 受体，这也可能是其治疗亨廷顿病的机制之一。Sahlholm 等研究发现，普利多匹定能抑制 D2R 和 σ1 受体敲除小鼠的随意运动，提示其可能还通过其他靶点来发挥抗亨廷顿病作用。MermaiHD 扩展研究发现，普利多匹定治疗亨廷顿病具有安全性和可耐受性。

（2）基因指导疗法。针对亨廷顿病的基因治疗，研究人员尝试了多种策略，其中包括反义寡核苷酸、RNA 干扰、小分子化合物以及 CRISPR 基因编辑技术等。反义寡核苷酸（antisense oligonucleotide，ASO）在 2015 年首次进入临床试验，结果发现，患者对其有良好的耐受性，也证实了安全性。迄今为止，ASO 已经相继研发上市三代了，第三代不仅增强了疗效，还减弱了相应的非特异毒副作用。目前的I期临床试验是经过修饰的 ASO，结果显示早期的亨廷顿病患者对修饰后的 ASO 耐受性良好。RNA 干扰是通过病毒转染实现的，这就需要外科手术作为辅助，将病毒定位注射于纹状体，以此减少 mHtt 的聚集和神经元的死亡，然而，RNA 干扰的个体化治疗进展缓慢，并且如果出现了因病毒载体或外源序列所导致的不良反应，尚且缺乏应对措施。目前 uniQure 公司开发的 AMT - 130 即将进入临床试验。AMT - 130 是以 AAV5 为载体，通过 miRNA 实现 RNA 干扰的基因疗法。Naryshkin 等发现了一类小分子，在亨廷顿病治疗领域，现在已经筛选出能够降低 Htt mRNA 的先导化合物，经过进一步优化，有望在 2020 年开展临床安全性试验。GRISPR 基因编辑技术目前还在研究中，一旦被成功编辑，纠正了基因组的致病突变或是删除突变基因，疗效便会持续维持，因此基因编辑是未来一个值得开发的方向。

（3）细胞疗法。细胞疗法的研究较少，过去的研究发现 Tau 蛋白与亨廷顿病关系密切，现在研究 Tau 的病理及方法逐渐增多，细胞修复疗法也正在进行深入的探索与研究，许多靶向降低亨廷顿蛋白的药物研究及生物标志物的研究目前都在开发中。

4.2.4　肌萎缩侧索硬化的治疗靶点

4.2.4.1　治疗机制

（1）保护神经元。通过阻断突触前神经元上的电压门控钠通道来抑制谷氨酸能神经传递，减少谷氨酸对神经元的毒性损伤，从而延缓肌萎缩侧索硬化的病情进展。

（2）抗氧化。清除氧化应激过程中产生的自由基。

4.2.4.2 治疗靶点

（1）药物治疗。1995 年，利鲁唑成为第一个受美国 FDA 批准的治疗肌萎缩侧索硬化的药物，其主要通过各种途径抑制谷氨酸对神经元的毒性损伤，从而延缓 肌萎缩侧索硬化的病情进展，该药物对延髓起病患者的治疗效果更为突出，但是受损的运动神经元并不会得到修复，并且该药物主要针对散发性肌萎缩侧索硬化，短期服用的效果并不明显，长期服用对预后才有效，若有效治疗，可使部分患者的生存时间延长 3～9 个月。继利鲁唑之后，2017 年 5 月美国 FDA 批准了治疗肌萎缩侧索硬化的第二种药物——依达拉奉，主要清除氧化应激过程中产生的自由基，用于治疗轻症肌萎缩侧索硬化，依达拉奉最先在日本用于临床治疗，日本学者发现，该药物可以提高患者生存率，延缓病情。而依达拉奉使用是注射方式，为提高患者的治疗便利性，现阶段开发了舌下含服片剂，但生物利用度还未知。

（2）基因细胞治疗。近年来，基因治疗和细胞治疗在神经退行性疾病中取得了巨大的进展，肌萎缩侧索硬化领域亦如此。与治疗亨廷顿病类似的反义寡聚核苷酸（ASO）也正在临床试验中，对 SOD1 基因突变的家族性肌萎缩侧索硬化患者采用蛛网膜下腔注射 ASO 的方式抑制 SOD1 的表达的 I 期临床试验研究显示了良好的耐受性，目前正在进行 II 期临床试验，C9orf72 小鼠模型的试验也为 ASO 治疗 C9orf72 突变的患者进入临床试验奠定了基础。但当前缺乏高准确度的证据来指导使用细胞疗法，还需要进行大型的试验，以建立细胞疗法的有效性和安全性。

（3）干细胞治疗。在干细胞治疗的研究中，以其来源差异性作为研究切入点，现阶段已完成 III 期临床试验。通过肌萎缩侧索硬化患者自身的脂肪或骨髓穿刺来获取间充质干细胞，在体外通过特殊的培养方式获取可以分泌更多神经营养因子的干细胞，再采取蛛网膜鞘内或脊髓鞘内注射入肌萎缩侧索硬化患者体内，这种治疗方式显示出了良好的安全性，同时排斥反应较小，或无排斥。有一项通过鞘内注射患者自体的间充质干细胞的 III 期临床研究正在进行中，另移植经胎儿脊髓组织获取的干细胞 I 期和 II 期临床试验已完成，且结果显示该方法对治疗肌萎缩侧索硬化患者有一定益处，目前正在进行广泛的研究。

对于肌萎缩侧索硬化疾病还未出现有效的治疗方式，目前的疗法也只能做到延长部分肌萎缩侧索硬化患者的生存时间，在一定程度上改善患者的生活品质。基因细胞疗法和干细胞移植等疗法将为疾病的治疗带来了新的方向与希望。

4.2.5 不同类型脊髓小脑性共济失调的治疗靶点

4.2.5.1 治疗机制

（1）调节离子通道。抗脊髓小脑共济失调药物以小脑回路多点为靶点联合治疗，抑制突触前谷氨酸释放和激活钙激活钾通道的能力，调节离子通道功能障碍，改善疾病进程。

（2）基因沉默。用病毒传递的干扰 RNA228－230 或 microRNA 模拟物共同选择中枢神经系统细胞内的 RNA 干扰途径，来沉默或降低相关基因或其编码的转录本或蛋白的表达。

4.2.5.2 治疗靶点

脊髓小脑性共济失调（SCA）是一组常染色体显性遗传的神经系统退行性疾病，是以进行性神经退行性变为特征的遗传异质性疾病，核心症状为小脑共济失调、视神经萎缩、外周神经病变、情绪和认知功能障碍等，近些年来研究发现脊髓小脑共济失调已有 40 余型，且发病机制复杂，目前没有药物治疗被批准用于脊髓小脑共济失调患者的常规使用。

（1）对症药物治疗。譬如有共济失调表现，用金刚烷胺类药物来提高患者自身敏感度，用利鲁唑来延缓神经病变。近期的治疗进展是各种减少或沉默疾病基因的方法，或者干细胞治疗的方法。在动物模型中采用基因沉默方法是有效的。

（2）沉默疾病基因。在重复扩增脊髓小脑共济失调的动物模型中，用病毒传递的小干扰 RNA228－230 或 microRNA 模拟物共同选择中枢神经系统细胞内的 RNA 干扰途径是有希望的。同样，针对特定脊髓小脑共济失调基因的反义寡核苷酸已被证明在由重复扩增引起的几种脊髓小脑共济失调的动物模型中是有效的，如 SCA2、SCA3/MJD 和 SCA36（reFs232－235）。选择性靶向重复扩张的小分子是治疗脊髓小脑共济失调的另一种方法，但这些分子还没有在动物模型中进行测试。

（3）干细胞疗法。4 种干细胞治疗也有很大的进展。现今，已有大量动物试验证实，ESC 移植对帕金森病等疾病有效，因此，在 2009 年进行了首次人体移植试验，将 ESC 移植至急性脊髓损伤患者体内；2015 年对脊髓小脑共济失调患者进行 ESC 移植治疗，试验发现患者的症状有所改善，但移植治疗的安全性和有效性还需要临床试验进一步研究。间充质干细胞（mesenchymal stem cell，MSC）可增强内源性神经再生和保护作用，通过鞘内注射 MSC，可抑制脊髓小脑共济失调小鼠模型树突分支萎缩，以此维持其运动能力。迄今为止，已有多个试验证实，脐带血（umbilical cord blood，UCB）MSC 可用于脊髓小脑共济失调患者的治疗，能在一定的时间内改善症状、延缓疾病进程。还有学者发现可用 iPSC 建立脊髓小脑共济失调疾病模型，或是将诱导多能干细胞（induced pluripotent stem cell，iPSC）用于脊髓小脑共济失调患者的药物筛选研究。神经干细胞（neural stem cell，NSC）具有神经保护的作用，因此具有用于临床治疗的可能性，但因 NSC 之间及其与子代细胞之间迁移的互相抑制，阻碍了 NSC 移植在人脑中的应用。2017 年，研究人员发现定向电流可诱导 NSC 迁移，这为 NSC 在脊髓小脑共济失调患者的应用提供了新的见解与思路。

尽管干细胞疗法存在许多局限性，多种因素影响着干细胞移植的疗效，但该技术为脊髓小脑共济失调患者带来了一线希望，有着广阔前景。对于脊髓小脑共济失调这个罕见病的措施，重要的是预防，有脊髓小脑共济失调家族史的正常人，应尽早进行基因检测来预防和延缓疾病的发生，结婚生育时应进行产前诊断和遗传咨询，减少携带致病基因患儿出生的概率。

4.2.6　Pick 病的治疗靶点

4.2.6.1　治疗机制

（1）骨髓移植。可以通过直接在颅内注射骨髓细胞来提供中枢神经系统局部 ASM 来源，从而改善中枢神经系统，对网状内皮器官有积极影响。

（2）剂量递增。当 rhASM 高剂量给药时，神经酰胺从鞘磷脂中释放出来，并且可以通过剂量递增来"解体"储存的鞘磷脂并维持较低水平的神经酰胺释放来阻止神经酰胺的释放。

（3）改善胆固醇水平。治疗 Pick 病药物的一些成分能够减少胆固醇的积累，使胆固醇从异常部位清除，保护肝脏。随着时间的推移，细胞数量的减少会导致大脑总胆固醇的减少，而剩下的细胞将继续个别地增加溶酶体的浓度，药物成分可以从溶酶体中释放胆固醇，使肝脏的胆固醇水平正常化。

4.2.6.2　治疗靶点

Pick 病是一种罕见的进行性遗传疾病，传统止痛药的镇痛治疗并不总是有效的，而且在医学上复杂的患者中产生次要作用的风险很高。

（1）改善鞘脂的代谢异常。改善鞘脂的代谢异常是解决 Pick 病的一个重要靶点。一例晚期 Pick 病患者尝试多种药物无效后，采用了鞘内注射巴氯芬泵，出现了积极的临床效果，且无手术并发症。传统上，巴氯芬泵已经用于成年人和患有非进展性疾病（如脑瘫或脊髓损伤且预期寿命相对较长）的儿童的痉挛治疗。因此，在姑息性治疗中使用鞘内注射巴氯芬泵可能会为神经退行性疾病患儿的生命晚期提供一种可尝试的治疗方式，以为其提高舒适度和生活质量。

（2）改善胆固醇水平。使患者的胆固醇水平趋于正常也是治疗 Pick 病的一个方向，降低胆固醇的一种方法是肝脏 X 受体激动剂（liver X receptor agonists，LXR），尽管在神经症状上只有很小的改善，但它能导致 NPC 缺陷细胞胆固醇卸载，进而延长 C 型 Niemann-Pick 病（Niemann-Pick disease type C，NPCD）小鼠的寿命。另有研究，向 NPCD 小鼠全身给药羟丙基-β-环糊精（Hydroxypropyl-β-cyclodex-trin，HP-β-CD）可以从溶酶体中释放捕获的胆固醇，使肝脏中的胆固醇水平正常化，并延长寿命，这一发现导致 NPC 患者的使用范围扩大。自 2009 年以来，HP-β-CD已在全球范围内向获得批准的国家的 NPC 患者给药。HP-β-CD 通常采用静脉（intra venous，Ⅳ）治疗的方式，医师和护理人员报告说，接受Ⅳ治疗的患者，其生活质量得到改善，没有安全问题，药物耐受性好，也易于管理。

（3）其他。在对 Pick 病的不断探索中，研究人员还发现，一种 c-Abl 抑制剂和一种抗肿瘤坏死因子抗体都显示 Pick 病小鼠的症状有所改善。类似于阿尔茨海默病，过度磷酸化的 Tau 也在 NPCD 细胞中增加，而 cdk5 抑制可导致 NPCD 小鼠模型磷酸化减少和症状改善。miglustat 治疗可能减少 NPCD 患者 Tau 和淀粉样蛋白的积累，研究人员认为 miglustat 的再利用可能是富有成效的未来途径。

因其受损部位不同，Pick 病表现出的临床特征也各异，早期疾病发生时可能会难以察觉，但随着 CT、MRI 在临床上的普及，使 Pick 病生前诊断成为可能，以此帮助人们尽早防范和治疗。

附 录 1　细胞异常病理信号通路图

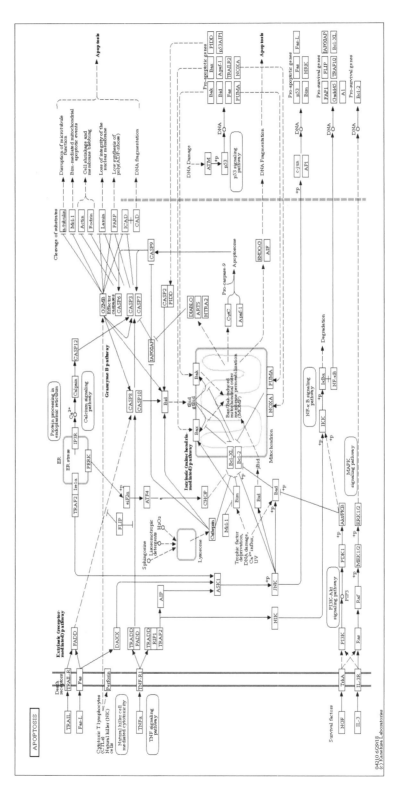

附图 1.1　细胞凋亡信号通路

120

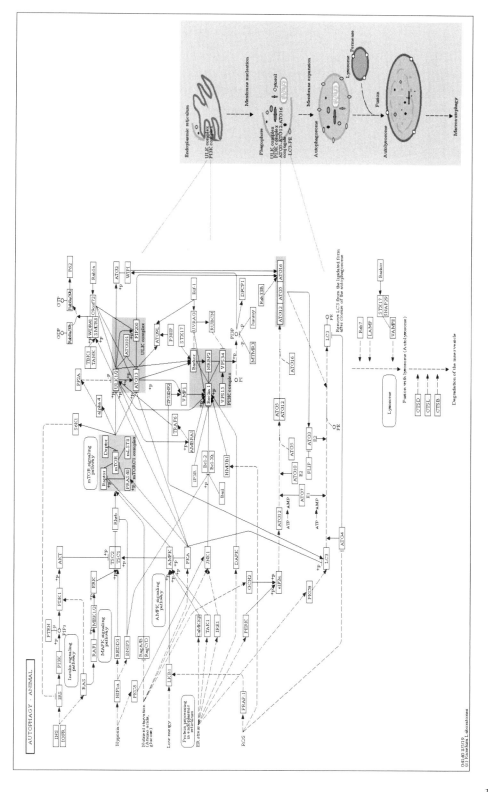

附图 1.2 细胞自噬信号通路

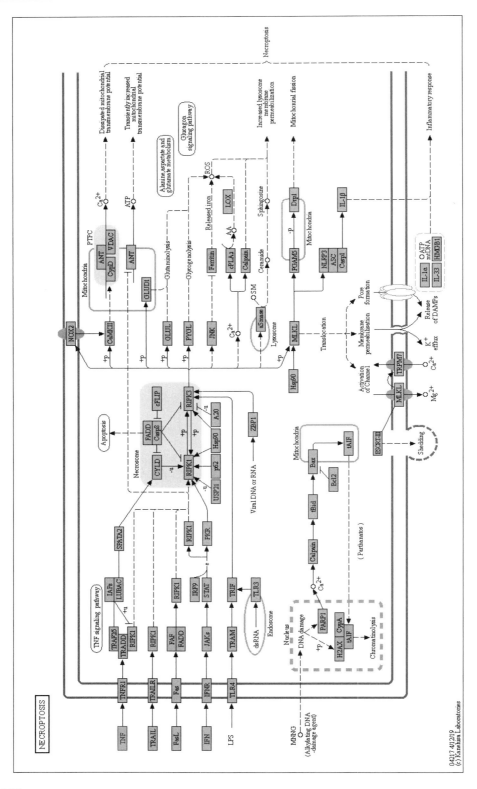

附图 1.3　细胞坏死信号通路

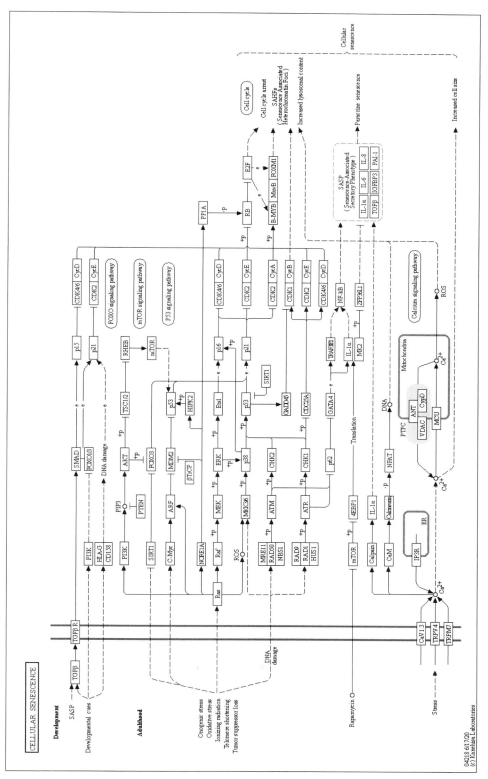

附图 1.4　细胞衰老信号通路

附录 2 正细胞结构信号通路图

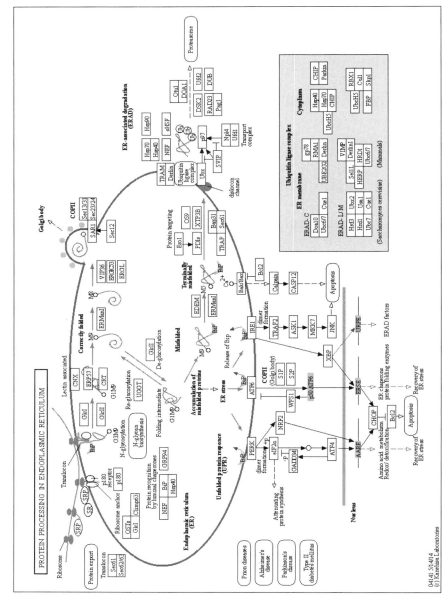

附图 2.1 内质网信号通路图

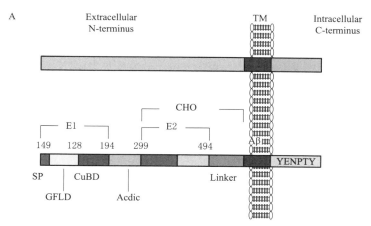

（a）APP 的结构和功能区

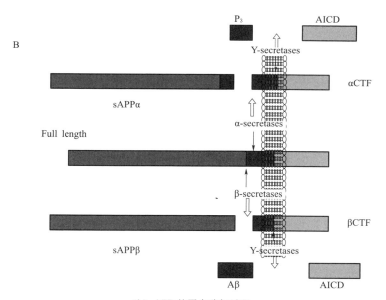

（b）APP 的蛋白酶解过程

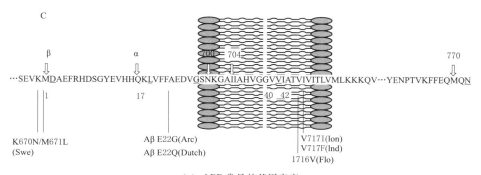

（c）APP 常见的基因突变

附图 2.2　APP 的结构、蛋白酶解和常见的基因突变

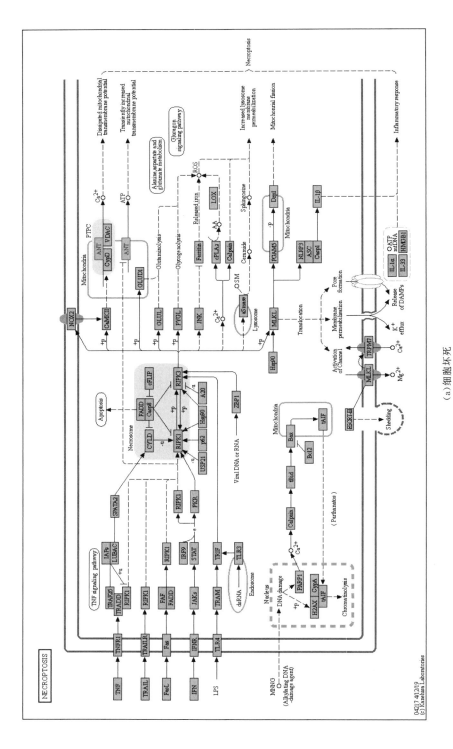

（a）细胞坏死

附图 2.3（一）　线粒体信号通路图

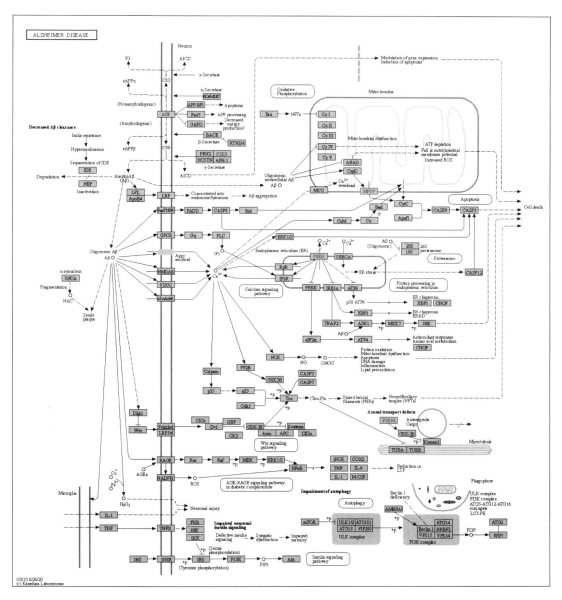

（b）阿尔茨海默病

附图 2.3（二）　线粒体信号通路图

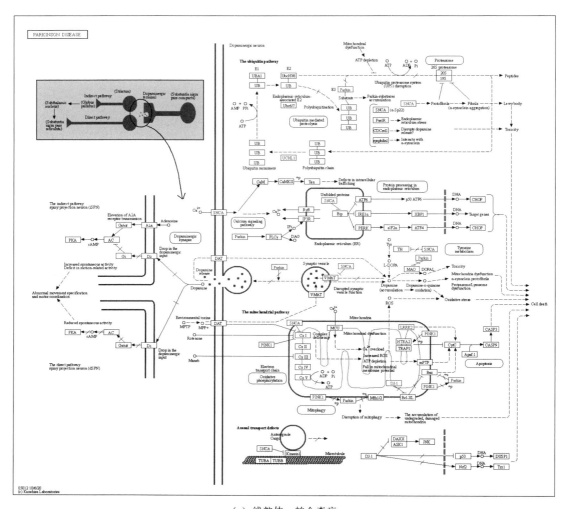

（c）线粒体－帕金森病

附图 2.3（三）   线粒体信号通路图

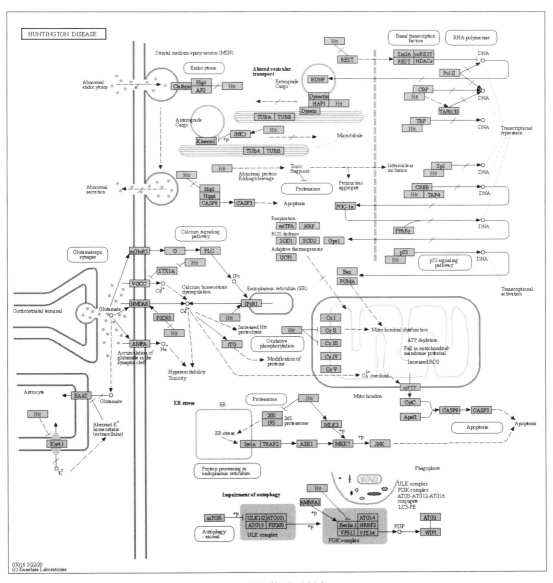

（d）线粒体–亨廷顿病

附图 2.3（四）　线粒体信号通路图

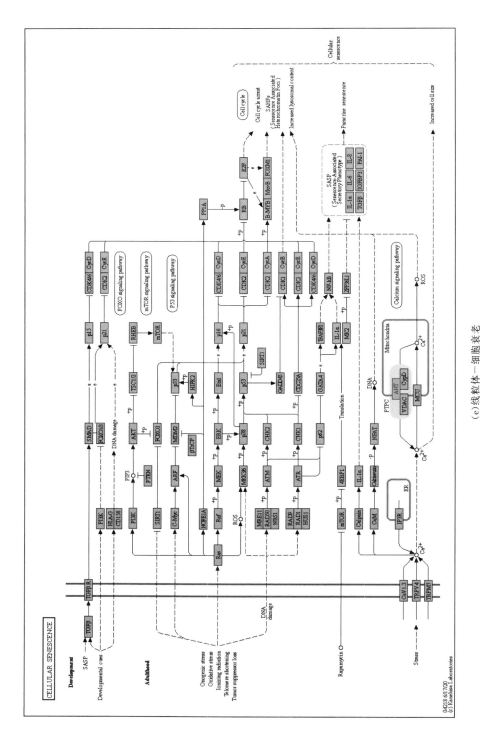

（e）线粒体－细胞衰老

附图 2.3（五） 线粒体信号通路图

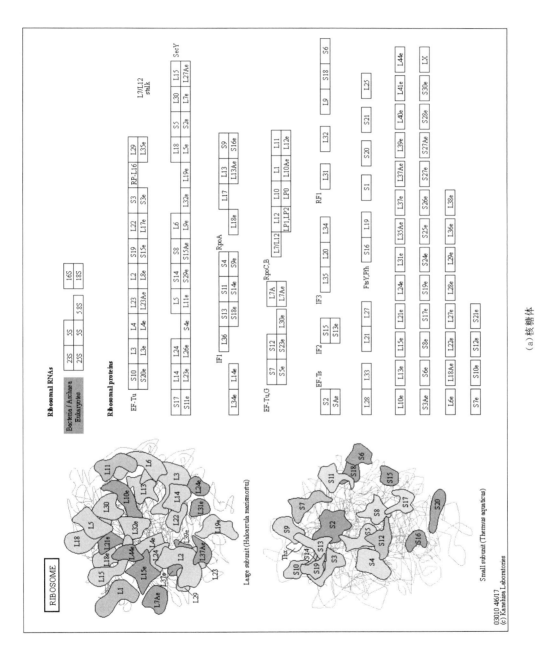

（a）核糖体

附图 2.4 （一）　核糖体信号通路图

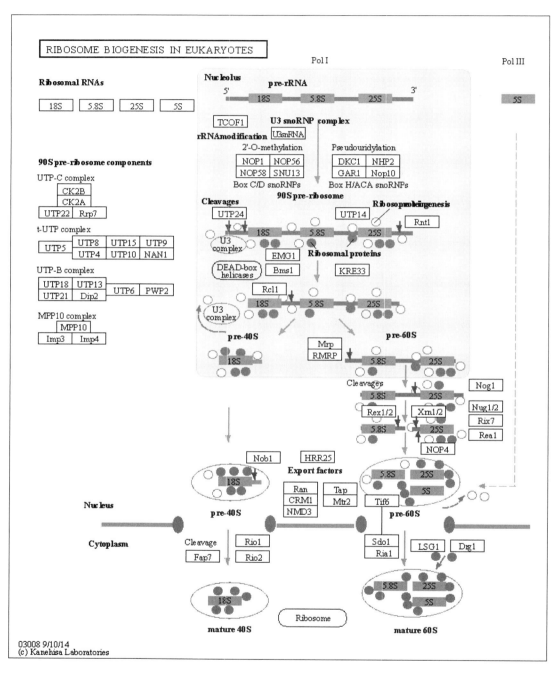

（b）核糖体-真核生物的核糖体生物发生

附图 2.4（二） 核糖体信号通路图

附录3 专业名词中英文对照

Active lysosome	活动性溶酶体
Adenosine triphosphate，ATP	三磷酸腺苷
ADP - ribose polymerase	ADP -核糖聚合酶
Advanced glycation end products，AGEs	晚期糖基化终产物
Advanced glycosylated end - products，AGEs	糖基化终产物
Alzheimer disease，AD	阿尔茨海默病
Aminoacyl site	氨酰基部位
Amyloid beta，Aβ	脑淀粉样蛋白
Amyloid precursor protein，APP	淀粉样前体蛋白
Amyloid - βprotein precursor，APP	淀粉样蛋白前体基因
Amyotrophic lateral sclerosis，ALS	肌肉萎缩侧索硬化病
Amyotrophic lateral sclerosis，ALS	肌萎缩侧索硬化
Angiogenin，ANG	血管生成因子
Antiepileptic Drugs，AEDs	抗癫痫药物
Antisense oligonucleotide，ASO	反义寡核苷酸
Apoptosis	凋亡
Apoptosisprotease activating factor，Apaf - 1	凋亡蛋白酶激活因子
APP intracellular domain，AICD	APP 细胞内结构域
A site	A 部位
Aspartic acid	天冬氨酸
ATP - binding cassette，ABC	结合盒转运蛋白
Autocytolysis	自溶作用
Autophagic lysosome	自噬性溶酶体
Autophagy	自噬
Autophagy lysosome disorder	自噬溶酶体障碍
Autophagy - Lysosome Pathway，ALP	自噬/溶酶体途径
Autosome	常染色体
B cell lymphoma 2，Bcl - 2	B 细胞淋巴瘤 2

续表

Basic fibroblast growth factor，BFGF	碱性成纤维生长因子
Bcl－2 homology region 3，BH3	Bcl－2 同源区域 3
Beterophagy	异噬作用
Bioblast	生命小体
Biological oxidation	生物氧化
Blood brain barrier，BBB	血脑屏障
Brain Injury，BI	脑损伤
Brain－derived nerve growth factor，BDNF	脑源性神经生长因子
Calpain	钙蛋白酶
Caspase	胱天蛋白酶
Catalase，CAT	过氧化氢酶
Catechol－Oxygen－Methyltransferase Inhibitor，COMTI	儿茶酚-氧位-甲基转移酶抑制药
Cellular oxidation	细胞氧化
Cellular respiration	细胞呼吸
Central nervous system，CNS	中枢神经系统
Centrel granule	中央颗粒
Centromere	着丝粒
Ceramide－1－phosphate，C1P	神经酰胺-1-磷酸
Ceramide transporter，CERT	神经酰胺转运蛋白
Cerebral ischemia，CI	脑缺血
Cerebrospinal fluid，CSF	脑脊液
Chaperone－mediated autophagy，CMA	伴侣介导的自噬
Chromatin	染色质
Chromosome	染色体
Cis Golgi network	顺面网状结构
C－Jun N－terminal kinase，JNK	c－Jun 氨基末端激酶
Coat protein I，COPI	外壳蛋白
Crinolysosome	分泌溶酶体
Crinophagy	分泌自噬
Cristae	峰
Cyclic guanosine monophosphate，cGMP	环鸟苷酸

Cysteathione β – schizase，CSE	胱硫醚 β-裂合酶
Cytochrome C，Cytc	细胞色素 C
Cytoplasmic ring	胞质环
Damage – associated molecular patterns，DAMP	感应外界危险信号
Death inducing signaling complex，DISC	死亡诱导信号复合物
Death receptor，TNFR	死亡受体
Deep brain stimulation，DBS	脑深部电刺激
Dentate gyrus，DG	齿状回
Diacylglycerol，DAG	甘油二酯
Dopamine transporte，DAT	多巴胺转运蛋白
Dopaminergic，DA	多巴胺能
Dynamin – related protein 1，Drp 1	线粒体动力相关蛋白
Early onset Alzheimer's disease，EOAD	早发性阿尔茨海默病
Endoplasmic reticulum exit site，ERES	内质网出口位点
Endoplasmic reticulum stress，ERS	内质网应激
Endoplasmic reticulum，ER	内质网
Epidermal growth factor，EGF	表皮生长因子
Epilepsy	癫痫
Erythropoietin，EPO	促红细胞生成素
Excitatory amino acids，EAA	兴奋性氨基酸
Exit site，E site	出口位
Extracellular matrix，ECM	细胞外基质
Familial Alzheimer's disease，FAD	家族性阿尔茨海默病
fMet – tRNA	甲酰甲硫氨酰-tRNA
Freefatty acids，FFA	游离脂肪酸
Gamma amino butyric acid，GABA	氨基丁酸
Gamma – aminobutyric acid receptor subunit GABR	γ-氨基酪酸受体亚单位
Glial fibrillary acidic protein，GFAC	胶质纤维酸性蛋白
Glucose regulatory protein 78	葡萄糖调节蛋白 78
Glutamate，Glu	谷氨酸
Glutathion peroxidases	谷胱甘肽过氧化物酶
Golgi apparatus	高尔基体

Golgi complex，GC	高尔基复合体
Golgi stress	高尔基体应激
Granulovacuolar degeneration bodies，GVD	颗粒空泡变性体
Granulysis	粒溶作用
GTPase site	GTP 酶部位
Heterophago lysosome	异噬性溶酶体
High density lipoprotein，HDL	高密度脂蛋白
Human leukocyte antigen，HLA	人类白细胞抗原
Huntingtin，Htt	亨廷顿蛋白
Huntington's disease，HD	亨廷顿病
Hydroxy propyl - β - cyclo dextrin，HP - β - CD	羟丙基-β-环糊精
Inactive lysosome	非活动性溶酶体
Induced pluripotent stem cell，iPSC	诱导多能干细胞
Infolding	折叠
Inhibitors of apoptosis proteins，IAPs	凋亡抑制蛋白
Initiation factor - 2，IF - 2	起始因子 2
Initiation factor - 3，IF - 3	起始因子 3
Inner membrane	内膜
Insulin - like growth factor 1，IGF - 1	胰岛素样神经营养因子-1
Intercellular adhesion molecule，ICAM	细胞间黏附分子
Intercristae space	嵴间腔
Interleukin，IL	白细胞介素
Intermediate density lipoprotein，IDL	中密度脂蛋白
Intermembrane space	膜间腔
Intravenous，IV	静脉注射
Ionotropic glutamate receptor，IGLUR	离子型受体
Janus green	詹纳斯绿
Kainic acid，KA	海人藻酸
Karyotype	核型
Kinetochore	着丝点
Lamin	核纤层蛋白
Late onset Alzheimer's disease，LOAD	晚发性阿尔茨海默病

续表

Leucine – rich glioma – inactivated protein 1，LGI1	富含亮氨酸的神经胶质瘤灭活蛋白 1
Leucine – rich repeat kinase 2，LRRK2	富含亮氨酸的重复激酶 2
Lewy bodies，LB	路易小体
lipid peroxidation，LPO	脂质过氧化
Lipopolysaccharide，LPS	脂多糖
Liver X receptor agonists，LXR	肝脏 X 受体激动剂
Lysosomal membrane permeabilization，LMP	溶酶体膜透化
Lysosomophagy	溶噬作用
Macroautophagy	巨噬
Magnetic resonance imaging，MRI	磁共振成像
Mannose phosphate 6，M – 6 – P	甘露糖 – 6 –磷酸
Matrix	基质
Matrix metalloproteinase，MMP	基质金属蛋白酶
Matrix space	基质腔
Medial golgistack	中间膜囊
Mesenchymal stem cell，MSC	间充质干细胞
Microautophagy	微噬
Microtubule，MT	微管
Mitochondria	线粒体
Mitochondria – associated endoplasmic reticulum membrane，MAM	线粒体-内质网结构偶联
Mitochondrial permeabil – itytransition pore，mPTP	线粒体膜通透性转换孔
MitochondrialDNA，mtDNA	线粒体 DNA
Mitophagy	线粒体自噬
Mixed lineage kinase domain – like，MLKL	混合谱系激酶结构域样
Moderate spinous striatum neurons，MSN	中度棘状纹状体神经元
Monoamine oxidase B inhibitor MAO – BI	单胺氧化酶 B 抑制药
Multiplesclerosis，MS	多发性硬化
Multi – vesicularbodyprotein2B，CHMP2B	多泡体蛋白 2B
Napped intracellular domain，NICD	缺口细胞内结构域
Necrosis	坏死
Nerve Progenitor Cells，NPC	神经前体细胞

续表

Neural stem cell，NSC	神经干细胞
Neuritic plaque，NP	神经炎性斑
Neurofibrillary tangles，NFTs	神经纤维缠结
Neurofilament，NF	神经微丝
Nicotinic acid adenine dinucleotide phosphate，NAADP	烟酸腺嘌呤二核苷酸磷酸酯
Niemann – Pick disease type C，NPCD	C 型 Niemann – Pick 病
N – methyl – D – aspartic acid receptor，NMDAR	N –甲基– D –天冬氨酸受体
N – methyl – D – aspartic acid，NMDA	N –甲基– D –天冬氨酸
NPC intracellular cholesterol transporter 1，NPC1	NPC 细胞内胆固醇转运蛋白 1
NPC intracellular cholesterol transporter 2，NPC2	NPC 细胞内胆固醇转运蛋白 2
Nuclear basket	核篮
Nuclear envelope	核膜（核被膜）
Nuclear lamina	核纤层
Nuclear matrix	核基质
Nuclear membrane	核膜
Nuclear pore complex	核孔复合体
Nuclear pore complexs，NPC	核孔复合物
Nuclear sap	核液
Nuclear skeleton	核骨架
Nucleolar margination	核仁边集
Nucleolar organizing region，NOR	核仁组织者区
Nucleolus	核仁
Nucleophagy	核自噬
Nucleoplamic ring	核质环
Nucleus	细胞核
Organelle	细胞器
Outer membrane	外膜
Paired helical filaments，PHF	成对螺旋丝
Parkinson disease，PD	帕金森病
Pattern recognition receptor，PRR	模式识别受体
Peptidyl isomerase F，PPIF	肽基异构酶 F
Peptidyl site	肽酰基部位

续表

Peptidyl transferase	肽基转移酶
Perinuclear space	核周间隙
Permeability transition pore，PTP	线粒体 PT 孔
Phagosome	吞噬体
Phosphatidylinositol 4 – phosphate，PI4P	磷脂酰肌醇 – 4 – 磷酸
Phospholipase D，PLD	磷脂酶 D
Platelet activating factor，PAF	血小板活化因子
Polyglutamine，PolyQ	多聚谷氨酰胺链
Polyribosome	多聚核糖体
Positron emission tomography，PET	正电子发射断层扫描
Presenilin 1，PS1	早老素 1 基因
Presenilin 2，PS2	早老素 2 基因
Pridopidine	普利多匹定
Primary constriction	主痕
Primary lysosome	初级溶酶体
Programmed cell death，PCD	程序性死亡
Protein kinase C，PKC	蛋白激酶 C
Protein kinase D，PKD	蛋白激酶 D
Psite	P 部位
Reactive oxygen intermediates，ROI	活性氧中间体
Reactive oxygen species，ROS	活性氧
Receptor for advanced glycation endproducts，RAGE	糖基化终产物受体
Receptor interacting protein kinase 3，RIP3/ RIPK3	受体相互作用蛋白激酶 3
Recombinant interleukin 1 receptor antagonist，RIL1ra	重组白细胞介素 1 受体拮抗剂
Regulated cell death，RCD	调节细胞死亡
Residual body	残余体
Ribonucleoprotein particles	核糖核蛋白颗粒
Ribosome	核糖体
RNA inference，RNAi	RNA 干扰
Rough endoplasmic reticulum，RER	粗面内质网
Saccules	扁平囊
Sarco – endoplasmic reticulum Ca^{2+} – ATPase，SERCAs	内质网 Ca^{2+} – ATP 酶泵

续表

Satellite	随体
Secondary constriction	次缢痕
Secondary lysosome	次级溶酶体
Senescence associated secretory phenotype，SASP	衰老相关的分泌表型
Senile plaque，SP	沉积形成的老年斑
Sex chromosome	性染色体
Sodium channel protein type 1 subunit alpha，SCN1A	钠离子门控通道 Alpha 亚基 1
Sodium channel subunit beta－1，SCN1B	钠通道亚基 beta－1
Solute carrier family 2，facilitated glucose transporter member 1，SLC2A1	溶质载体家族 2，促进葡萄糖转运蛋白成员1
Spindle assembly checkpoint，SAC	纺锤体组装检查点
Spinocerebellar ataxia，SCA	脊髓小脑性共济失调
Spoke	辐
Sporadic Alzheimer's disease，SAD	散发性阿尔茨海默病
Stearoy－CoA desaturase，SCD	硬脂酰辅酶 A 脱氢酶
Sterol regulatory element binding proteins，SREBPs	固醇调节元件结合蛋白
Stroke	中风
Substantial nigra pars compact，SNpc	黑质致密部
Subventricular Zone，SVZ	脑室下区
Superoxide dismutase，SOD	超氧化物歧化酶
Telomere	端粒
Tthioredoxin	硫氧还蛋白
TNF receptor associated factor 2	肿瘤坏死因子受体相关因子 2
Trans Golgi network，TGN	反面网状结构
Trans golgi saccule	反面囊
Transforming growth factor，TGF	转变生长因子
Trans－Golginetmork，TGN	高尔基体反面膜囊
Translocation contact site	内外膜转位接触点
Traumatic brain injury，TBI	创伤性脑损伤
Triggering receptor expressed on myeloid cell，TREM	髓样细胞触发受体
Trimetapph－osphatase，TMPase	三偏磷酸酶
Tumor necrosis factor，TNF	肿瘤坏死因子

Ubiquitin – Proteasome System，UPS	泛素-蛋白酶体系统
Umbilical cord blood，UCB	脐带血
Unfolded protein reaction，UPR	未折叠蛋白反应
Vacuole	大泡
Vagus nerve stimulation，VNS	迷走神经刺激
Vascular endothelial growth factor，VEGF	血管内皮生长因子
Vascular smooth muscle cell，VSMC	血管平滑肌细胞
Very low density lipoprotein，VLDL	极低密度脂蛋白
Vesicle	小泡
Voltage – dependent anion channel，VDAC	电压依赖性阴离子通道
α – amino – 3 – hydroxy – 5 – methyl – 4 – isoxazole propionic acid，AMPA	α-氨基-3羟基-5甲基-4异噁唑
β – secretase1，BACE1	β-分泌酶1

参 考 文 献

［1］ Di Malta C，Cinque L，Settembre C. Transcriptional Regulation of Autophagy：Mechanisms and Diseases ［J］. Frontiers in cell and developmental biology，2019 (7)：114.

［2］ Gerszon J，Rodacka A. Oxidatively modified glyceraldehyde－3－phosphate dehydrogenase in neurodegenerative processes and the role of low molecular weight compounds in counteracting its aggregation and nuclear translocation ［J］. Ageing research reviews，2018 (48)：21－31.

［3］ Chipuk J E，Green D R. Cytoplasmic p53：bax and forward ［J］. Cell cycle (Georgetown，Tex)，2004，3 (4)：429－431.

［4］ Perkins N D. NF－kappaB：tumor promoter or suppressor? ［J］. Trends Cell Biol，2004，14 (2)：64－69.

［5］ Zhou M，Ji H，Fu N，et al. Nucleophagy in Human Disease：Beyond the Physiological Role ［Retraction］ ［J］. The Tohoku journal of experimental medicine，2018，244 (1)：75－81.

［6］ Peng H，Lavker R M. Nucleophagy：A New Look at Past Observations ［J］. The Journal of investigative dermatology，2016，136 (7)：1316－1318.

［7］ Nakatogawa H，Mochida K. Reticulophagy and nucleophagy：New findings and unsolved issues ［J］. Autophagy，2015，11 (12)：2377－2378.

［8］ Mijaljica D，Devenish R J. Nucleophagy at a glance ［J］. Journal of cell science，2013，126 (19)：3425－3430.

［9］ Retraction：Nucleophagy in Human Disease：Beyond the Physiological Role.［Tohoku J. Exp. Med.，2018，244 (1)，75－81. doi：10.1620/tjem.244.75. Review.］［J］. The Tohoku journal of experimental medicine，2018，244 (2)：175.

［10］ Akinduro O，Sully K，Patel A，et al. Constitutive Autophagy and Nucleophagy during Epidermal Differentiation ［J］. The Journal of investigative dermatology，2016，136 (7)：1460－1470.

［11］ Fu N，Yang X，Chen L. Nucleophagy Plays a Major Role in Human Diseases ［J］. Current drug targets，2018，19 (15)：1767－1773.

［12］ Kikuma T，Mitani T，Kohara T，et al. Carbon and nitrogen depletion－induced nucleophagy and selective autophagic sequestration of a whole nucleus in multinucleate cells of the filamentous fungus Aspergillus oryzae ［J］. The Journal of general and applied microbiology，2017，63 (2)：139－146.

[13] Mijaljica D，Prescott M，Devenish R J. A late form of nucleophagy in Saccharomyces cerevisiae [J]. PloS one, 2012，7（6）：e40013.

[14] Mostofa M G，Rahman M A，Koike N，et al. CLIP and cohibin separate rDNA from nucleolar proteins destined for degradation by nucleophagy [J]. The Journal of cell biology, 2018，217（8）：2675 – 2690.

[15] Papandreou M E，Tavernarakis N. Nucleophagy：from homeostasis to disease [J]. Cell death and differentiation, 2019，26（4）：630 – 639.

[16] Vande Walle L，Lamkanfi M. Pyroptosis [J]. Curr Biol, 2016，26（13）：568 – 572.

[17] Dhanasekaran D N，Reddy E P. JNK – signaling：A multiplexing hub in programmed cell death [J]. Genes & cancer, 2017，8（9 – 10）：682 – 694.

[18] Lin H，Zhao L，Ma X，et al. Drp1 mediates compression – induced programmed necrosis of rat nucleus pulposus cells by promoting mitochondrial translocation of p53 and nuclear translocation of AIF [J]. Biochem Biophys Res Commun, 2017，487（1）：181 – 188.

[19] Chou X，Ding F，Zhang X Y，et al. Sirtuin – 1 ameliorates cadmium – induced endoplasmic reticulum stress and pyroptosis through XBP – 1s deacetylation in human renal tubular epithelial cells [J]. Arch Toxicol, 2019，93（4）：965 – 986.

[20] Robinson N，Ganesan R，Hegedus C，et al. Programmed necrotic cell death of macrophages：Focus on pyroptosis，necroptosis，and parthanatos [J]. Redox Biol, 2019，26.

[21] Marcassa E，Raimondi M，Anwar T，et al. Calpain mobilizes Atg9/Bif – 1 vesicles from Golgi stacks upon autophagy induction by thapsigargin [J]. Biol Open, 2017，6（5）：551 – 562.

[22] Mishra S K，Gao Y G，Deng Y B，et al. CPTP：A sphingolipid transfer protein that regulates autophagy and inflammasome activation [J]. Autophagy, 2018，14（5）：862 – 879.

[23] Vince J E，Wong W W，Khan N，et al. IAP antagonists target cIAP1 to induce TNFalpha – dependent apoptosis [J]. Cell, 2007，131（4）：682 – 693.

[24] Carmona – Gutierrez D，Hughes A L，Madeo F，et al. The crucial impact of lysosomes in aging and longevity [J]. Ageing research reviews, 2016（32）：2 – 12.

[25] Gradzka S，Thomas O S，Kretz O，et al. Inhibitor of apoptosis proteins are required for effective fusion of autophagosomes with lysosomes [J]. Cell death & disease, 2018，9（5）：529.

[26] Boya P，Kroemer G. Lysosomal membrane permeabilization in cell death [J]. Oncogene, 2008，27（50）：6434 – 6451.

[27] 桑建利. 简述中心体的结构与功能 [J]. 生物学通报, 2006，41（10）：3 – 5.

[28] Poulton J S，Cuningham J C，Peifer M. Centrosome and spindle assembly checkpoint loss leads to neural apoptosis and reduced brain size [J]. The Journal of cell biology, 2017，

216（5）：1255 - 1265.

[29] Joachim J，Tooze S A. Control of GABARAP - mediated autophagy by the Golgi complex，centrosome and centriolar satellites [J]. Biology of the cell，2018，110（1）：1 - 5.

[30] Joachim J，Razi M，Judith D，et al. Centriolar Satellites Control GABARAP Ubiquitination and GABARAP - Mediated Autophagy [J]. Curr Biol，2017，27（14）：2123 - 2136. e7.

[31] 郭宏元，朱杰，缪秋红，等. 核糖体蛋白调控病毒生命周期的研究进展 [J]. 中国动物传染病学报，1 - 13.

[32] Stedman A，Beck - Cormier S，Le Bouteiller M，et al. Ribosome biogenesis dysfunction leads to p53 - mediated apoptosis and goblet cell differentiation of mouse intestinal stem/ progenitor cells [J]. Cell death and differentiation，2015，22（11）：1865 - 1876.

[33] Kim H D，Kong E，Kim Y，et al. RACK1 depletion in the ribosome induces selective translation for non - canonical autophagy [J]. Cell death & disease，2017，8（5）：e2800.

[34] Payao S L，Smith M A，Winter L M，et al. Ribosomal RNA in Alzheimer's disease and aging [J]. Mechanisms of ageing and development，1998，105（3）：265 - 272.

[35] Ganler A R，Kobayashi T. Ribosomal DNA and cellular senescence：new evidence supporting the connection between rDNA and aging [J]. FEMS yeast research，2014，14（1）：49 - 59.

[36] Lin Y M，Wu C C，Chang Y C，et al. Target disruption of ribosomal protein pNO40 accelerates aging and impairs osteogenic differentiation of mesenchymal stem cells [J]. Biochem Biophys Res Commun，2016，469（4）：903 - 910.

[37] Oakes C C，Smiraglia D J，Plass C，et al. Aging results in hypermethylation of ribosomal DNA in sperm and liver of male rats [J]. Proceedings of the National Academy of Sciences of the United States of America，2003，100（4）：1775 - 1780.

[38] Takada H，Kurisaki A. Emerging roles of nucleolar and ribosomal proteins in cancer，development，and aging [J]. Cellular and molecular life sciences：CMLS，2015，72（21）：4015 - 4025.

[39] Angenieux C，Maitre B，Eckly A，et al. Time - Dependent Decay of mRNA and Ribosomal RNA during Platelet Aging and Its Correlation with Translation Activity [J]. PloS one，2016，11（1）：e0148064.

[40] D'Aquila P，Montesanto A，Mandala M，et al. Methylation of the ribosomal RNA gene promoter is associated with aging and age - related decline [J]. Aging cell，2017，16（5）：966 - 975.

[41] Malinovskaya E M，Ershova E S，Golimbet V E，et al. Copy Number of Human Ribosomal Genes With Aging：Unchanged Mean，but Narrowed Range and Decreased Variance in Elderly Group [J]. Frontiers in genetics，2018（9）：306.

［42］ Mozhui K，Snively B M，Rapp S R，et al. Genetic Analysis of Mitochondrial Ribosomal Proteins and Cognitive Aging in Postmenopausal Women ［J］. Frontiers in genetics，2017 （8）：127.

［43］ Wang M，Lemos B. Ribosomal DNA harbors an evolutionarily conserved clock of biological aging ［J］. Genome research，2019，29（3）：325 – 333.

［44］ Steffen K K，Dillin A. A Ribosomal Perspective on Proteostasis and Aging ［J］. Cell metabolism，2016，23（6）：1004 – 1012.

［45］ Neill T，Schaefer L，Iozzo R V. Instructive roles of extracellular matrix on autophagy ［J］. The American journal of pathology，2014，184（8）：2146 – 2153.

［46］ Meschiari C A，Ero O K，Pan H，et al. The impact of aging on cardiac extracellular matrix ［J］. GeroScience，2017，39（1）：7 – 18.

［47］ Jin Z，Guo P，Li X，et al. Neuroprotective effects of irisin against cerebral ischemia/reperfusion injury via Notch signaling pathway ［J］. Biomed Pharmacother，2019（120）：109452.

［48］ Wang J J，Zhu J D，Zhang X H，et al. Neuroprotective effect of Notch pathway inhibitor DAPT against focal cerebral ischemia/reperfusion 3 hours before model establishment ［J］. Neural Regen Res，2019，14（3）：452 – 461.

［49］ Guan J，Wei X，Qu S，et al. Osthole prevents cerebral ischemia – reperfusion injury via the Notch signaling pathway ［J］. Biochem Cell Biol，2017，95（4）：459 – 467.

［50］ Zhang H P，Sun Y Y，Chen X M，et al. The neuroprotective effects of isoflurane preconditioning in a murine transient global cerebral ischemia – reperfusion model：the role of the Notch signaling pathway ［J］. Neuromolecular Med，2014，16（1）：191 – 204.

［51］ Tao J，Chen B，Gao Y，et al. Electroacupuncture enhances hippocampal NSCs proliferation in cerebral ischemia – reperfusion injured rats via activation of notch signaling pathway ［J］. Int J Neurosci，2014，124（3）：204 – 212.

［52］ Ma M，Wang X，Ding X，et al. Numb/Notch signaling plays an important role in cerebral ischemia – induced apoptosis ［J］. Neurochem Res，2013，38（2）：254 – 261.

［53］ Lou Y L，Guo F，Liu F，et al. miR – 210 activates notch signaling pathway in angiogenesis induced by cerebral ischemia ［J］. Mol Cell Biochem，2012，370（1 – 2）：45 – 51.

［54］ Zhang X，Huang G，Liu H，et al. Folic acid enhances Notch signaling，hippocampal neurogenesis，and cognitive function in a rat model of cerebral ischemia ［J］. Nutr Neurosci，2012，15（2）：55 – 61.

［55］ Wei Z，Chigurupati S，Arumugam T V，et al. Notch activation enhances the microglia – mediated inflammatory response associated with focal cerebral ischemia ［J］. Stroke，2011，42（9）：2589 – 2594.

［56］ Huang G，Cao X，Zhang X，et al. Effects of soybean isoflavone on the notch signal pathway of the brain in rats with cerebral ischemia [J]. J Nutr Sci Vitaminol (Tokyo), 2009, 55 (4): 326 - 331.

[57]　Kilic E, Kilic U, Matter C M, et al. Aggravation of focal cerebral ischemia by tissue plasminogen activator is reversed by 3 - hydroxy - 3 - methylglutaryl coenzyme A reductase inhibitor but does not depend on endothelial NO synthase [J]. Stroke, 2005, 36 (2): 332 - 336.

[58]　Brackmann F, Alzheimer C, Trollmann R. Activin A in Perinatal Brain Injury [J]. Neuropediatrics, 2015, 46 (2): 82.

[59]　任丽, 孙善全. 缺血性脑水肿的病理生理研究进展 [J]. 国际神经病学神经外科学杂志, 2003, 30 (5): 423 - 427.

[60]　Mies G, Iijima T, Hossmann K A. Correlation between peri - infarct DC shifts and ischaemic neuronal damage in rat [J]. Neuroreport, 1993, 4 (6): 709 - 711.

[61]　Nielsen T H, Olsen N V, Toft P, et al. Cerebral energy metabolism during mitochondrial dysfunction induced by cyanide in piglets [J]. Acta Anaesthesiologica Scandinavica, 2013, 57 (6): 793 - 801.

[62]　Zhao P, Zuo Z. Prenatal hypoxia - induced adaptation and neuroprotection that is inducible nitric oxide synthase - dependent [J]. Neurobiology of disease, 2005, 20 (3): 871 - 880.

[63]　Navaruiz C, Mendezarmenta M, Rios C. Lead neurotoxicity: effects on brain nitric oxide synthase [J]. 2012, 43 (5): 553 - 563.

[64]　武明明, 孙晓川, 吴海涛, 等. 载脂蛋白 E 基因多态性与星形胶质细胞损伤后兴奋性氨基酸变化的关系 [J]. 第三军医大学学报, 2011, 33 (9): 928 - 931.

[65]　Harraz M M, Eacker S M, Wang X, et al. MicroRNA - 223 is neuroprotective by targeting glutamate receptors [J]. Proceedings of the National Academy of Sciences of the United States of America, 2012, 109 (46): 18962 - 18967.

[66]　Lesiak A, Zhu M, Chen H, et al. The Environmental Neurotoxicant PCB 95 Promotes Synaptogenesis via Ryanodine Receptor - Dependent miR132 Upregulation [J]. The Journal of Neuroscience, 2014, 34 (3): 717 - 725.

[67]　Pavlovic, Sarac M. The role of ascorbic acid and monosodium glutamate in thymocyte apoptosis [J]. Bratislavské lekárske listy, 2010, 111 (6): 357.

[68]　花少栋, 封志纯. 新生儿缺氧缺血性脑病研究进展 [J]. 国际儿科学杂志, 2011, 38 (2): 213 - 215.

[69]　林睛睛. 新生儿窒息多器官损害的诊治进展 [J]. 世界最新医学信息文摘, 2016, 98: 40 - 41.

[70]　Northington F J, Chavezvaldez R, Martin L J. Neuronal cell death in neonatal hypoxia - ischemia [J]. Annals of Neurology, 2011, 69 (5): 743 - 758.

[71]　Ganat Y, Silbereis J, Cave C, et al. Early Postnatal Astroglial Cells Produce Multilin-

eage Precursors and Neural Stem Cells In Vivo [J]. The Journal of Neuroscience，2006，26（33）：8609 - 8621.

[72] Felling R J，Snyder M J，Romanko M J，et al. Neural Stem/Progenitor Cells Participate in the Regenerative Response to Perinatal Hypoxia/Ischemia [J]. The Journal of Neuroscience，2006，26（16）：4359 - 4369.

[73] Yin K - J，Deng Z，Hamblin M，et al. Peroxisome Proliferator - Activated Receptor δ Regulation of miR - 15a in Ischemia - Induced Cerebral Vascular Endothelial Injury [J]. The Journal of Neuroscience，2010，30（18）：6398.

[74] Yin K，Deng Z，Huang H，et al. miR - 497 regulates neuronal death in mouse brain after transient focal cerebral ischemia [J]. Neurobiology of disease，2010，38（1）：17 - 26.

[75] Benoit M E，Tenner A J. Complement protein C1q - mediated neuroprotection is correlated with regulation of neuronal gene and microRNA expression [J]. The Journal of neuroscience：the official journal of the Society for Neuroscience，2011，31（9）：3459 - 3469.

[76] Péter N，Wilhelm I，Farkas A E，et al. Expression and regulation of toll - like receptors in cerebral endothelial cells [J]. Neurochemistry International，2010，57（5）：556 - 564.

[77] Shuang Z，Yang Y，Yaoqin Y，et al. Combination Therapy of VEGF - Trap and Gemcitabine Results in Improved Anti - Tumor Efficacy in a Mouse Lung Cancer Model [J]. PloS one，2013，8（7）：e68589.

[78] Jeyaseelan K，Lim K Y，Armugam A. MicroRNA expression in the blood and brain of rats subjected to transient focal ischemia by middle cerebral artery occlusion [J]. Stroke，2008，39（3）：959 - 966.

[79] Deng X H，Zhong Y，Gu L Z，et al. MiR - 21 involve in ERK - mediated upregulation of MMP9 in the rat hippocampus following cerebral ischemia [J]. Brain Research Bulletin，2013（94）：56 - 62.

[80] Moon J M，Xu L，Giffard R G. Inhibition of microRNA - 181 reduces forebrain ischemia - induced neuronal loss [J]. Journal of Cerebral Blood Flow & Metabolism，2013，33（12）：1976 - 1982.

[81] Ryan，S G. Ion Channels and the Genetic Contribution to Epilepsy [J]. Journal of Child Neurology，1999，14（1）：58 - 66.

[82] Brill，J. entla，a novel epileptic and ataxic Cacna2d2 mutant of the mouse [J]. Journal of Biological Chemistry，2004，279（8）：7322 - 7330.

[83] Blanz J，Schweizer M，Auberson M，et al. Leukoencephalopathy upon disruption of the chloride channel ClC - 2 [J]. The Journal of neuroscience：the official journal of the Society for Neuroscience，2007，27（24）：6581 - 6589.

[84] Marwick K，Skehel P，Hardingham G，et al. Effect of a GRIN2A de novo mutation associated with epilepsy and intellectual disability on NMDA receptor currents and Mg^{2+} block

in cultured primary cortical neurons [J]. Lancet (London, England), 2015 (385): S65.

[85] Chen J, Larionov S, Pitsch J, et al. Expression analysis of metabotropic glutamate receptors I and Ⅲ in mouse strains with different susceptibility to experimental temporal lobe epilepsy [J]. Neuroence Letters, 2005, 375 (3): 192 – 197.

[86] Huang X, Hernandez C C, Hu N, et al. Three epilepsy – associated GABRG2 missense mutations at the γ+/β – interface disrupt GABAA receptor assembly and trafficking by similar mechanisms but to different extents [J]. Neurobiology of disease, 2014 (68): 167 – 179.

[87] Merlo D, Mollinari C, Inaba Y, et al. Reduced GABAB receptor subunit expression and paired – pulse depression in a genetic model of absence seizures [J]. Neurobiology of disease, 2007, 25 (3): 631 – 641.

[88] Tamijani S M S, Karimi B, Amini E, et al. Thyroid hormones: Possible roles in epilepsy pathology [J]. Seizure – european Journal of Epilepsy, 2015 (31): 155 – 164.

[89] Peng W, Ding J, Mao L, et al. Increased ratio of glutamate/glutamine to creatine in the right hippocampus contributes to depressive symptoms in patients with epilepsy [J]. Epilepsy & Behavior, 2013, 29 (1): 144 – 149.

[90] Omran A, Peng J, Zhang C, et al. Interleukin – 1β and microRNA – 146a in an immature rat model and children with mesial temporal lobe epilepsy [J]. Epilepsia, 2012, 53 (7): 1215 – 1224.

[91] Libbey J E, Kennett N J, Wilcox K S, et al. Once initiated, viral encephalitis – induced seizures are consistent no matter the treatment or lack of interleukin – 6 [J]. Journal of NeuroVirology, 2011, 17 (5): 496 – 499.

[92] Lin Y X, Ye Z X, Kang D Z, et al. Expression and clinical significance of tumor necrosis factor – alpha and its receptors in non – specific chronic encephalitis and non – encephalitis relative intractable epilepsy [J]. National Medical Journal of China, 2013, 93 (39): 3122.

[93] Vit J P, Ohara P T, Bhargava A, et al. Silencing the Kir4.1 potassium channel subunit in satellite glial cells of the rat trigeminal ganglion results in pain – like behavior in the absence of nerve injury [J]. The Journal of neuroscience : the official journal of the Society for Neuroscience, 2008, 28 (16): 4161 – 4171.

[94] Ohara P T, Vit J P, Bhargava A, et al. Gliopathic pain: when satellite glial cells go bad [J]. The Neuroscientist : a review journal bringing neurobiology, neurology and psychiatry, 2009, 15 (5): 450 – 463.

[95] Bedner P, Dupper A, Hüttmann K, et al. Astrocyte uncoupling as a cause of human temporal lobe epilepsy [J]. Brain, 2015, 138 (5): 1208 – 1222.

［96］ Reitz C，Mayeux R. Alzheimer disease：epidemiology，diagnostic criteria，risk factors and biomarkers ［J］. Biochemical pharmacology，2014，88（4）：640－651.

［97］ Alcolea D，Martinez－Lage P，Sanchez－Juan P，et al. Amyloid precursor protein metabolism and inflammation markers in preclinical Alzheimer disease ［J］. Neurology，2015，85（7）：626－633.

［98］ Andrew R J，Kellett K A，Thinakaran G，et al. A Greek Tragedy：The Growing Complexity of Alzheimer Amyloid Precursor Protein Proteolysis ［J］. J Biol Chem，2016，291（37）：19235－19244.

［99］ Barrera－Ocampo A，Arlt S，Matschke J，et al. Amyloid－beta Precursor Protein Modulates the Sorting of Testican－1 and Contributes to Its Accumulation in Brain Tissue and Cerebrospinal Fluid from Patients with Alzheimer Disease ［J］. J Neuropathol Exp Neurol，2016，75（9）：903－916.

［100］ Cimdins K，Waugh H S，Chrysostomou V，et al. Correction to：Amyloid Precursor Protein Mediates Neuronal Protection from Rotenone Toxicity ［J］. Mol Neurobiol，2019，56（10）：7249.

［101］ Fan T Y，Wu W Y，Yu S P，et al. Design，synthesis and evaluation of 2－amino－imidazol－4－one derivatives as potent beta－site amyloid precursor protein cleaving enzyme 1（BACE－1）inhibitors ［J］. Bioorg Med Chem Lett，2019，29（24）：126772.

［102］ Goiran T，Duplan E，Chami M，et al. beta－Amyloid Precursor Protein Intracellular Domain Controls Mitochondrial Function by Modulating Phosphatase and Tensin Homolog－Induced Kinase 1 Transcription in Cells and in Alzheimer Mice Models ［J］. Biol Psychiatry，2018，83（5）：416－427.

［103］ Guo J，Cai Y，Ye X，et al. MiR－409－5p as a Regulator of Neurite Growth Is Down Regulated in APP/PS1 Murine Model of Alzheimer's Disease ［J］. Front Neurosci，2019（13）：1264.

［104］ Hashimoto Y，Toyama Y，Kusakari S，et al. An Alzheimer Disease－linked Rare Mutation Potentiates Netrin Receptor Uncoordinated－5C－induced Signaling That Merges with Amyloid beta Precursor Protein Signaling ［J］. J Biol Chem，2016，291（23）：12282－12293.

［105］ Livingstone R W，Elder M K，Barrett M C，et al. Secreted Amyloid Precursor Protein－Alpha Promotes Arc Protein Synthesis in Hippocampal Neurons ［J］. Front Mol Neurosci，2019（12）：198.

［106］ Brown D，Ramlochansingh C，Manaye K F，et al. Nicotine promotes survival of cells expressing amyloid precursor protein and presenilin：Implication for Alzheimer's disease ［J］. Neurosci Lett，2013（535）：57－61.

［107］ Robinson A，Grosgen S，Mett J，et al. Upregulation of PGC－1 alpha expression by

Alzheimer's disease – associated pathway: presenilin 1/amyloid precursor protein (APP) /intracellular domain of APP [J]. Aging cell, 2014, 13 (2): 263 – 272.

[108] Yan J J, Jung J S, Kim T K, et al. Protective Effects of Ferulic Acid in Amyloid Precursor Protein Plus Presenilin – 1 Transgenic Mouse Model of Alzheimer Disease [J]. Biol Pharm Bull, 2013, 36 (1): 140 – 143.

[109] Zhang C, Browne A, Kim D Y, et al. Familial Alzheimer's Disease Mutations in Presenilin 1 Do Not Alter Levels of the Secreted Amyloid – Protein Precursor Generated by beta – Secretase Cleavage [J]. Curr Alzheimer Res, 2010, 7 (1): 21 – 26.

[110] Cifuentes D, Poittevin M, Bonnin P, et al. Inactivation of Nitric Oxide Synthesis Exacerbates the Development of Alzheimer Disease Pathology in APPPS1 Mice (Amyloid Precursor Protein/Presenilin – 1) [J]. Hypertension, 2017, 70 (3): 613.

[111] Hahn S, Bruning T, Ness J, et al. Presenilin – 1 but not amyloid precursor protein mutations present in mouse models of Alzheimer's disease attenuate the response of cultured cells to gamma – secretase modulators regardless of their potency and structure [J]. J Neurochem, 2011, 116 (3): 385 – 395.

[112] Kovacs D M, Fausett H J, Page K J, et al. Alzheimer – associated presenilins 1 and 2: neuronal expression in brain and localization to intracellular membranes in mammalian cells [J]. Nat Med, 1996, 2 (2): 224 – 229.

[113] Kishimoto Y, Kirino Y. Presenilin 2 mutation accelerates the onset of impairment in trace eyeblink conditioning in a mouse model of Alzheimer's disease overexpressing human mutant amyloid precursor protein [J]. Neurosci Lett, 2013, 538: 15 – 19.

[114] Albrecht S, Bogdanovic N, Ghetti B, et al. Caspase – 6 Activation in Familial Alzheimer Disease Brains Carrying Amyloid Precursor Protein or Presenilin I or Presenilin II Mutations [J]. J Neuropath Exp Neur, 2009, 68 (12): 1282 – 1293.

[115] Hahn S, Bruning T, Ness J, et al. The potency of gamma – secretase inhibitors and modulators is diminished by presenilin – 1 (PS1) and amyloid precursor protein (APP) mutations expressed in mouse models of Alzheimer's disease [J]. Acta Neuropathol, 2009, 118 (3): 441.

[116] Weisgraber K H. Apolipoprotein E: structure – function relationships [J]. Advances in protein chemistry, 1994, 45: 249 – 302.

[117] Jia L, Xu H, Chen S, et al. The ApoE ε4 exerts differential effects on familial and other subtypes of Alzheimer's disease [J]. Alzheimer's & dementia : the journal of the Alzheimer's Association, 2020, 16 (12): 1613 – 1623.

[118] Mirza S S, Saeed U, Knight J, et al. Apoe epsilon4, white matter hyperintensities, and cognition in Alzheimer and Lewy body dementia [J]. Neurology, 2019, 93 (19): e1807 – e1819.

[119] Rajabli F，Feliciano B E，Celis K，et al. Ancestral origin of ApoE epsilon4 Alzheimer disease risk in Puerto Rican and African American populations [J]. PLoS Genet，2018，14（12）：e1007791.

[120] Christensen A，Pike C J. ApoE genotype affects metabolic and Alzheimer – related outcomes induced by Western diet in female EFAD mice [J]. FASEB J，2019，33（3）：4054 – 4066.

[121] Dickson D W，Heckman M G，Murray M E，et al. ApoE epsilon4 is associated with severity of Lewy body pathology independent of Alzheimer pathology [J]. Neurology，2018，91（12）：e1182 – e1195.

[122] Shi Y，Holtzman D M. Interplay between innate immunity and Alzheimer disease：ApoE and TREM2 in the spotlight [J]. Nat Rev Immunol，2018，18（12）：759 –772.

[123] Shafagoj Y A，Naffa R G，el – Khateeb M S，et al. ApoE Gene polymorphism among Jordanian Alzheimer's patients with relation to lipid profile [J]. Neurosciences（Riyadh），2018，23（1）：29 – 34.

[124] Fyfe I. Alzheimer disease：ApoE epsilon4 affects cognitive decline but does not block benefits of healthy lifestyle [J]. Nat Rev Neurol，2018，14（3）：125.

[125] Schreiber S，Schreiber F，Lockhart S N，et al. Alzheimer Disease Signature Neurodegeneration and ApoE Genotype in Mild Cognitive Impairment With Suspected Non – Alzheimer Disease Pathophysiology [J]. JAMA Neurol，2017，74（6）：650 – 659.

[126] Hardy J，Selkoe D J. The amyloid hypothesis of Alzheimer's disease：progress and problems on the road to therapeutics [J]. Science，2002，297（5580）：353 – 356.

[127] Jonsson T，Atwal J K，Steinberg S，et al. A mutation in App protects against Alzheimer's disease and age – related cognitive decline [J]. Nature，2012，488（7409）：96 – 99.

[128] Kaether C，Haass C，Steiner H. Assembly，trafficking and function of gamma – secretase [J]. Neuro – degenerative diseases，2006，3（4 – 5）：275 – 283.

[129] Selkoe D J，Hardy J. The amyloid hypothesis of Alzheimer's disease at 25 years [J]. EMBO molecular medicine，2016，8（6）：595 – 608.

[130] Jack CRJR，Knopman D S，Jagust W J，et al. Tracking pathophysiological processes in Alzheimer's disease：an updated hypothetical model of dynamic biomarkers [J]. Lancet Neurol，2013，12（2）：207 – 216.

[131] Kazim S F，Iqbal K. Chapter 2 – Neural Regeneration as a Disease – Modifying Therapeutic Strategy for Alzheimer's Disease [J]. Neuroprotection in Alzhmers Disease，2017，3 – 29.

[132] 蒋术一 . Aβ 作为抗 AD 药物作用靶点研究进展 [J]. 中国科技信息，2012（8）：166.

[133] 毕丹蕾，文朗，熊伟，等 . 阿尔茨海默病的可能药物靶点和临床治疗研究进展 [J].

中国药理学与毒理学杂志，2015，29（4）：507-536.

[134] Brglez Mojzer E，Knez Hrnčič M，Škerget M，et al. Polyphenols：Extraction Methods，Antioxidative Action，Bioavailability and Anticarcinogenic Effects [J]. Molecules，2016，21（7）：901.

[135] Maruyama M，Shimada H，Suhara T，et al. Imaging of tau pathology in a tauopathy mouse model and in Alzheimer patients compared to normal controls [J]. Neuron，2013，79（6）：1094-1108.

[136] Macleod D A，Rhinn H，Kuwahara T，et al. RAB7L1 interacts with LRRK2 to modify intraneuronal protein sorting and Parkinson's disease risk [J]. Neuron，2013，77（3）：425-439.

[137] Arighi C N，Hartnell L M，Aguilar R C，et al. Role of the mammalian retromer in sorting of the cation - independent mannose 6 - phosphate receptor [J]. Journal of Cell Biology，2004，165（1）：123-133.

[138] Zimprich A，Benetpages A，Struhal W，et al. A mutation in VPS35，encoding a subunit of the retromer complex，causes late - onset Parkinson disease [J]. American Journal of Human Genetics，2011，89（1）：168-175.

[139] Kim S J，Ahn J W，Kim H，et al. Two β - strands of RAGE participate in the recognition and transport of amyloid - β peptide across the blood brain barrier [J]. Biochem Biophys Res Commun，2013，439（2）：252-257.

[140] Xiong H，Callaghan D，Jones A，et al. ABCG2 is upregulated in Alzheimer's brain with cerebral amyloid angiopathy and may act as a gatekeeper at the blood - brain barrier for Abeta（1-40）peptides [J]. Journal of Neuroence，2009，29（17）：5463-5475.

[141] Su Y C，Qi X. Inhibition of excessive mitochondrial fission reduced aberrant autophagy and neuronal damage caused by LRRK2 G2019S mutation [J]. 2013（22）：4545-4561.

[142] Tijero B，Gómez Esteban J C，Somme J，et al. Autonomic dysfunction in parkinsonian LRRK2 mutation carriers [J]. Parkinsonism & Related Disorders，2013，19（10）：906-909.

[143] Li Y，Dunn L，Greggio E，et al. The R1441C mutation alters the folding properties of the ROC domain of LRRK2 [J]. Biochimica et Biophysica Acta（BBA）- Molecular Basis of Disease，2009，1792（12）：1194-1197.

[144] Hatano T，Kubo S，Imai S，et al. Leucine - rich repeat kinase 2 associates with lipid rafts [J]. Human Molecular Genetics，2007，16（6）：678-690.

[145] Biskup S，Moore D J，Celsi F，et al. Localization of LRRK2 to membranous and vesicular structures in mammalian brain [J]. Annals of Neurology，2006，60（5）：557-569.

[146] Gandhi P N, Wang X, Zhu X, et al. The Roc domain of leucine - rich repeat kinase 2 is sufficient for interaction with microtubules [J]. Journal of Neuroscience Research, 2008, 86 (8): 1711 - 1720.

[147] Alegreabarrategui J, Wademartins R. Parkinson disease, LRRK2 and the endocytic - autophagic pathway [J]. Autophagy, 2009, 5 (8): 1208 - 1210.

[148] Gillardon F. Leucine - rich repeat kinase 2 phosphorylates brain tubulin - beta isoforms and modulates microtubule stability - a point of convergence in Parkinsonian neurodegeneration? [J]. J Neurochem, 2009, 110 (5): 1514 - 1522.

[149] Gloeckner C J, Kinkl N, Schumacher A, et al. The Parkinson disease causing LRRK2 mutation I2020T is associated with increased kinase activity [J]. Human Molecular Genetics, 2006, 15 (2): 223 - 232.

[150] Resende R, Marques S C F, Ferreiro E, et al. Effect of α - Synuclein on Amyloid β - Induced Toxicity: Relevance to Lewy Body Variant of Alzheimer Disease [J]. Neurochemical Research, 2013, 38 (4): 797 - 806.

[151] Korff A, Liu C, Ginghina C, et al. α - Synuclein in Cerebrospinal Fluid of Alzheimer's Disease and Mild Cognitive Impairment [J]. Journal of Alzheimer's Disease, 2013, 36 (4): 679 - 688.

[152] Kiely A P, Asi Y T, Kara E, et al. α - Synucleinopathy associated with G51D SNCA mutation: a link between Parkinson' s disease and multiple system atrophy? [J]. Acta Neuropathol, 2013, 125 (5): 753 - 769.

[153] Zhang N Y, Tang Z, Liu C W. alpha - Synuclein protofibrils inhibit 26 S proteasome - mediated protein degradation: understanding the cytotoxicity of protein protofibrils in neurodegenerative disease pathogenesis [J]. J Biol Chem, 2008, 283 (29): 20288 - 20298.

[154] Swerdlow R H, Burns J M, Khan S M. The Alzheimer's Disease Mitochondrial Cascade Hypothesis [J]. Journal of Alzhmers Disease, 2010, 20 (Suppl 2): 265 - 279.

[155] Beck S J, Guo L, Phensy A, et al. Deregulation of mitochondrial F1FO - ATP synthase via OSCP in Alzheimer's disease [J]. Nature communications, 2016, 7: 11483.

[156] Du H, Guo L, Fang F, et al. Cyclophilin D deficiency attenuates mitochondrial and neuronal perturbation and ameliorates learning and memory in Alzheimer's disease [J]. Nature Medicine, 2008, 14 (10): 1097 - 1105.

[157] Du H, Guo L, Wu X, et al. Cyclophilin D deficiency rescues Aβ - impaired PKA/CREB signaling and alleviates synaptic degeneration [J]. Biochimica et biophysica acta, 2014, 1842 (12 Pt A): 2517 - 2527.

[158] Guo L, Du H, Yan S, et al. Cyclophilin D deficiency rescues axonal mitochondrial transport in Alzheimer's neurons [J]. PloS one, 2013, 8 (1): e54914.

[159] Gauba E, Guo L, Du H. Cyclophilin D Promotes Brain Mitochondrial F1FO ATP Syn-

thase Dysfunction in Aging Mice [J]. J Alzheimers Dis, 2017, 55 (4): 1351 - 1362.

[160] Wang L, Guo L, Lu L, et al. Synaptosomal Mitochondrial Dysfunction in 5xFAD Mouse Model of Alzheimer's Disease [J]. PloS one, 2016, 11 (3): e0150441.

[161] Du H, Guo L, Yan S, et al. Early deficits in synaptic mitochondria in an Alzheimer's disease mouse model [J]. Proceedings of the National Academy of Sciences of the United States of America, 2010, 107 (43): 18670 - 18675.

[162] Ellison E M, Abner E L, Lovell M A. Multiregional analysis of global 5 - methylcytosine and 5 - hydroxymethylcytosine throughout the progression of Alzheimer's disease [J]. J Neurochem, 2017, 140 (3): 383 - 394.

[163] Sanchez - Mut J V, Gräff J. Epigenetic Alterations in Alzheimer's Disease [J]. Frontiers in behavioral neuroscience, 2015, 9: 347.

[164] Bernstein A I, Lin Y, Street R C, et al. 5 - Hydroxymethylation - associated epigenetic modifiers of Alzheimer's disease modulate Tau - induced neurotoxicity [J]. Hum Mol Genet, 2016, 25 (12): 2437 - 2450.

[165] Eid A, Bihaqi S W, Renehan W E, et al. Developmental lead exposure and lifespan alterations in epigenetic regulators and their correspondence to biomarkers of Alzheimer's disease [J]. Alzheimer's & dementia (Amsterdam, Netherlands), 2016, 2: 123 - 131.

[166] Tang J X, Baranov D, Hammond M, et al. Human Alzheimer and inflammation biomarkers after anesthesia and surgery [J]. Anesthesiology, 2011, 115 (4): 727 - 732.

[167] Vaiserman A, Koliada A, Lushchak O. Neuroinflammation in pathogenesis of Alzheimer's disease: Phytochemicals as potential therapeutics [J]. Mechanisms of ageing and development, 2020, 189: 111259.

[168] Jay T R, Miller C M, Cheng P J, et al. TREM2 deficiency eliminates TREM2 + inflammatory macrophages and ameliorates pathology in Alzheimer's disease mouse models [J]. The Journal of experimental medicine, 2015, 212 (3): 287 - 295.

[169] Jonsson T, Stefansson H, Steinberg S, et al. Variant of TREM2 associated with the risk of Alzheimer's disease [J]. The New England journal of medicine, 2013, 368 (2): 107 - 116.

[170] Öztürk Z A, Ünal A, Yiğiter R, et al. Is increased red cell distribution width (RDW) indicating the inflammation in Alzheimer's disease (AD)? [J]. Archives of gerontology and geriatrics, 2013, 56 (1): 50 - 54.

[171] Heun R, Kölsch H, Ibrahim - Verbaas C A, et al. Interactions between PPAR - α and inflammation - related cytokine genes on the development of Alzheimer's disease, observed by the Epistasis Project [J]. International journal of molecular epidemiology and genetics, 2012, 3 (1): 39 - 47.

[172] Ferretti M T, Bruno M A, Ducatenzeiler A, et al. Intracellular Aβ - oligomers and early

inflammation in a model of Alzheimer's disease [J]. Neurobiology of aging, 2012, 33 (7): 1329 – 1342.

[173] Calsolaro V, Edison P. Neuroinflammation in Alzheimer's disease: Current evidence and future directions [J]. Alzheimer's & dementia: the journal of the Alzheimer's Association, 2016, 12 (6): 719 – 732.

[174] Cristóvão J S, Santos R, Gomes C M. Metals and Neuronal Metal Binding Proteins Implicated in Alzheimer's Disease [J]. Oxid Med Cell Longev, 2016, 2016: 9812178.

[175] Southon A, Greenough M A, Ganio G, et al. Presenilin promotes dietary copper uptake [J]. PloS one, 2013, 8 (5): e62811.

[176] Greenough M A, Camakaris J, Bush A I. Metal dyshomeostasis and oxidative stress in Alzheimer's disease [J]. Neurochem Int, 2013, 62 (5): 540 – 555.

[177] Braidy N, Poljak A, Marjo C, et al. Metal and complementary molecular bioimaging in Alzheimer's disease [J]. Frontiers in aging neuroscience, 2014, 6: 138.

[178] Chen Z, Zhong C. Oxidative stress in Alzheimer's disease [J]. Neuroscience bulletin, 2014, 30 (2): 271 – 281.

[179] 李晓晴, 王力, 冯立群, 等. 阿尔茨海默病的发病机制和细胞周期假说 [J]. 中华神经医学杂志, 2011, 10 (7): 752 – 754.

[180] Fernandez – Vizarra P, Lopez – Franco O, Mallavia B, et al. Immunoglobulin G Fc receptor deficiency prevents Alzheimer – like pathology and cognitive impairment in mice [J]. Brain, 2012, 135 (9): 2826 – 2837.

[181] 杨联勇. 阿尔茨海默病发病机制进展 [J]. 中国民康医学, 2014 (23): 79 – 80.

[182] Shepardson N E, Shankar G M, Selkoe D J. Cholesterol Level and Statin Use in Alzheimer Disease: I. Review of Epidemiological and Preclinical Studies [J]. JAMA Neurology, 2011, 68 (10): 1239 – 1244.

[183] Caselli R J, Dueck A C, Osborne D, et al. Longitudinal Growth Modeling of Cognitive Aging and the ApoE e4 Effect [J]. New England Journal of Medicine, 2010, 361 (3): 255.

[184] Lehtovirta M, Soininen H, Helisalmi S, et al. Clinical and neuropsychological characteristics in familial and sporadic Alzheimer's disease: Relation to apolipoprotein E polymorphism [J]. Neurology, 1996, 46 (2): 413 – 419.

[185] Kobayashi K, Nagata E, Sasaki K, et al. Increase in Secretory Sphingomyelinase Activity and Specific Ceramides in the Aorta of Apolipoprotein E Knockout Mice during Aging [J]. Biol Pharm Bull, 2013, 36 (7): 1192 – 1196.

[186] Arber C, Lovejoy C, Harris L, et al. Familial Alzheimer's Disease Mutations in PSEN1 Lead to Premature Human Stem Cell Neurogenesis [J]. Cell reports, 2021, 34 (2): 108615.

[187] Dorszewska J，Prendecki M，Oczkowska A，et al. Molecular Basis of Familial and Sporadic Alzheimer's Disease [J]. Current Alzheimer research，2016，13 (9)：952 – 963.

[188] Jarmolowicz A I，Chen H Y，Panegyres P K. The patterns of inheritance in early – onset dementia：Alzheimer's disease and frontotemporal dementia [J]. American journal of Alzheimer's disease and other dementias，2015，30 (3)：299 – 306.

[189] Van Duijn C M，De Knijff P，Cruts M，et al. Apolipoprotein E4 allele in a population – based study of early – onset Alzheimer's disease [J]. Nature genetics，1994，7 (1)：74 – 78.

[190] Campion D，Dumanchin C，Hannequin D，et al. Early – onset autosomal dominant Alzheimer disease：prevalence，genetic heterogeneity，and mutation spectrum [J]. American journal of human genetics，1999，65 (3)：664 – 670.

[191] Wingo T S，Lah J J，Levey A I，et al. Autosomal recessive causes likely in early – onset Alzheimer disease [J]. Archives of neurology，2012，69 (1)：59 – 64.

[192] Burt J，Ravid E N，Bradford S，et al. The Effects of Music – Contingent Gait Training on Cognition and Mood in Parkinson Disease：A Feasibility Study [J]. Neurorehabil Neural Repair，2019，1545968319893303.

[193] Talle M A，Buba F，Bonny A，et al. Hypertrophic Cardiomyopathy and Wolff – Parkinson – White Syndrome in a Young African Soldier with Recurrent Syncope [J]. Case Rep Cardiol，2019，2019：1061065.

[194] Chaudhuri K R，Jenner P，Antonini A. Reply to："Parkinson disease – associated dyskinesia in countries with low access to levodopa – sparing Regimens" [J]. Mov Disord，2019，34 (12)：1930 – 1931.

[195] Kumar V B，Hsu F F，Lakshmi V M，et al. Aldehyde adducts inhibit 3，4 – dihydroxyphenylacetaldehyde – induced alpha – synuclein aggregation and toxicity：Implication for Parkinson neuroprotective therapy [J]. Eur J Pharmacol，2019，845：65 – 73.

[196] Fanning S，Haque A，Imberdis T，et al. Lipidomic Analysis of alpha – Synuclein Neurotoxicity Identifies Stearoyl CoA Desaturase as a Target for Parkinson Treatment [J]. Mol Cell，2019，73 (5)：1001 – 1014. e8.

[197] Melli G，Vacchi E，Biemmi V，et al. Cervical skin denervation associates with alpha – synuclein aggregates in Parkinson disease [J]. Ann Clin Transl Neurol，2018，5 (11)：1394 – 1407.

[198] Shin J，Park S H，Shin C，et al. Submandibular gland is a suitable site for alpha synuclein pathology in Parkinson disease [J]. Parkinsonism Relat Disord，2019，58：35 – 39.

[199] Shin C，Park S H，Yun J Y，et al. Alpha – synuclein staining in non – neural structures of the gastrointestinal tract is non – specific in Parkinson disease [J]. Parkinsonism Relat Disord，2018，55：15 – 17.

[200] Donadio V, Incensi A, Del Sorbo F, et al. Skin Nerve Phosphorylated alpha – Synuclein Deposits in Parkinson Disease With Orthostatic Hypotension [J]. J Neuropathol Exp Neurol, 2018, 77 (10): 942 – 949.

[201] Nevzglyadova O V, Mikhailova E V, Artemov A V, et al. Yeast red pigment modifies cloned human alpha – synuclein pathogenesis in Parkinson disease models in Saccharomyces cerevisiae and Drosophila melanogaster [J]. Neurochem Int, 2018, 120: 172 – 181.

[202] Okubadejo N U, Rizig M, Ojo O O, et al. Leucine rich repeat kinase 2 (LRRK2) GLY2019SER mutation is absent in a second cohort of Nigerian Africans with Parkinson disease [J]. PloS one, 2018, 13 (12): e0207984.

[203] Pont – Sunyer C, Tolosa E, Caspell – Garcia C, et al. The prodromal phase of leucine – rich repeat kinase 2 – associated Parkinson disease: Clinical and imaging Studies [J]. Mov Disord, 2017, 32 (5): 726 – 738.

[204] Ponzo V, Di Lorenzo F, Brusa L, et al. Impaired intracortical transmission in G2019S leucine rich – repeat kinase Parkinson patients [J]. Mov Disord, 2017, 32 (5): 750 – 756.

[205] Peng F, Sun Y M, Chen C, et al. The heterozygous R1441C mutation of leucine – rich repeat kinase 2 gene in a Chinese patient with Parkinson disease: A five – year follow – up and literatures review [J]. J Neurol Sci, 2017, 373: 23 – 26.

[206] Beilina A, Rudenko I N, Kaganovich A, et al. Unbiased screen for interactors of leucine – rich repeat kinase 2 supports a common pathway for sporadic and familial Parkinson disease [J]. Proceedings of the National Academy of Sciences of the United States of America, 2014, 111 (7): 2626 – 2631.

[207] Bognar C, Baldovic M, Benetin J, et al. Analysis of Leucine – rich repeat kinase 2 (LRRK2) and Parkinson protein 2 (parkin, PARK2) genes mutations in Slovak Parkinson disease patients [J]. Gen Physiol Biophys, 2013, 32 (1): 55 – 66.

[208] Gilsbach B K, Ho F Y, Vetter I R, et al. Roco kinase structures give insights into the mechanism of Parkinson disease – related leucine – rich – repeat kinase 2 mutations [J]. Proceedings of the National Academy of Sciences of the United States of America, 2012, 109 (26): 10322 – 10327.

[209] Covy J P, Giasson B I. alpha – Synuclein, leucine – rich repeat kinase – 2, and manganese in the pathogenesis of Parkinson disease [J]. Neurotoxicology, 2011, 32 (5): 622 – 629.

[210] Vitte J, Traver S, Maues De Paula A, et al. Leucine – rich repeat kinase 2 is associated with the endoplasmic reticulum in dopaminergic neurons and accumulates in the core of Lewy bodies in Parkinson disease [J]. J Neuropathol Exp Neurol, 2010, 69 (9): 959 – 972.

[211] Li Y, Tomiyama H, Sato K, et al. Clinicogenetic study of PINK1 mutations in autoso-

mal recessive early – onset parkinsonism [J]. 2005, 64 (11): 1955 – 1957.

[212] Liu Z, Meray R K, Grammatopoulos T N, et al. Membrane – associated farnesylated UCH – L1 promotes alpha – synuclein neurotoxicity and is a therapeutic target for Parkinson's disease [J]. Proceedings of the National Academy of Sciences of the United States of America, 2009, 106 (12): 4635 – 4640.

[213] Elias S I Z, Bergman H. Physiology of Parkinson's Disease [M]. Therapeutics of Parkinson's Disease and Other Movement Disorders. 2008: 25 – 36.

[214] Zhang Z X, Roman G C, Hong Z, et al. Parkinson's disease in China: prevalence in Beijing, Xian, and Shanghai [J]. The Lancet, 2005, 365 (9459): 595 – 597.

[215] Liu S M, Li X Z, Huo Y, et al. Protective effect of extract of Acanthopanax senticosus Harms on dopaminergic neurons in Parkinson's disease mice [J]. Phytomedicine : international journal of phytotherapy and phytopharmacology, 2012, 19 (7): 631 – 638.

[216] Kavitha M, Nataraj J, Essa M M, et al. Mangiferin attenuates MPTP induced dopaminergic neurodegeneration and improves motor impairment, redox balance and Bcl – 2/Bax expression in experimental Parkinson's disease mice [J]. Chemico – biological interactions, 2013, 206 (2): 239 – 247.

[217] Di Segni A, Farin K, Pinkas – Kramarski R. ErbB4 activation inhibits MPP + – induced cell death in PC12 – ErbB4 cells: involvement of PI3K and Erk signaling [J]. Journal of molecular neuroscience : MN, 2006, 29 (3): 257 – 267.

[218] Eberharodt O, Schulz J B. Apoptotic mechanisms and antiapoptotic therapy in the MPTP model of Parkinson's disease [J]. Toxicology letters, 2003, 139 (2 – 3): 135 – 151.

[219] Bertholet A M, Delerue T, Millet A M, et al. Mitochondrial fusion/fission dynamics in neurodegeneration and neuronal plasticity [J]. Neurobiology of disease, 2016, 90: 3 – 19.

[220] Adams J M, Cory S. Apoptosomes: engines for caspase activation [J]. Current opinion in cell biology, 2002, 14 (6): 715 – 720.

[221] Ghavami S, Shojaei S, Yeganeh B, et al. Autophagy and apoptosis dysfunction in neurodegenerative disorders [J]. Progress in Neurobiology, 2014, 112: 24 – 49.

[222] 谈丹丹, 洪道俊, 徐仁㐲, 等. 神经胶质细胞和神经退行性疾病 [J]. 中国老年学, 2013 (2): 464 – 466.

[223] Manzoni C, Mamais A, Dihanich S, et al. Pathogenic Parkinson's disease mutations across the functional domains of LRRK2 alter the autophagic/lysosomal response to starvation [J]. Biochem Biophys Res Commun, 2013, 441 (4): 862 – 866.

[224] Polymeropoulos M H, Lavedan C, Leroy E, et al. Mutation in the alpha – synuclein gene identified in families with Parkinson's disease [J]. Science, 1997, 276 (5321): 2045 – 2047.

［225］ Lotharius J，Brundin P. Pathogenesis of Parkinson's disease：dopamine，vesicles and alpha－synuclein ［J］. Nature Reviews Neuroscience，2002，3 （12）：932－942.

［226］ Wakabayashi K，Tanji K，Mori F，et al. The Lewy body in Parkinson's disease：molecules implicated in the formation and degradation of alpha－synuclein aggregates ［J］. Neuropathology ：official journal of the Japanese Society of Neuropathology，2007，27 （5）：494－506.

［227］ Zhuo C，Huang Y，Przedborski S. Oxidative stress in Parkinson's disease：a mechanism of pathogenic and therapeutic significance ［J］. Annals of the New York Academy of Sciences，2008 （1147）：93－104.

［228］ Sanchez－Guajardo V，Barnum C J，Tansey M G，et al. Neuroimmunological processes in Parkinson's disease and their relation to α－synuclein：microglia as the referee between neuronal processes and peripheral immunity ［J］. ASN neuro，2013，5 （2）：113－139.

［229］ Walsh S，Finn D P，Dowd E. Time－course of nigrostriatal neurodegeneration and neuroinflammation in the 6－hydroxydopamine－induced axonal and terminal lesion models of Parkinson's disease in the rat ［J］. Neuroscience，2011 （175）：251－261.

［230］ Koziorowski D，Tomasiuk R，Szlufik S，et al. Inflammatory cytokines and NT－proCNP in Parkinson's disease patients ［J］. Cytokine，2012，60 （3）：762－766.

［231］ Tansey M G，Mccoy M K，Frankcannon T C. Neuroinflammatory mechanisms in Parkinson's disease：Potential environmental triggers，pathways，and targets for early therapeutic intervention ［J］. Experimental Neurology，2007，208 （1）：1－25.

［232］ More S V，Kumar H，Kim I S，et al. Cellular and molecular mediators of neuroinflammation in the pathogenesis of Parkinson's disease ［J］. Mediators of inflammation，2013：952375.

［233］ Nunnari J，Suomalainen A. Mitochondria：in sickness and in health ［J］. Cell，2012，148 （6）：1145－1159.

［234］ Westermann B. Bioenergetic role of mitochondrial fusion and fission ［J］. Biochimica et biophysica acta，2012，1817 （10）：1833－1838.

［235］ Yu W，Sun Y，Guo S. The PINK1/Parkin pathway regulates mitochondrial dynamics and function in mammalian hippocampal and dopaminergic neurons ［J］. Human Molecular Genetics，2011，20 （16）：3227－3240.

［236］ Krüger R，Kuhn W，Müller T，et al. Ala30Pro mutation in the gene encoding alpha－synuclein in Parkinson's disease ［J］. Nature genetics，1998，18 （2）：106－108.

［237］ Trojanowski J Q，Lee V M Y. Brain degeneration linked to "fatal attractions" of proteins in Alzheimer's disease and related disorders ［J］. Journal of Alzheimer's Disease，2001，3 （1）：117－119.

［238］ Mori H，Kondo T，Yokochi M，et al. Pathologic and biochemical studies of juvenile parkinsonism linked to chromosome 6q [J]. Neurology, 1998, 51 (3): 890 - 892.

[239] Clements C, Mcnally R S, Conti B J, et al. DJ - 1, a cancer - and Parkinson's disease - associated protein, stabilizes the antioxidant transcriptional master regulator Nrf2 [J]. Proceedings of the National Academy of Sciences of the United States of America, 2006, 103 (41): 15091 - 15096.

[240] 张玉虎，曹立，潘乾，等．常染色体隐性遗传早发性帕金森综合征 6 型 PINK1 基因的突变分析 [J]．中华医学杂志，2005，85 (22)：1538 - 1541.

[241] Bembi B, Marsala S Z, Sidransky E, et al. Gaucher's disease with Parkinson's disease: clinical and pathological aspects [J]. Neurology, 2003, 61 (1): 99 - 101.

[242] Tan E K, Khajavi M, Thornby J I, et al. Variability and validity of polymorphism association studies in Parkinson\"s disease[J]. Neurology, 2000, 55 (4): 533 - 538.

[243] Hermel E, Gafni J, Propp S S, et al. Specific caspase interactions and amplification are involved in selective neuronal vulnerability in Huntington's disease [J]. Cell Death & Differentiation, 2004, 11 (4): 424 - 438.

[244] Wellington C L. Inhibiting Caspase Cleavage of Huntingtin Reduces Toxicity and Aggregate Formation in Neuronal and Nonneuronal Cells [J]. Journal of Biological Chemistry, 2000, 275 (26): 19831 - 19838.

[245] Davies S W, Turmaine M, Cozens B A, et al. Formation of Neuronal Intranuclear Inclusions Underlies the Neurological Dysfunction in Mice Transgenic for the HD Mutation [J]. Cell, 1997, 90 (3): 537 - 548.

[246] Difiglia M, Sapp E, Chase K O, et al. Aggregation of Huntingtin in Neuronal Intranuclear Inclusions and Dystrophic Neurites in Brain [J]. Science, 1997.

[247] Luo S, Vacher C, Davies J E, et al. Cdk5 phosphorylation of huntingtin reduces its cleavage by caspases implications for mutant huntingtin toxicity [J]. Journal of Cell Biology, 2005, 169 (4): 647 - 656.

[248] Warby S C, Chan E Y W, Metzler M, et al. Huntingtin phosphorylation on serine 421 is significantly reduced in the striatum and by polyglutamine expansion in vivo [J]. Human Molecular Genetics, 2005, 14 (11): 1569 - 1577.

[249] Difiglia M, Sapp E, Chase K, et al. Aggregation of Huntingtin in Neuronal Intranuclear Inclusions and Dystrophic Neurites in Brain [J]. Science, 1997, 277 (5334): 1990 - 1993.

[250] Hunter J M, Lesort M, Johnson G V W. Ubiquitin - proteasome system alterations in a striatal cell model of huntington's disease [J]. Journal of Neuroscience Research, 2007, 85 (8): 1774 - 1788.

[251] Sarkar S, Perlstein E O, Imarisio S, et al. Small molecules enhance autophagy and reduce toxicity in Huntington's disease models [J]. Nature Chemical Biology, 2007, 3 (6): 331 - 338.

[252] Huang B, Schiefer J, Sass C, et al. High - capacity adenoviral vector - mediated reduction of huntingtin aggregate load in vitro and in vivo [J]. Human Gene Therapy, 2007, 18 (4): 303 - 311.

[253] Perutz M F, Johnson T, Suzuki M, et al. Glutamine repeats as polar zippers: their possible role in inherited neurodegenerative diseases [J]. Proceedings of the National Academy of Sciences of the United States of America, 1994, 91 (12): 5355 - 5358.

[254] Zainelli G M, Ross C A, Troncoso J C, et al. Transglutaminase cross - links in intranuclear inclusions in Huntington disease [J]. J Neuropath Exp Neur, 2003, 62 (1): 14 - 24.

[255] Heiser V, Scherzinger E, Boeddrich A, et al. Inhibition of huntingtin fibrillogenesis by specific antibodies and small molecules: implications for Huntington's disease therapy [J]. Proceedings of the National Academy of Sciences of the United States of America, 2000, 97 (12): 6739 - 6744.

[256] Ona V O, Li M, Vonsattel J P G, et al. Inhibition of caspase - 1 slows disease progression in a mouse model of Huntington's disease [J]. Nature, 1999, 399 (6733): 263 - 267.

[257] Landles C, Bates G P. Huntingtin and the molecular pathogenesis of Huntington's disease Fourth in Molecular Medicine Review Series [J]. EMBO Reports, 2004, 5 (10): 958 - 963.

[258] Gafni J, Hermel E, Young J E, et al. Inhibition of Calpain Cleavage of Huntingtin Reduces Toxicity ACCUMULATION OF CALPAIN/CASPASE FRAGMENTS IN THE NUCLEUS [J]. Journal of Biological Chemistry, 2004, 279 (19): 20211 - 20220.

[259] Petersen A, Mani K, Brundin P. Recent advances on the pathogenesis of Huntington's disease [J]. Experimental Neurology, 1999, 157 (1): 1 - 18.

[260] Zuccato C, Marullo M, Conforti P, et al. Systematic Assessment of BDNF and Its Receptor Levels in Human Cortices Affected by Huntington's Disease [J]. Brain pathology (Zurich, Switzerland), 2008 (18): 225 - 238.

[261] Anderson A N, Roncaroli F, Hodges A, et al. Chromosomal profiles of gene expression in Huntington's disease [J]. Brain, 2008, 131 (2): 381 - 388.

[262] Stack E C, Signore S J D, Luthicarter R, et al. Modulation of nucleosome dynamics in Huntington's disease [J]. Human Molecular Genetics, 2007, 16 (10): 1164 - 1175.

[263] Gil J M, Rego A C. The R6 lines of transgenic mice: A model for screening new therapies for Huntington's disease [J]. Brain Research Reviews, 2009, 59 (2): 410 - 431.

[264] Ruano L, Melo C, Silva M C, et al. The global epidemiology of hereditary ataxia and spastic paraplegia: a systematic review of prevalence studies [J]. Neuroepidemiology, 2014, 42 (3): 174 - 183.

[265] Hubener J, Weber J J, Richter C, et al. Calpain - mediated ataxin - 3 cleavage in the

molecular pathogenesis of spinocerebellar ataxia type 3 （SCA3） [J]. Human Molecular Genetics，2013，22 （3）：508 – 518.

[266] Koch P，Breuer P，Peitz M，et al. Excitation – induced ataxin – 3 aggregation in neurons from patients with Machado – Joseph disease [J]. Nature，2011，480 （7378）：543 – 546.

[267] Zu T，Gibbens B，Doty N S，et al. Non – ATG – initiated translation directed by micro- satellite expansions [J]. Proceedings of the National Academy of Sciences of the United States of America，2011，108 （1）：260 – 265.

[268] Bilen J，Liu N，Burnett B G，et al. MicroRNA Pathways Modulate Polyglutamine – In- duced Neurodegeneration [J]. Molecular Cell，2006，24 （1）：157 – 163.

[269] Kampinga H H，Bergink S. Heat shock proteins as potential targets for protective strate- gies in neurodegeneration [J]. The Lancet Neurology，2016，15 （7）：748 – 759.

[270] Muchowski P J，Schaffar G，Sittler A，et al. Hsp70 and hsp40 chaperones can inhibit self – assembly of polyglutamine proteins into amyloid – like fibrils [J]. Proceedings of the National Academy of Sciences of the United States of America，2000，97 （14）：7841 – 7846.

[271] Huen N Y M，Chan H Y E. Dynamic regulation of molecular chaperone gene expression in polyglutamine disease [J]. Biochemical and Biophysical Research Communications，2005，334 （4）：1074 – 1084.

[272] Zijlstra M P，Rujano M A，Van Waarde M A W H，et al. Levels of DNAJB family members （HSP40） correlate with disease onset in patients with spinocerebellar ataxia type 3 [J]. European Journal of Neuroscience，2010，32 （5）：760 – 770.

[273] Durcan T M，Kontogiannea M，Thorarinsdottir T，et al. The Machado – Joseph Disease – Associated Mutant Form of Ataxin – 3 Regulates Parkin Ubiquitination and Stability [J]. Human Molecular Genetics，2011，20 （1）：141 – 154.

[274] Durcan T M，Fon E A. Ataxin – 3 and Its E3 Partners：Implications for Machado – Jo- seph Disease [J]. Frontiers in Neurology，2013 （4）：46.

[275] Nascimentoferreira I，Nobrega C，Vasconcelosferreira A，et al. Beclin 1 mitigates mo- tor and neuropathological deficits in genetic mouse models of Machado – Joseph disease [J]. Brain，2013，136 （7）：2173 – 2188.

[276] Buratti E，Brindisi A，Giombi M，et al. TDP – 43 binds heterogeneous nuclear ribonu- cleoprotein A/B through its C – terminal tail：an important region for the inhibition of cystic fibrosis transmembrane conductance regulator exon 9 splicing [J]. J Biol Chem，2005，280 （45）：37572 – 37584.

[277] 冯俊强，张立志，杨光. 肌萎缩侧索硬化中病理性 TDP – 43 蛋白研究进展 [J]. 中风 与神经疾病杂志，2012，29 （1）：88 – 90.

[278] Mackenzie I R A，Bigio E H，Ince P G，et al. Pathological TDP – 43 distinguishes spo-

radic amyotrophic lateral sclerosis from amyotrophic lateral sclerosis with SOD1 mutations [J]. Annals of Neurology, 2007, 61 (5): 427 – 434.

[279] Tan C, Eguchi H, Tagawa A, et al. TDP – 43 immunoreactivity in neuronal inclusions in familial amyotrophic lateral sclerosis with or without SOD1 gene mutation [J]. Acta Neuropathol, 2007, 113 (5): 535 – 542.

[280] Neumann M, Kwong L K, Sampathu D M, et al. TDP – 43 Proteinopathy in Frontotemporal Lobar Degeneration and Amyotrophic Lateral Sclerosis Protein Misfolding Diseases Without Amyloidosis [J]. JAMA Neurology, 2007, 64 (10): 1388 – 1394.

[281] Arai T, Hasegawa M, Akiyama H, et al. TDP – 43 is a component of ubiquitin – positive tau – negative inclusions in frontotemporal lobar degeneration and amyotrophic lateral sclerosis [J]. Biochemical and Biophysical Research Communications, 2006, 351 (3): 602 – 611.

[282] Hasegawa M, Arai T, Nonaka T, et al. Phosphorylated TDP – 43 in frontotemporal lobar degeneration and amyotrophic lateral sclerosis [J]. Annals of Neurology, 2008, 64 (1): 60 – 70.

[283] Corrado L, Carlomagno Y, Falasco L, et al. A novel peripherin gene (PRPH) mutation identified in one sporadic amyotrophic lateral sclerosis patient [J]. Neurobiology of aging, 2011, 32 (3): 552.

[284] Chio A, Borghero G, Pugliatti M, et al. Large proportion of amyotrophic lateral sclerosis cases in sardinia due to a single founder mutation of the TARDBP gene [J]. JAMA Neurology, 2011, 68 (5): 594 – 598.

[285] Liu J, Lillo C, Jonsson P A, et al. Toxicity of familial ALS – linked SOD1 mutants from selective recruitment to spinal mitochondria [J]. Neuron, 2004, 43 (1): 5 – 17.

[286] Pasinelli P, Brown R H. Molecular biology of amyotrophic lateral sclerosis: insights from genetics [J]. Nature Reviews Neuroscience, 2006, 7 (9): 710 – 723.

[287] Wood J D, Beaujeux T P, Shaw P J. Protein aggregation in motor neurone disorders [J]. Neuropathology and Applied Neurobiology, 2003, 29 (6): 529 – 545.

[288] Meininger. Als, what new 144 years after Charcot? [J]. Archives Italiennes De Biologie, 2011, 149 (1): 29 – 37.

[289] Farina C, Aloisi F, Meinl E. Astrocytes are active players in cerebral innate immunity [J]. Trends in Immunology, 2007, 28 (3): 138 – 145.

[290] Pagani M R, Gonzalez L E, Uchitel O D. Autoimmunity in Amyotrophic Lateral Sclerosis: Past and Present [J]. Neurology Research International, 2011, 2011: 497080.

[291] Nardo G, Trolese M C, De Vito G, et al. Immune response in peripheral axons delays disease progression in SOD1 (G93A) mice [J]. Journal of Neuroinflammation, 2016, 13 (1): 261.

［292］ Lepore A C，Haenggeli C，Gasmi M，et al. Intraparenchymal spinal cord delivery of ad-
eno – associated virus IGF – 1 is protective in the SOD1G93A model of ALS［J］. Brain
Research，2007，1185（1）：256 – 265.

［293］ Vianello A，Arcaro G，Palmieri A，et al. Survival and quality of life after tracheostomy
for acute respiratory failure in patients with amyotrophic lateral sclerosis［J］. Journal of
Critical Care，2011，26（3）：3 – 9.

［294］ Kilic S，Gazioglu S，Zengin K S，et al. Cervical vestibular evoked myogenic potentials to
air – conducted sound in early amyotrophic lateral sclerosis［J］. Neurophysiologie Cli-
nique – clinical Neurophysiology，2012，42（3）：119 – 123.

［295］ Muller I，Lamers M B A C，Ritchie A J，et al. Structure of human caspase – 6 in com-
plex with Z – VAD – FMK：New peptide binding mode observed for the non – canonical
caspase conformation［J］. Bioorganic & Medicinal Chemistry Letters，2011，21（18）：
5244 – 5247.

［296］ Rothstein J D，Martin L J，Kuncl R W. Decreased Glutamate Transport by the Brain
and Spinal Cord in Amyotrophic Lateral Sclerosis［J］. The New England journal of
medicine，1992，326（22）：1464 – 1468.

［297］ Tsai G，Cork L C，Slusher B S，et al. Abnormal acidic amino acids and N – acetylaspar-
tylglutamate in hereditary canine motoneuron disease［J］. Brain Research，1993，629
（2）：305 – 309.

［298］ 姚有贵，林琦远，蒋力生，等.8种抗生素透入犬胰组织能力的实验研究［J］. 中国普
外基础与临床杂志，1999（2）：76 – 78.

［299］ Vucic S，Rothstein J D，Kiernan M C. Advances in treating amyotrophic lateral sclero-
sis：insights from pathophysiological studies［J］. Trends in Neurosciences，2014，37
（8）：433 – 442.

［300］ Rueda C B，Llorente – Folch I，Traba J，et al. Glutamate excitotoxicity and Ca^{2+} – regu-
lation of respiration：Role of the Ca^{2+} activated mitochondrial transporters（CaMCs）
［J］. Biochimica et biophysica acta，2016，1857（8）：1158 – 1166.

［301］ Dewil M，Bosch L V D，Robberecht W. Microglia in amyotrophic lateral sclerosis［J］.
Acta Neurologica Belgica，2007，107（3）：63 – 70.

［302］ Magrane J，Cortez C，Gan W，et al. Abnormal Mitochondrial Transport and Morpholo-
gy are Common Pathological Denominators in SOD1 and TDP43 ALS Mouse Models
［J］. Human Molecular Genetics，2014，23（6）：1413 – 1424.

［303］ Israelson A，Arbel N，Cruz S D，et al. Misfolded Mutant SOD1 Directly Inhibits VDAC1
Conductance in a Mouse Model of Inherited ALS［J］. Neuron，2010，67（4）：
575 –587.

［304］ Liu W，Yamashita T，Tian F，et al. Mitochondrial Fusion and Fission Proteins Expression Dynamically Change in a Murine Model of Amyotrophic Lateral Sclerosis [J]. Current Neurovascular Research, 2013, 10 (3): 222 – 230.

[305] Cozzolino M, Carri M T. Mitochondrial dysfunction in ALS [J]. Progress in Neurobiology, 2012, 97 (2): 54 – 66.

[306] Salehi M, Nikkhah M, Ghasemi A, et al. Mitochondrial membrane disruption by aggregation products of ALS – causing superoxide dismutase – 1 mutants [J]. International Journal of Biological Macromolecules, 2015 (75): 290 – 297.

[307] Sasaki S, Iwata M. Mitochondrial Alterations in the Spinal Cord of Patients With Sporadic Amyotrophic Lateral Sclerosis [J]. J Neuropath Exp Neur, 2007, 66 (1): 10 – 16.

[308] Chou S M, Han C Y, Wang H S, et al. A receptor for advanced glycosylation endproducts (AGEs) is colocalized with neurofilament – bound AGEs and SOD1 in motoneurons of ALS: immunohistochemical study [J]. Journal of the Neurological Sciences, 1999, 169 (1): 87 – 92.

[309] Hiebert J B, Shen Q, Thimmesch A R, et al. Traumatic brain injury and mitochondrial dysfunction [J]. Am J Med Sci, 2015, 350 (2): 132 – 138.

[310] Martin L J, Brambrink A M, Price A C, et al. Neuronal death in newborn striatum after hypoxia – ischemia is necrosis and evolves with oxidative stress [J]. Neurobiology of disease, 2000, 7 (3): 169 – 191.

[311] Rafols J A, Daya A M, O'neil B J, et al. Global brain ischemia and reperfusion: Golgi apparatus ultrastructure in neurons selectively vulnerable to death [J]. Acta Neuropathol, 1995, 90 (1): 17 – 30.

[312] Jiang Z, Hu Z, Zeng L, et al. The role of the Golgi apparatus in oxidative stress: is this organelle less significant than mitochondria? [J]. Free Radic Biol Med, 2011, 50 (8): 907 – 917.

[313] Drechsel D A, Patel M. Respiration – dependent H_2O_2 removal in brain mitochondria via the thioredoxin/peroxiredoxin system [J]. J Biol Chem, 2010, 285 (36): 27850 – 27858.

[314] Zhang H, Go Y M, Jones D P. Mitochondrial thioredoxin – 2/peroxiredoxin – 3 system functions in parallel with mitochondrial GSH system in protection against oxidative stress [J]. Arch Biochem Biophys, 2007, 465 (1): 119 – 126.

[315] Delanty N, Dichter M A. Antioxidant therapy in neurologic disease [J]. Arch Neurol, 2000, 57 (9): 1265 – 1270.

[316] Vassar R, Bennett B D, Babu – Khan S, et al. Beta – secretase cleavage of Alzheimer's amyloid precursor protein by the transmembrane aspartic protease BACE [J]. Science, 1999, 286 (5440): 735 – 741.

[317] Thinakaran G, Koo E H. Amyloid precursor protein trafficking, processing, and function [J]. J Biol Chem, 2008, 283 (44): 29615 – 29619.

[318] Schon E A, Przedborski S. Mitochondria: the next (neurode) generation [J]. Neuron, 2011, 70 (6): 1033 - 1053.

[319] Schreiner B, Hedskog L, Wiehager B, et al. Amyloid - beta peptides are generated in mitochondria - associated endoplasmic reticulum membranes [J]. J Alzheimers Dis, 2015, 43 (2): 369 - 374.

[320] Verri M, Pastoris O, Dossena M, et al. Mitochondrial alterations, oxidative stress and neuroinflammation in Alzheimer' s disease [J]. Int J Immunopathol Pharmacol, 2012, 25 (2): 345 - 353.

[321] Torres L L, Quaglio N B, De Souza G T, et al. Peripheral oxidative stress biomarkers in mild cognitive impairment and Alzheimer's disease [J]. J Alzheimers Dis, 2011, 26 (1): 59 - 68.

[322] Green K N, Laferla F M. Linking calcium to Abeta and Alzheimer's disease [J]. Neuron, 2008, 59 (2): 190 - 194.

[323] Stutzbach L D, Xie S X, Naj A C, et al. The unfolded protein response is activated in disease - affected brain regions in progressive supranuclear palsy and Alzheimer's disease [J]. Acta neuropathologica communications, 2013 (1): 31.

[324] Placido A I, Pereira C M, Duarte A I, et al. Modulation of endoplasmic reticulum stress: an opportunity to prevent neurodegeneration? [J]. CNS Neurol Disord Drug Targets, 2015, 14 (4): 518 - 533.

[325] Ho Y S, Yang X, Lau J C, et al. Endoplasmic reticulum stress induces tau pathology and forms a vicious cycle: implication in Alzheimer's disease pathogenesis [J]. J Alzheimers Dis, 2012, 28 (4): 839 - 854.

[326] Metcalf D J, Garcia - Arencibia M, Hochfeld W E, et al. Autophagy and misfolded proteins in neurodegeneration [J]. Exp Neurol, 2012, 238 (1): 22 - 28.

[327] Assif M, Hetz C. Autophagy impairment: a crossroad between neurodegeneration and tauopathies [J]. BMC Biol, 2012 (10): 78.

[328] Yu W H, Cuervo A M, Kumar A, et al. Macroautophagy —— a novel Beta - amyloid peptide - generating pathway activated in Alzheimer's disease [J]. The Journal of cell biology, 2005, 171 (1): 87 - 98.

[329] Funk K E, Mrak R E, Kuret J. Granulovacuolar degeneration (GVD) bodies of Alzheimer's disease (AD) resemble late - stage autophagic organelles [J]. Neuropathol Appl Neurobiol, 2011, 37 (3): 295 - 306.

[330] Guan Z, Wang Y, Cairns N J, et al. Decrease and structural modifications of phosphatidylethanolamine plasmalogen in the brain with Alzheimer disease [J]. J Neuropathol Exp Neurol, 1999, 58 (7): 740 - 747.

[331] Bellucci A, Navarria L, Zaltieri M, et al. Induction of the unfolded protein response by

alpha – synuclein in experimental models of Parkinson's disease [J]. J Neurochem, 2011, 116 (4): 588 – 605.

[332] Thayanidhi N, Helm J R, Nycz D C, et al. Alpha – synuclein delays endoplasmic reticulum (ER) – to – Golgi transport in mammalian cells by antagonizing ER/Golgi SNAREs [J]. Mol Biol Cell, 2010, 21 (11): 1850 – 1863.

[333] Jiang P, Gan M, Ebrahim A S, et al. ER stress response plays an important role in aggregation of alpha – synuclein [J]. Molecular neurodegeneration, 2010 (5): 56.

[334] Belal C, Ameli N J, El Kommos A, et al. The homocysteine – inducible endoplasmic reticulum (ER) stress protein Herp counteracts mutant alpha – synuclein – induced ER stress via the homeostatic regulation of ER – resident calcium release channel proteins [J]. Hum Mol Genet, 2012, 21 (5): 963 – 977.

[335] Selvaraj S, Sun Y, Watt J A, et al. Neurotoxin – induced ER stress in mouse dopaminergic neurons involves downregulation of TRPC1 and inhibition of AKT/mTOR signaling [J]. J Clin Invest, 2012, 122 (4): 1354 – 1367.

[336] Takuma K. Mitochondrial dysfunction and apoptosis in neurodegenerative diseases [J]. Nihon Yakurigaku Zasshi, 2006, 127 (5): 349 – 354.

[337] Ramsey C P, Glasson B I. Role of mitochondrial dysfunction in Parkinson's disease: Implications for treatment [J]. Drugs Aging, 2007, 24 (2): 95 – 105.

[338] Mattson M P. Parkinson's disease: don't mess with calcium [J]. J Clin Invest, 2012, 122 (4): 1195 – 1198.

[339] Lin M T, Cantuti – Castelvetri I, Zheng K, et al. Somatic mitochondrial DNA mutations in early Parkinson and incidental Lewy body disease [J]. Ann Neurol, 2012, 71 (6): 850 – 854.

[340] Olzmann J A, Bordelon J R, Muly E C, et al. Selective enrichment of DJ – 1 protein in primate striatal neuronal processes: implications for Parkinson's disease [J]. J Comp Neurol, 2007, 500 (3): 585 – 599.

[341] Nakagomi S, Barsoum M J, Bossy – Wetzel E, et al. A Golgi fragmentation pathway in neurodegeneration [J]. Neurobiology of disease, 2008, 29 (2): 221 – 231.

[342] Pan T, Kondo S, Le W, et al. The role of autophagy – lysosome pathway in neurodegeneration associated with Parkinson's disease [J]. Brain, 2008, 131 (8): 1969 – 1978.

[343] Fornai F, Schluter O M, Lenzi P, et al. Parkinson – like syndrome induced by continuous MPTP infusion: convergent roles of the ubiquitin – proteasome system and alpha – synuclein [J]. Proceedings of the National Academy of Sciences of the United States of America, 2005, 102 (9): 3413 – 3418.

[344] Zhu J H, Guo F, Shelburne J, et al. Localization of phosphorylated ERK/MAP kinases to mitochondria and autophagosomes in Lewy body diseases [J]. Brain Pathol, 2003,

13 (4): 473 – 481.

[345] Settembre C, Fraldi A, Jahreiss L, et al. A block of autophagy in lysosomal storage disorders [J]. Hum Mol Genet, 2008, 17 (1): 119 – 129.

[346] Roussel B D, Kruppa A J, Miranda E, et al. Endoplasmic reticulum dysfunction in neurological disease [J]. Lancet Neurol, 2013, 12 (1): 105 – 118.

[347] Vidal R, Caballero B, Couve A, et al. Converging pathways in the occurrence of endoplasmic reticulum (ER) stress in Huntington's disease [J]. Curr Mol Med, 2011, 11 (1): 1 – 12.

[348] Higo T, Hamada K, Hisatsune C, et al. Mechanism of ER stress – induced brain damage by IP (3) receptor [J]. Neuron, 2010, 68 (5): 865 – 878.

[349] Omura T, Kaneko M, Okuma Y, et al. Endoplasmic reticulum stress and Parkinson's disease: the role of HRD1 in averting apoptosis in neurodegenerative disease [J]. Oxid Med Cell Longev, 2013, 2013: 239854.

[350] Itoh K, Nakamura K, Iijima M, et al. Mitochondrial dynamics in neurodegeneration [J]. Trends Cell Biol, 2013, 23 (2): 64 – 71.

[351] Ravikumar B, Berger Z, Vacher C, et al. Rapamycin pre – treatment protects against apoptosis [J]. Hum Mol Genet, 2006, 15 (7): 1209 – 1216.

[352] Panov A V, Gutekunst C A, Leavitt B R, et al. Early mitochondrial calcium defects in Huntington's disease are a direct effect of polyglutamines [J]. Nat Neurosci, 2002, 5 (8): 731 – 736.

[353] Reddy P H. Increased mitochondrial fission and neuronal dysfunction in Huntington's disease: implications for molecular inhibitors of excessive mitochondrial fission [J]. Drug Discov Today, 2014, 19 (7): 951 – 955.

[354] Palmieri B, Lodi D, Capone S. Osteoarthritis and degenerative joint disease: local treatment options update [J]. Acta Biomed, 2010, 81 (2): 94 – 100.

[355] Yang L, Carlson S G, Mcburney D, et al. Multiple signals induce endoplasmic reticulum stress in both primary and immortalized chondrocytes resulting in loss of differentiation, impaired cell growth, and apoptosis [J]. J Biol Chem, 2005, 280 (35): 31156 – 31165.

[356] Oliver B L, Cronin C G, Zhang – Benoit Y, et al. Divergent stress responses to IL – 1beta, nitric oxide, and tunicamycin by chondrocytes [J]. J Cell Physiol, 2005, 204 (1): 45 – 50.

[357] Yamabe S, Hirose J, Uehara Y, et al. Intracellular accumulation of advanced glycation end products induces apoptosis via endoplasmic reticulum stress in chondrocytes [J]. FEBS J, 2013, 280 (7): 1617 – 1629.

[358] Ryu J H, Shin Y, Huh Y H, et al. Hypoxia – inducible factor – 2alpha regulates Fas – mediated chondrocyte apoptosis during osteoarthritic cartilage destruction [J]. Cell

death and differentiation，2012，19（3）：440 - 450.

[359] Noseworthy J，Kappos L，Daumer M. Competing interests in multiple sclerosis research [J]. Lancet（London，England），2003，361（9354）：350 - 351.

[360] Mahad D，Ziabreva I，Lassmann H，et al. Mitochondrial defects in acute multiple sclerosis lesions [J]. Brain，2008，131（7）：1722 - 1735.

[361] Young E A，Fowler C D，Kidd G J，et al. Imaging correlates of decreased axonal Na+/ K+ ATPase in chronic multiple sclerosis lesions [J]. Ann Neurol，2008，63（4）：428 - 435.

[362] Mifsud G，Zammit C，Muscat R，et al. Oligodendrocyte pathophysiology and treatment strategies in cerebral ischemia [J]. CNS Neurosci Ther，2014，20（7）：603 - 612.

[363] Xu S Y，Pan S Y. The failure of animal models of neuroprotection in acute ischemic stroke to translate to clinical efficacy [J]. Medical science monitor basic research，2013（19）：37 - 45.

[364] Fisher M. New approaches to neuroprotective drug development [J]. Stroke，2011，42（1 Suppl）：24 - 27.

[365] ChamorroÁ，Dirnagl U，Urra X，et al. Neuroprotection in acute stroke：targeting excitotoxicity，oxidative and nitrosative stress，and inflammation [J]. The Lancet Neurology，2016，15（8）：869 - 881.

[366] Grupke S，Hall J，Dobbs M，et al. Understanding history，and not repeating it. Neuroprotection for acute ischemic stroke：from review to preview [J]. Clin Neurol Neurosurg，2015（129）：1 - 9.

[367] Kasta M. Is there a future for neuroprotective agents in acute ischaemic stroke? [J]. Eur J Neurol，2012，19（6）：797 - 798.

[368] Minnerup J，Wersching H，Schilling M，et al. Analysis of early phase and subsequent phase Ⅲ stroke studies of neuroprotectants：outcomes and predictors for success [J]. Exp Transl Stroke Med，2014，6（1）：2.

[369] 杜冠华，张雯，杜立达，等. 抗脑缺血药物研发现状分析与策略研究 [J]. 神经药理学报，2018，8（1）：1 - 8.

[370] Stroke Therapy Academic Industry Roundtable Ⅱ（STAIR - Ⅱ）. Recommendations for clinical trial evaluation of acute stroke therapies [J]. Stroke，2001，32（7）：1598 - 1606.

[371] Fisher M. Recommendations for advancing development of acute stroke therapies：Stroke Therapy Academic Industry Roundtable 3 [J]. Stroke，2003，34（6）：1539 - 1546.

[372] Fisher M，Hanley D F，Howard G，et al. Recommendations from the STAIR V meeting on acute stroke trials，technology and outcomes [J]. Stroke，2007，38（2）：245 - 248.

[373] Fisher M，Albers G W，Donnan G A，et al. Enhancing the development and approval of

acute stroke therapies: Stroke Therapy Academic Industry roundtable [J]. Stroke, 2005, 36 (8): 1808 - 1813.

[374] Fisher M, Feuerstein G, Howells D W, et al. Update of the stroke therapy academic industry roundtable preclinical recommendations [J]. Stroke, 2009, 40 (6): 2244 - 2250.

[375] Saver J L, Albers G W, Dunn B, et al. Stroke Therapy Academic Industry Roundtable (STAIR) recommendations for extended window acute stroke therapy trials [J]. Stroke, 2009, 40 (7): 2594 - 2600.

[376] Dekmak A, Mantash S, Shaito A, et al. Stem cells and combination therapy for the treatment of traumatic brain injury [J]. Behav Brain Res, 2018 (340): 49 - 62.

[377] Khellaf A, Khan D Z, Helmy A. Recent advances in traumatic brain injury [J]. J Neurol, 2019, 266 (11): 2878 - 2889.

[378] Li D, Yuan H, Ortiz - Gonzalez X R, et al. GRIN2D Recurrent De Novo Dominant Mutation Causes a Severe Epileptic Encephalopathy Treatable with NMDA Receptor Channel Blockers [J]. Am J Hum Genet, 2016, 99 (4): 802 - 816.

[379] Milligan C J, Li M, Gazina E V, et al. KCNT1 gain of function in 2 epilepsy phenotypes is reversed by quinidine [J]. Ann Neurol, 2014, 75 (4): 581 - 590.

[380] 王莉. 脑深部电刺激在癫痫治疗中的应用研究 [J]. 中国农村卫生, 2015 (2): 90 - 91.

[381] 洪全龙, 黄华品. 脑深部电刺激治疗难治性癫痫研究进展 [J]. 中国老年学, 2008, 28 (10): 1038 - 1039.

[382] 蔡宇翔. 深部脑刺激术治疗难治性癫痫的研究进展 [J]. 国际神经病学神经外科学杂志, 2017, 44 (4): 451 - 454.

[383] Hane F T, Robinson M, Lee B Y, et al. Recent Progress in Alzheimer's Disease Research, Part 3: Diagnosis and Treatment [J]. Journal of Alzheimer's disease: JAD, 2017, 57 (3): 645 - 665.

[384] 张贺翚, 庆宏. 阿尔茨海默症发病机制及治疗方法研究进展 [J]. 科技导报, 2017 (10): 54 - 65.

[385] Salloway S, Sperling R, Fox N C, et al. Two phase 3 trials of bapineuzumab in mild - to - moderate Alzheimer's disease [J]. The New England journal of medicine, 2014, 370 (4): 322 - 333.

[386] 董宇, 王超, 于莲. 阿尔茨海默症的靶向治疗研究进展 [J]. 微量元素与健康研究, 2018, 35 (1): 63 - 65.

[387] Lewitt P A, Lipsman N, Kordower J H. Focused ultrasound opening of the blood - brain barrier for treatment of Parkinson's disease [J]. Mov Disord, 2019, 34 (9): 1274 - 1278.

[388] Mittal S, Bjørnevik K, Im D S, et al. β2 - Adrenoreceptor is a regulator of the α - synuclein gene driving risk of Parkinson's disease [J]. Science (New York, NY), 2017, 357 (6354): 891 - 898.

［389］ Pujols J，Peña－Díaz S，Lázaro D F，et al. Small molecule inhibits α－synuclein aggregation，disrupts amyloid fibrils，and prevents degeneration of dopaminergic neurons ［J］. Proc Natl Acad Sci U S A，2018，115（41）：10481－10486.

［390］ Levenson J M，Schroeter S，Carroll J C，et al. NPT088 reduces both amyloid－β and tau pathologies in transgenic mice ［J］. Alzheimer's & dementia（New York，N Y），2016，2（3）：141－155.

［391］ Brahmachari S，Karuppagounder S S，Ge P，et al. c－Abl and Parkinson's Disease：Mechanisms and Therapeutic Potential ［J］. J Parkinsons Dis，2017，7（4）：589－601.

［392］ Karuppagounder S S，Brahmachari S，Lee Y，et al. The c－Abl inhibitor，nilotinib，protects dopaminergic neurons in a preclinical animal model of Parkinson's disease ［J］. Sci Rep，2014（4）：4874.

［393］ Pagan F L，Hebron M L，Wilmarth B，et al. Nilotinib Effects on Safety，Tolerability，and Potential Biomarkers in Parkinson Disease：A Phase 2 Randomized Clinical Trial ［J］. JAMA Neurol，2019，77（3）：309－317.

［394］ Price D L，Koike M A，Khan A，et al. The small molecule alpha－synuclein misfolding inhibitor，NPT200－11，produces multiple benefits in an animal model of Parkinson's disease ［J］. Sci Rep，2018，8（1）：16165.

［395］ MANDLER M，VALERA E，ROCKENSTEIN E，et al. Next－generation active immunization approach for synucleinopathies：implications for Parkinson's disease clinical trials ［J］. Acta Neuropathol，2014，127（6）：861－879.

［396］ Jankovic J，Goodman I，Safirstein B，et al. Safety and Tolerability of Multiple Ascending Doses of PRX002/RG7935，an Anti－α－Synuclein Monoclonal Antibody，in Patients With Parkinson Disease：A Randomized Clinical Trial ［J］. JAMA Neurol，2018，75（10）：1206－1214.

［397］ Henderson M X，Covell D J，Chung C H，et al. Characterization of novel conformation－selective α－synuclein antibodies as potential immunotherapeutic agents for Parkinson's disease ［J］. Neurobiol Dis，2020（136）：104712.

［398］ 蒋政，欧汝威，商慧芳，等. 帕金森病靶向治疗研究进展 ［J］. 中国现代神经疾病杂志，2019，19（11）：902－908.

［399］ Migdalska－Richards A，Daly L，Bezard E，et al. Ambroxol effects in glucocerebrosidase and α－synuclein transgenic mice ［J］. Ann Neurol，2016，80（5）：766－775.

［400］ Sardi S P，Viel C，Clarke J，et al. Glucosylceramide synthase inhibition alleviates aberrations in synucleinopathy models ［J］. Proc Natl Acad Sci U S A，2017，114（10）：2699－2704.

［401］ Reddy S P，Socal M P，Rieder C R M，et al. Parkinson's disease－associated dyskinesia in countries with low access to levodopa－sparing regimens ［J］. Mov Disord，2019，34

（12）：1929 – 1930.

［402］ Lang A E，Espay A J. Disease Modification in Parkinson's Disease：Current Approaches，Challenges，and Future Considerations ［J］. Mov Disord，2018，33（5）：660 – 677.

［403］ Wyant K J，Ridder A J，Dayalu P. Huntington's Disease – Update on Treatments ［J］. Curr Neurol Neurosci Rep，2017，17（4）：33.

［404］ Pettersson F，Pontén H，Waters N，et al. Synthesis and evaluation of a set of 4 – phenylpiperidines and 4 – phenylpiperazines as D2 receptor ligands and the discovery of the dopaminergic stabilizer 4 –［3 –（methylsulfonyl）phenyl］– 1 – propylpiperidine（huntexil，pridopidine，ACR16）［J］. J Med Chem，2010，53（6）：2510 – 2520.

［405］ Waters S，Tedroff J，Ponten H，et al. Pridopidine：Overview of Pharmacology and Rationale for its Use in Huntington's Disease ［J］. Journal of Huntington's disease，2018，7（1）：1 – 16.

［406］ Gronier B，Waters S，Ponten H. The dopaminergic stabilizer pridopidine increases neuronal activity of pyramidal neurons in the prefrontal cortex ［J］. Journal of neural transmission（Vienna，Austria：1996），2013，120（9）：1281 – 1294.

［407］ Sahlholm K，Valle – Leon M，Taura J，et al. Effects of the Dopamine Stabilizer，Pridopidine，on Basal and Phencyclidine – Induced Locomotion：Role of Dopamine D2 and Sigma – 1 Receptors ［J］. CNS Neurol Disord Drug Targets，2018，17（7）：522 – 527.

［408］ Squitieri F，Landwehrmeyer B，Reilmann R，et al. One – year safety and tolerability profile of pridopidine in patients with Huntington disease ［J］. Neurology，2013，80（12）：1086 – 1094.

［409］ Wild E J，Tabrizi S J. Therapies targeting DNA and RNA in Huntington's disease ［J］. The Lancet Neurology，2017，16（10）：837 – 847.

［410］ Evers M M，Toonen L J，Van Roon – Mom W M. Antisense oligonucleotides in therapy for neurodegenerative disorders ［J］. Adv Drug Deliv Rev，2015，87：90 – 103.

［411］ Samaranch L，Blits B，San Sebastian W，et al. MR – guided parenchymal delivery of adeno – associated viral vector serotype 5 in non – human primate brain ［J］. Gene Ther，2017，24（4）：253 – 261.

［412］ 裴中，吴腾腾. 亨廷顿病基因治疗的进展与挑战 ［J］. 重庆医科大学学报，2019，44（4）：142 – 147.

［413］ Naryshkin N A，Weetall M，Dakka A，et al. Motor neuron disease. SMN2 splicing modifiers improve motor function and longevity in mice with spinal muscular atrophy ［J］. Science（New York，NY），2014，345（6197）：688 – 693.

［414］ Blum D，Herrera F，Francelle L，et al. Mutant huntingtin alters Tau phosphorylation and subcellular distribution ［J］. Hum Mol Genet，2015，24（1）：76 – 85.

［415］ Cisbani G，Maxan A，Kordower J H，et al. Presence of tau pathology within foetal neural allografts in patients with Huntington's and Parkinson's disease [J]. Brain：a journal of neurology，2017，140（11）：2982－2992.

[416] Van Es M A，Hardiman O，Chio A，et al. Amyotrophic lateral sclerosis [J]. Lancet，2017，390（10107）：2084－2098.

[417] Salameh J S，Brown R H JR，Berry J D. Amyotrophic Lateral Sclerosis：Review [J]. Semin Neurol，2015，35（4）：469－476.

[418] Miller R G，Mitchell J D，Moore D H. Riluzole for amyotrophic lateral sclerosis（ALS)/motor neuron disease（MND）[J]. Cochrane Database Syst Rev，2012，2012（3）：Cd001447.

[419] Rothstein J D. Edaravone：A new drug approved for ALS [J]. Cell，2017，171（4）：725.

[420] Wang J，Chen X，Yuan B，et al. Bioavailability of Edaravone Sublingual Tablet Versus Intravenous Infusion in Healthy Male Volunteers [J]. Clin Ther，2018，40（10）：1683－1691.

[421] Miller T M，Pestronk A，David W，et al. An antisense oligonucleotide against SOD1 delivered intrathecally for patients with SOD1 familial amyotrophic lateral sclerosis：a phase 1，randomised，first－in－man study [J]. The Lancet Neurology，2013，12（5）：435－442.

[422] Ly C V，Miller T M. Emerging antisense oligonucleotide and viral therapies for amyotrophic lateral sclerosis [J]. Curr Opin Neurol，2018，31（5）：648－654.

[423] Abdul Wahid S F，Law Z K，Ismail N A，et al. Cell－based therapies for amyotrophic lateral sclerosis/motor neuron disease [J]. Cochrane Database Syst Rev，2019，12（12）：Cd011742.

[424] Petrou P，Gothelf Y，Argov Z，et al. Safety and Clinical Effects of Mesenchymal Stem Cells Secreting Neurotrophic Factor Transplantation in Patients With Amyotrophic Lateral Sclerosis：Results of Phase 1/2 and 2a Clinical Trials [J]. JAMA Neurol，2016，73（3）：337－344.

[425] Madigan N N，Staff N P，Windebank A J，et al. Genome editing technologies and their potential to treat neurologic disease [J]. Neurology，2017，89（16）：1739－1748.

[426] 陈永平，商慧芳. 肌萎缩侧索硬化的临床诊治进展 [J]. 重庆医科大学学报，2019，44（4）：539－542.

[427] Glass J D，Hertzberg V S，Boulis N M，et al. Transplantation of spinal cord－derived neural stem cells for ALS：Analysis of phase 1 and 2 trials [J]. Neurology，2016，87（4）：392－400.

[428] Klockgether T，Mariotti C，Paulson H L. Spinocerebellar ataxia [J]. Nature reviews Disease primers，2019，5（1）：24.

[429]　De Silva R N，Vallortigara J，Greenfield J，et al. Diagnosis and management of progressive ataxia in adults [J]. Pract Neurol，2019，19（3）：196 – 207.

[430]　Wagner J L，O'connor D M，Donsante A，et al. Gene，Stem Cell，and Alternative Therapies for SCA 1 [J]. Front Mol Neurosci，2016（9）：67.

[431]　Braga Neto P，Pedroso J L，Kuo S H，et al. Current concepts in the treatment of hereditary ataxias [J]. Arq Neuropsiquiatr，2016，74（3）：244 – 252.

[432]　Wood H. Movement disorders：Repurposing riluzole to treat hereditary cerebellar ataxia [J]. Nat Rev Neurol，2015，11（10）：547.

[433]　Scoles D R，Pulst S M. Oligonucleotide therapeutics in neurodegenerative diseases [J]. RNA Biol，2018，15（6）：707 – 714.

[434]　Keiser M S，Monteys A M，Corbau R，et al. RNAi prevents and reverses phenotypes induced by mutant human ataxin – 1 [J]. Ann Neurol，2016，80（5）：754 – 765.

[435]　Curtis H J，Seow Y，Wood M J A，et al. Knockdown and replacement therapy mediated by artificial mirtrons in spinocerebellar ataxia 7 [J]. Nucleic Acids Res，2017，45（13）：7870 – 7885.

[436]　Costa Mdo C，Luna – Cancalon K，Fischer S，et al. Toward RNAi therapy for the polyglutamine disease Machado – Joseph disease [J]. Mol Ther，2013，21（10）：1898 – 1908.

[437]　 Geron Corporation World's first clinical trial of human embryonic stem cell therapy cleared [J]. Regen Med，2009，4（2）：161.

[438]　Barde Y. Caution urged in trial of stem cells to treat spinal – cord injury [J]. Nature，2009，458（7234）：29.

[439]　Matsuura S，Shuvaev A N，Iizuka A，et al. Mesenchymal stem cells ameliorate cerebellar pathology in a mouse model of spinocerebellar ataxia type 1 [J]. Cerebellum（London，England），2014，13（3）：323 – 330.

[440]　Jin J L，Liu Z，Lu Z J，et al. Safety and efficacy of umbilical cord mesenchymal stem cell therapy in hereditary spinocerebellar ataxia [J]. Curr Neurovasc Res，2013，10（1）：11 – 20.

[441]　Dongmei H，Jing L，Mei X，et al. Clinical analysis of the treatment of spinocerebellar ataxia and multiple system atrophy – cerebellar type with umbilical cord mesenchymal stromal cells [J]. Cytotherapy，2011，13（8）：913 – 917.

[442]　刘静，郭子宽，王恒湘，等 . 脐带间充质干细胞鞘内注射治疗脊髓小脑性共济失调 [J]. 中国组织工程研究，2014，18（41）：6666 – 6670.

[443]　Soong B W，Syu S H，Wen C H，et al. Generation of induced pluripotent stem cells from a patient with spinocerebellar ataxia type 3 [J]. Stem cell research，2017（18）：29 – 32.

[444]　Ishida Y，Kawakami H，Kitajima H，et al. Vulnerability of Purkinje Cells Generated from Spinocerebellar Ataxia Type 6 Patient – Derived iPSCs [J]. Cell Rep，2017，18

（4）：1075 - 1076.

[445] Ladewig J，Koch P，Brüstle O. Auto - attraction of neural precursors and their neuronal progeny impairs neuronal migration [J]. Nat Neurosci，2014，17（1）：24 - 26.

[446] Feng J F，Liu J，Zhang L，et al. Electrical Guidance of Human Stem Cells in the Rat Brain [J]. Stem cell reports，2017，9（1）：177 - 189.

[447] Maas R P，Van Gaalen J，Klockgether T，et al. The preclinical stage of spinocerebellar ataxias [J]. Neurology，2015，85（1）：96 - 103.

[448] Schuchman E H，Desnick R J. Types A and B Niemann - Pick disease [J]. Mol Genet Metab，2017，120（1 - 2）：27 - 33.

[449] Collins C J，Loren B P，Alam M S，et al. Pluronic based β - cyclodextrin polyrotaxanes for treatment of Niemann - Pick Type C disease [J]. Sci Rep，2017（7）：46737.

[450] Hastings C，Vieira C，Liu B，et al. Expanded access with intravenous hydroxypropyl - β - cyclodextrin to treat children and young adults with Niemann - Pick disease type C1：a case report analysis [J]. Orphanet J Rare Dis，2019，14（1）：228.

[451] Wheeler S，Sillence D J. Niemann - Pick type C disease：cellular pathology and pharma-cotherapy [J]. J Neurochem，2020，153（6）：674 - 692.

[452] Hodges J R. Frontotemporal dementia（Pick's disease）：clinical features and assessment [J]. Neurology，2001，56（11 Suppl 4）：6 - 10.

[453] Duara R，Barker W，Luis C A. Frontotemporal dementia and Alzheimer's disease：dif-ferential diagnosis [J]. Dement Geriatr Cogn Disord，1999（10 Suppl 1）：37 - 42.